Klinische Anästhesiologie und Intensivtherapie

Band 15

Herausgeber:
F. W. Ahnefeld H. Bergmann C. Burri W. Dick
M. Halmágyi E. Rügheimer
Schriftleiter: J. Kilian

Wasser-Elektrolyt- und Säuren-Basen-Haushalt

Herausgegeben von

F. W. Ahnefeld H. Bergmann C. Burri W. Dick M. Halmágyi E. Rügheimer

Unter Mitarbeit von

F. W. Ahnefeld, W. Base, H.-D. Bolte, P. Deetjen, W. Dick, R. Dölp
B. Dragosics, A. Grünert, H. U. Haug, K. D. Hepp, D. Matthaei
H.-H. Merkens, P. Milewski, H. J. Reulen, W. Seeling, F. Scheler
R. Schuhmann, H.-P. Schuster, B. Truninger, F. Wewalka

Mit 89 Abbildungen

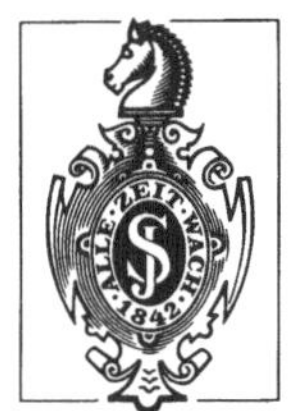

Springer-Verlag Berlin Heidelberg New York 1977

ISBN-13: 978-3-540-08509-6   e-ISBN-13:978-3-642-66814-2

DOI: 10.1007/978-3-642-66814-2

Druck und Bindearbeiten: Offsetdruckerei Julius Beltz KG, Hemsbach
2123/3140-543210

Vorwort

Die Herausgeber der Schriftenreihe wurden von Herrn Dr. B. Braun, Melsungen, gebeten,
das XX. Kasseler Symposion vorzubereiten und durchzuführen. Aus mehreren Gründen
wählten wir das Thema „Wasser-Elektrolyt- und Säuren-Basen-Haushalt". Das erste von
der Firma Braun vor 20 Jahren zur Fortbildung der in der Klinik tätigen Ärzte ver-
anstaltete Symposion war den seinerzeit hochaktuellen Problemen der gezielten Wasser-
und Elektrolytsubstitution gewidmet. Damals ging es darum, erste Informationen über
diese neuerschlossenen therapeutischen Möglichkeiten zu vermitteln. Heute gehört die
dem jeweiligen Bedarf adaptierte Flüssigkeits- und Elektrolytzufuhr sowie die Überwachung und die Korrekturbehandlung des Säuren-Basen-Haushaltes zu den Routine-
methoden jeder Klinik. Obwohl es keine sensationellen Neuerungen, sondern nur eine
Weiterentwicklung auf diesem Gebiet gibt, wird die Therapie häufig entweder schematisch oder auch mit unzulänglichen Grundkenntnissen zur Anwendung gebracht. Eine
therapeutisch bewirkte Hypokaliämie, insbesondere im postoperativen und posttraumatischen Bereich, De- und Hyperhydrationszustände unterschiedlicher Ursache, Fehler in
der Osmotherapie oder in der Korrekturbehandlung sind auch heute keine Seltenheit.
Immer wieder wird außerdem vergessen, daß eine dem aktuellen Bedarf angepaßte
Flüssigkeits- und Elektrolytzufuhr als Basis für jede andere spezifische und kausale
Therapie anzusehen ist. Wir haben immer wieder und in den verschiedenen Bereichen
Notfallpatienten zu behandeln, bei denen es im Verlauf primär banaler Erkrankungen zu
schwerwiegenden Störungen kam, da sich anbahnende Imbalancen keine oder keine
ausreichende Beachtung fanden. Von besonderer Wichtigkeit erschien bei der Vorbereitung dieses Symposions die Möglichkeit eines interdisziplinären Erfahrungsaustausches.
Die verschiedenen Spezialdisziplinen arbeiten innerhalb der Kliniken zwar eng nebeneinander, sie finden dort aber nur wenige Möglichkeiten, sich über spezielle Fragestel-
lungen in ausreichender Weise auszutauschen. Es ging schließlich darum, die heute
gültige Nomenklatur und die damit verbundenen Definitionen klarzustellen, da es in
diesen Bereichen immer noch Verwirrungen gibt, die diagnostische und therapeutische
Schlüsse erschweren. Wir wollen mit den Beiträgen Grundlagen und Zusammenhänge
des Wasser-Elektrolyt- und Säuren-Basen-Haushaltes vermitteln. In der Diskussion sind
ganz speziell auf die Praxis abgestellte Fragen erörtert.

Wir möchten auch an dieser Stelle Herrn Dr. Bernd Braun unseren besonderen Dank
abstatten. Er hat uns die Durchführung dieses Symposions ermöglicht, das nicht nur für
uns, sondern auch für ihn eine besondere Bedeutung hat. Nach einer 40jährigen Tätigkeit
verabschiedet er sich aus dem aktiven Dienst seiner Firma, der er als Chemiker und Arzt
in den Bereichen Forschung und Entwicklung vorgestanden hat. Seine Verdienste für
sein Haus, aber auch die verschiedenen Disziplinen der Medizin wurden anläßlich seines
70. Geburtstages in ausführlicher Weise gewürdigt. Es gelang ihm bereits 1936 ein erstes
synthetisches Nahtmaterial herzustellen. Er hat viele Entwicklungen medizinischer Geräte
maßgeblich beeinflußt. Seine besondere Zuneigung galt den Kunststoffen, die inzwischen
in den unterschiedlichsten Bereichen der Medizin Verwendung finden. In den zurück-

liegenden 40 Jahren begnügte er sich aber nicht nur damit, die Entwicklung der eigenen Produkte voranzutreiben, er sah einen ganz besonderen Schwerpunkt seiner Arbeit in der ärztlichen Fortbildung. 40 Jahre betreute er die Melsunger Medizinischen Mitteilungen mit dem Ziel einer ständigen Fortbildung für die klinische Praxis. Er gehört zu den Mitbegründern und Förderern der Akademie für die ärztliche Fortbildung in Kassel und er hat schließlich vor 20 Jahren die Kasseler Symposien begründet. Auch an dieser Stelle vermitteln wir ihm neben dem Dank alle guten Wünsche für einen „aktiven Ruhestand".

Unser Dank gilt schließlich allen Referenten, aber auch den Teilnehmern des Symposions, die sich intensiv an der Diskussion beteiligten und somit die Voraussetzungen für ein Gelingen dieses Symposions gaben. Wir hoffen, daß wir auch mit diesem Band unserer Schriftenreihe einen praxisorientierten Beitrag zur Fortbildung der Ärzte in zahlreichen medizinischen Fachdisziplinen leisten können.

Last not least danken wir unserem Schriftleiter Herrn Priv. Doz. Dr. Kilian, den Sekretärinnen Frau Schlenk und Frau Stüttler und dem Springer-Verlag; durch eine bewährte und intensive Zusammenarbeit konnte auch dieser Band in kurzer Zeit fertiggestellt werden.

Im Juli 1977   Die Herausgeber

Inhaltsverzeichnis

Verzeichnis der Referenten und Diskussionsteilnehmer

Prof. Dr. F. W. Ahnefeld
Department für Anästhesiologie
der Universität Ulm
Steinhövelstraße 9
7900 Ulm (Donau)

Prof. Dr. H. Bergmann
Vorstand des Instituts für Anästhesiologie
(Blutzentrale) des Allgemeinen
öffentlichen Krankenhauses
der Stadt Linz
A-4020 Linz

Dr. W. Base
Ordinariat für Gastroenterologie
und Hepatologie
I. Medizinische Universitätsklinik Wien
Lazarettgasse 14
A-1090 Wien

Prof. Dr. H.-D. Bolte
Medizinische Klinik I
des Klinikums Großhadern der
Ludwig-Maximilians-Universität München
Marchioninistraße 15
8000 München 70

Prof. Dr. P. Deetjen
Vorstand des Instituts für
Physiologie und Balneologie
der Universität Innsbruck
Fritz-Pregl-Straße 3
A-6010 Innsbruck

Prof. Dr. W. Dick
Department für Anästhesiologie
der Universität Ulm
Prittwitzstraße 43
7900 Ulm (Donau)

Priv.-Doz. Dr. R. Dölp
Oberarzt am Department
für Anästhesiologie
der Universität Ulm
Steinhövelstraße 9
7900 Ulm (Donau)

Prof. Dr. Dr. A. Grünert
Department für Anästhesiologie
der Universität Ulm
Abteilung für
Experimentelle Anästhesiologie
Oberer Eselsberg
7900 Ulm (Donau)

Prof. Dr. M. Halmágyi
Institut für Anästhesiologie
der Universität Mainz
Langenbeckstraße 1
6500 Mainz (Rhein)

Priv.-Doz. Dr. K. D. Hepp
Forschergruppe Diabetes
und III. Medizinische Abteilung
des Städt. Krankenhauses
München-Schwabing
Kölner Platz 1
8000 München 40

Dr. H.-H. Mehrkens
Oberarzt am Department
für Anästhesiologie
der Universität Ulm
Steinhövelstraße 9
7900 Ulm (Donau)

Priv.-Doz. Dr. P. Milewski
Oberarzt am Department
für Anästhesiologie
der Universität Ulm
Prittwitzstraße 43
7900 Ulm (Donau)

Prof. Dr. H. J. Reulen
Neurochirurgische Abteilung
St. Elisabethen-Krankenhaus
7980 Ravensburg

Prof. Dr. F. Scheler
Abteilungsvorstand der
Medizinischen Klinik und Poliklinik
der Universität Göttingen
Humboldtallee 1
3400 Göttingen

Priv.-Doz. Dr. R. Schuhmann
Department für Gynäkologie
und Geburtshilfe
der Universität Ulm
Prittwitzstraße 43
7900 Ulm (Donau)

Prof. Dr. H. P. Schuster
II. Medizinische Klinik und Poliklinik
der Universität Mainz
Langenbeckstraße 1
6500 Mainz (Rhein)

Dr. W. Seeling
Oberarzt am Department
für Anästhesiologie
der Universität Ulm
Steinhövelstraße 9
7900 Ulm (Donau)

Prof. Dr. B. Truniger
Chefarzt der Medizinischen Klinik
Kantonsspital Luzern
CH-6004 Luzern

Prof. Dr. F. Wewalka
Vorstand der Lehrkanzel für
Gastroenterologie und Hepatologie
an der I. Medizinischen Universitätsklinik
Spitalgasse 23
A-1090 Wien

Verzeichnis der Herausgeber

Prof. Dr. Friedrich Wilhelm Ahnefeld
Department für Anästhesiologie
der Universität Ulm
Steinhövelstraße 9, 7900 Ulm (Donau)

Prof. Dr. Hans Bergmann
Vorstand des Instituts für
Anästhesiologie des
Allgemeinen öffentlichen Krankenhauses
der Stadt Linz
A-4020 Linz

Prof. Dr. Caius Burri
Abteilung Chirurgie III
der Universität Ulm
Steinhövelstraße 9, 7900 Ulm (Donau)

Prof. Dr. Wolfgang Dick
Department für Anästhesiologie
der Universität Ulm
Prittwitzstraße 43, 7900 Ulm (Donau)

Prof. Dr. Miklos Halmágyi
Institut für Anästhesiologie
der Universität Mainz
Langenbeckstraße 1, 6500 Mainz

Prof. Dr. Erich Rügheimer
Institut für Anästhesiologie
der Universität Erlangen-Nürnberg
Maximiliansplatz 1, 8520 Erlangen

Dynamik und Regulation der Flüssigkeitsräume

Von P. Deetjen

Um eine Grundvorstellung über die Größenverhältnisse der Flüssigkeitsräume in unserem Körper zu bekommen, haben sich einfache schematische Darstellungen wie in Abb. 1 als nützlich erwiesen. Die Verteilung des Wassers, das 60 % unseres Körpergewichtes ausmacht, in rund 1/3 extrazellulärer Flüssigkeit (ECF) und 2/3 intrazellulärer Flüssigkeit (ICF) wird dabei auf der Abszisse notiert, während die Ordinate die osmotische Konzentration angibt - normalerweise in beiden Flüssigkeitsräumen etwa 300 mosmol/l. Auf diese Weise vermitteln die gebildeten Flächen sowohl einen Eindruck über die Größenverhältnisse der Flüssigkeitsvolumina als auch über den Bestand an osmotisch wirksamen Substanzen in beiden Räumen. Es kann eine solche stark schematisierte Darstellung aber auch zu Fehleinschätzungen führen, da sie nur zu leicht verleitet in starren Räumen zu denken, so daß dann gerade bei pathologischen Störungen dynamische Zusammenhänge nicht ausreichend übersehen und bei der Therapie berücksichtigt werden. Gerade bei der Regulation des Salz-Wasser-Gleichgewichtes in unserem Organismus handelt es sich um ein recht kompliziertes Zusammenspiel von verschiedenen Mechanismen in verschiedenen Organen.

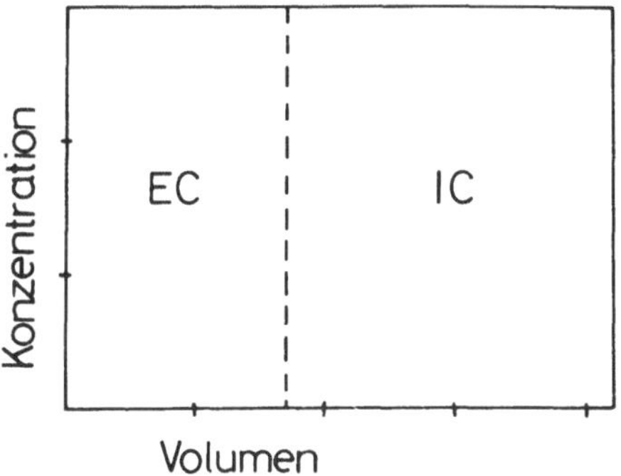

Abb. 1. Schema der Verteilung von extrazellulärer (EC) und intrazellulärer (IC) Flüssigkeit hinsichtlich ihres Volumens und osmotischer Konzentration

Besonders wichtig für die Dynamik der Flüssigkeitsräume ist der Extrazellulärraum (ECR): Alle Umsätze, wie Aufnahme und Abgabe von Wasser und gelösten Stoffen, gehen über den ECR. Außerdem hat nur der ECR eigene Regulationsorgane.

Über den Intrazellulärraum (ICR) ist demgegenüber viel weniger zu sagen, er wird eigentlich nur passiv mitreguliert. Der ICR steht im osmotischen Gleichgewicht mit dem ECR. Zwar hat er eine etwas höhere osmotische Konzentration als der ECR, diese aber kommt passiv durch ein Gibbs-Donnan-Gleichgewicht zustande, weil im ICR eine höhere Konzentration nicht diffusibler Anionen in Form von Proteinen vorhanden ist, die den diffusiblen Ionen eine unterschiedliche Verteilung aufzwingt. Durch den etwas höheren osmotischen Druck im ICR besteht eine ständige Tendenz zur Wasseraufnahme. Da jedoch die Zellmembranen nicht beliebig dehnbar sind, balanciert dann ein etwas höherer hydrostatischer Druck im ICR den osmotischen Überdruck aus, und es kommt im Gleichgewicht zu keinem Netto-Wasserfluß in oder aus dem ICR. Für das osmotische Gleichgewicht ist nur die Anzahl der osmotisch wirksamen Teilchen pro Lösungsvolumen maßgeblich, die chemische Natur der Teilchen ist dabei ohne Belang. Chemisch sind die Unterschiede zwischen ICR und ECR beträchtlich: Sie werden durch aktive, mit Stoffwechselenergie getriebene Ionenpumpen aufrechterhalten, sind Ursache der elektrischen Ladung der Zellmembranen und damit Grundvoraussetzung für alle Lebensprozesse. Für die Regulation der Flüssigkeitsräume spielen Ionenaustauschvorgänge aber nur eine untergeordnete Rolle.

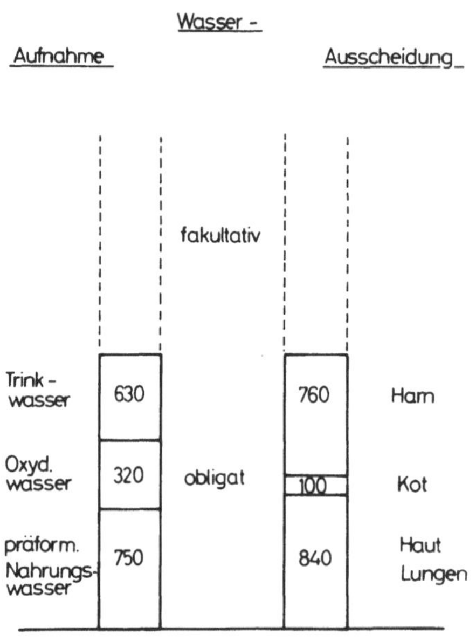

Abb. 2. Bilanz des täglichen Wasserumsatzes (Angaben in ml)

Wie eingangs erwähnt, läuft die Regulation der Flüssigkeitsräume über den ECR. Eine Bilanz des täglichen Wasserumsatzes ist in Abb. 2 gegeben. Der Minimalumsatz wird bestimmt durch die obligaten Wasserverluste, die wieder ersetzt werden müssen. Hier ist interessant, daß das obligate Minimum an Trinkwasser nur 1/3 der Gesamtwasseraufnahme ausmacht und daß das in Nahrungsmitteln präformierte Wasser sowie das bei der Metabolisie-

rung entstehende Oxydationswasser der Nahrungsstoffe bei Bilanz-
rechnungen keineswegs vernachlässigt werden darf. Wie aus Abb. 3
zu ersehen, beträgt das obligate Minimum des täglichen Wasserumsatzes 10 % des ECR, kann jedoch auf mehr als das 10fache gesteigert werden (z. B. Biertrinker, Hochofenarbeiter, Diarrhö
u. a. m.).

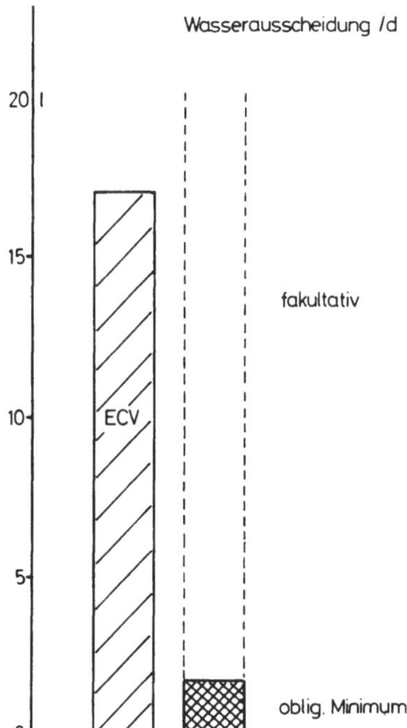

Abb. 3. Vergleich des täglichen Wasserumsatzes zur Größe des extrazellulären Flüssigkeitsvolumens

Wichtigstes Organ für die Homöostase der ECF ist die Niere - in
unmittelbarem Zusammenspiel mit dem Herz-Kreislauf-System und
kontrolliert von verschiedenen Reflexen und Hormonen. Der Mensch,
wie alle nicht im salzhaltigen Ozean lebenden Spezies, ist auf
Mangel konstruiert, d. h. auf die Fähigkeit, Flüssigkeit und
Elektrolyte möglichst zu konservieren, da sie im Lebensraum ja
oft nicht beliebig verfügbar sind.

Die ablaufenden Regulationsmechanismen werden in Tabelle 1 am
Beispiel eines Blutverlustes erläutert, einer Situation also,
in der die Sparmechanismen besonders beansprucht werden.

Durch den Blutverlust kommt es zu einer verminderten Gefäßfül-
lung, die einmal von Volumenrezeptoren im Niederdrucksystem,
insbesondere im linken Vorhof, registriert werden, zum anderen
ein Signal im juxtaglomerulären Apparat der Niere auslösen.
Dort wird über die Enzyme Renin und "Converting enzyme" die
Bildung des Hormons Angiotensin II in Gang gesetzt, das seinerseits in der Nebennierenrinde die Produktion des Hormons Aldo-

Tabelle 1. Übersicht der ablaufenden Regulationsmechanismen bei
einem Volumenverlust im regulierten Teil des ECV

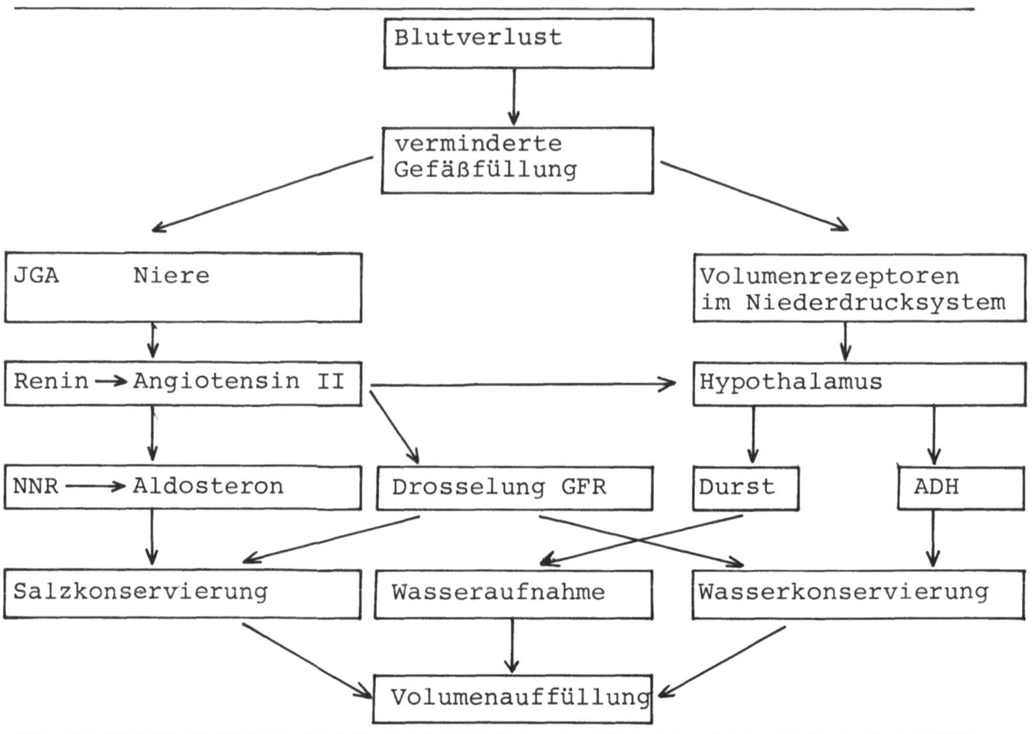

steron aktiviert. Dieses ist das wichtigste Mineralokortikoid und
bewirkt eine verstärkte NaCl-Resorption an allen Stellen des Organismus, wo salzhaltige Flüssigkeit verlorengehen kann, also
an den Ausführungsgängen von Tränen-, Schweiß- und Speicheldrü-
sen, im Dickdarm sowie vor allem in den distalen Abschnitten der
Nierentubuli. Gleichzeitig drosselt Angiotensin auch etwas das
Glomerulumfiltrat, und es übt einen direkten Stimulus auf das
Durstzentrum im Hypothalamus aus. Im Hypothalamus, und zwar vor-
nehmlich am Nucleus supraopticus, enden über hemmende Zwischen-
neurone auch die Afferenzen der Volumenrezeptoren. Bei Volumen-
verminderung kommt es auf diesem Wege zur Freisetzung von antidiuretischem Hormon (ADH), welches an den distalen Abschnitten
der Nierentubuli die vermehrte Resorption von Wasser ermöglicht.
Wenn es schließlich infolge des Durstreizes auch noch zu einer
Wasseraufnahme kommt, dann ist durch das Zusammenspiel aller genannten Mechanismen als erster wichtiger Schritt zur Kompensation des Blutverlustes eine Auffüllung des verlorenen Volumens
erreicht und gleichzeitig für seine Stabilisierung gesorgt.

Die Homöostase unseres Salz-Wasser-Haushaltes wird jedoch nicht
nur durch Verluste bedroht, sondern - und gerade beim Menschen,
der sich da nicht mehr auf natürliche Triebe verlassen kann -
auch durch ein Überangebot. Abgesehen von den relativ seltenen
Fällen, daß ein Arzt einmal zuviel infundiert, wird oft ein Zu-

viel an Flüssigkeit durch Trinken aufgenommen. Aber auch ein
noch so durstiger Biertrinker kann sich von seiten der Flüssigkeit allein kaum Schaden zufügen, da das Gleichgewicht durch
mehrfach abgesicherte Regulationsmechanismen bewahrt wird.

Ein getrunkenes Wasservolumen kommt zunächst in den Magen, dessen Wände für Wasser nahezu undurchlässig sind (Abb. 4). Sie
sind jedoch gut durchlässig für kleinmolekulare Elektrolyte,
so daß Na^+ und Cl^- aus dem Pfortaderblut solange in die Magenflüssigkeit einströmen, bis osmotischer Konzentrationsausgleich
hergestellt ist. Die so vorbereitete Lösung gelangt in den Dünndarm, der außerordentlich gut wasserpermeabel ist. Da jedoch die
Darmflüssigkeit vorher blutisoton gemacht worden war, besteht
keine treibende Kraft mehr für einen osmotischen Wasserfluß.
Vielmehr muß jetzt mit Hilfe von Stoffwechselenergie Na^+ und
Cl^- aktiv resorbiert werden, dem dann erst Wasser passiv folgen kann. Ein solcher aktiver Prozeß aber geht nicht beliebig
schnell, und der Kreislauf kann nicht durch ein momentanes Überangebot von Flüssigkeit überlastet werden. Sollte im übrigen zuviel getrunken worden sein, so ist der Organismus schon darauf
vorbereitet, bevor überhaupt der erste Tropfen Flüssigkeit resorbiert wird. Dadurch nämlich, daß aus dem Pfortaderblut zur
Konditionierung der Magenflüssigkeit Elektrolyte abgeströmt
sind, ist das Pfortaderblut etwas hypoton geworden. Gegenüber
diesem hypotonen Blut reagieren die isotonen Leberzellen wie
ein Osmometer, sie nehmen Wasser auf und schwellen. Die Leber-
schwellung wird von Osmorezeptoren registriert und über vagale
Afferenzen an den Hypothalamus gemeldet. Dort wird die Produktion und Ausschüttung von ADH gestoppt. Ohne ADH aber ist in
der Niere die Fähigkeit der distalen Nephronabschnitte zur Was-
serkonservierung stark eingeschränkt, und es wird ein hypotoner
Harn ausgeschieden.

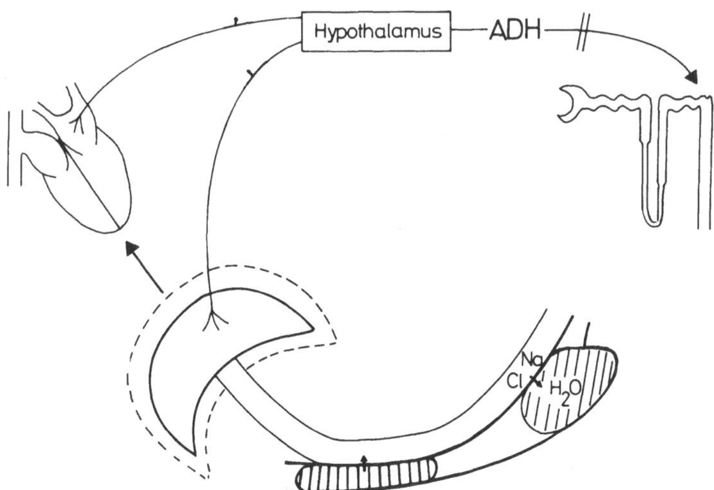

Abb. 4. Regulationsabläufe nach oraler Wasseraufnahme

Was hier für Wasser ausführlicher beschrieben wurde, gilt im Prinzip für viele Substanzen: Praktisch alles, was oral aufgenommen wird und genügend klein ist bzw. in genügend kleine Moleküle zerlegt werden kann, wird im Dünndarm resorbiert. Der Dünndarm resorbiert ungehemmt mit großer Kapazität. Hier greift noch keine Regulation ein. Die Regulation ist nachgeschaltet und im Falle von Wasser und Elektrolyten wird erst in der Niere letztlich entschieden, was zur Auffüllung des Bestandes zurückgehalten und was wieder ausgeschieden werden muß.

Für diese Aufgabe erhalten die Nieren mit 25 % des Herzminutenvolumens einen außergewöhnlich hohen Blutzufluß, etwa 50fach mehr als sich im Durchschnitt für 1 g Körpergewebe errechnet. Rund 20 % des in die Nieren einfließenden Blutplasmas werden in den Glomerula abfiltriert, das sind 120 ml/min oder 170 l/ Tag. So wird etwa alle 2 h Extrazellulärflüssigkeit in der Größenordnung des gesamten Extrazellulärvolumens filtriert und der Kontrolle der Nierentubuli ausgesetzt. Im Tubulusapparat wird dann fast alles an Wasser und Elektrolyten sowie gelösten Substanzen wieder resorbiert, die als Körperbausteine oder Energielieferanten noch einen Wert besitzen. Gleichzeitig wird präzise aussortiert, was an Endprodukten des Stoffwechsels bzw. als oral aufgenommener Überschuß ausgeschieden werden muß.

An dieser Arbeit sind die einzelnen Nephronabschnitte in unterschiedlicher Weise beteiligt. Im proximalen Tubulus wird alles das bereits nahezu quantitativ resorbiert, was dem Organismus auf alle Fälle erhalten bleiben muß und mehr zwangsläufig in die Tubulusflüssigkeit geraten ist, also Bikarbonat, Aminosäuren, Glukose, freie Fettsäuren, Vitamine u. a. m.. Außerdem werden dort bereits 60 % der filtrierten Elektrolyte samt dem Wasser resorbiert (Abb. 5). Die Feinabstimmung der Wasser- und Elektrolytausscheidung erfolgt im distalen Konvolut und Sammelrohr unter der Einwirkung der Hormone ADH und Aldosteron, wie oben bereits geschildert. Eine besonders wichtige Vorarbeit hierzu aber leistet der vorgeschaltete Nephronabschnitt, der aufsteigende dicke Teil der Henle-Schleife. Dieser Teil ist für Wasser nahezu impermeabel, andererseits sitzt hier eine besonders kräftige NaCl-Pumpe. Die Folge ist, daß die vorbeiströmende Tubulusflüssigkeit NaCl-arm gepumpt wird und am Ende der Henle-Schleife eine hypotone Tubulusflüssigkeit in das distale Konvolut eintritt. Fehlt nun ADH, dann ist auch das distale Konvolut und der nachfolgende Sammelrohrabschnitt nahezu wasserimpermeabel, und es wird als Endharn eine hypotone Flüssigkeit in größeren Mengen ausgeschieden. Es liegt dann eine sogenannte Wasserdiurese vor, mit der ein Wasserüberschuß eliminiert wird. Wenn dagegen ADH in ausreichender Menge wirksam ist, dann sind distales Konvolut und Sammelrohr gut wasserdurchlässig, und es wird durch Wasserentzug die Tubulusflüssigkeit bis auf 1 % des ursprünglich filtrierten Volumens eingedickt. Die Voraussetzungen dafür schafft wiederum die NaCl-Pumpe im dicken aufsteigenden Schleifenschenkel, die in Kombination mit Gegenstromeffekten und selektiven Permeabilitäten für NaCl, Harnstoff und Wasser in den einzelnen Nephronstrukturen die notwendigen osmotischen Gradienten aufbaut, um Wasser der Tubulusflüssigkeit zu entziehen und über den Blutstrom der Vasa recta aus dem Nierenmark abzutransportieren.

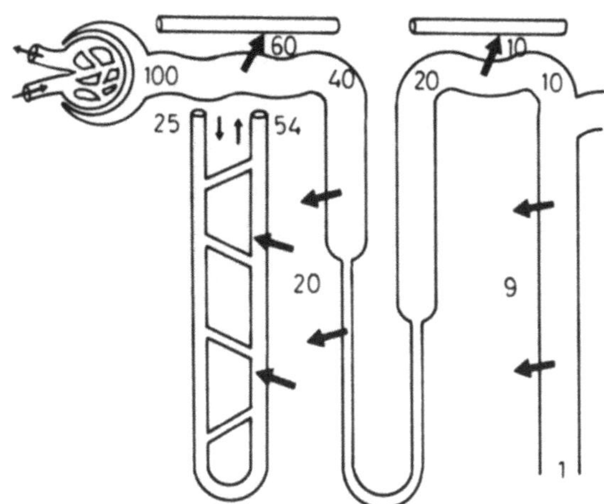

Abb. 5. Schema eines Nephrons mit der Flüssigkeitsbilanz während des Resorptionsablaufes. Die eingezeichneten Zahlen lassen sich als Prozentwerte des filtrierten Volumens verstehen oder auch als Volumen pro Zeit, wenn eine glomeruläre Filtrationsrate von 100 ml/min und ein Bluteinstrom in das Nierenmark von 25 ml/min angesetzt werden

Das Sparen von Wasser durch Harnkonzentrierung wie auch das Ausscheiden von Überschußwasser durch Harnverdünnung bedienen sich also des gleichen Motors, der aktiven NaCl-Pumpe im dicken aufsteigenden Henle-Schenkel. Es kommt jeweils nur darauf an, ob über den geschilderten Hypothalamus-Reflex ADH ausgeschüttet oder blockiert wird.

Genauso dynamisch wie die Flüssigkeitsräume reguliert werden, genauso dynamisch muß auch ihre Größe und chemische Komposition gesehen werden. Kein Flüssigkeitsraum unseres Körpers ist in sich abgeschlossen und befindet sich in einem stabilen, fest umgrenzten Kompartiment. Vielmehr ist jeder Raum ein nach allen Seiten hin offenes System in einem labilen Gleichgewicht, einem "Fließgleichgewicht". Es bedarf ständiger Stoffwechselenergie, die insbesondere in Herz- und Nierentätigkeit gesteckt werden muß, um die einzelnen Flüssigkeitsräume aufrechtzuerhalten. Optimales Ausmaß und Zusammensetzung der Flüssigkeitsräume sind daher ein integriertes Kennzeichen des Lebens, genauso wie Atmung, Herzschlag oder Nervenleitung. Nur solange die Funktion aller beteiligten Organe ungestört ist, findet sich eine Normalverteilung der Flüssigkeitsräume, so wie sie in Abb. 6 angedeutet ist.

Sind insbesondere die Nieren in Ordnung, dann kann durch noch so vieles Trinken keine Wasserüberladung passieren und auch ein Zuviel an Infusion einer isotonen Lösung kann allenfalls kurzfristig den extrazellulären Flüssigkeitsbestand erhöhen. Es sprechen in einem solchen Falle zwar nicht die osmotischen Kontrollmechanismen an, aber es funktioniert der Volumenreflex. Die Ausscheidung der überschüssigen Flüssigkeit ist dann etwas

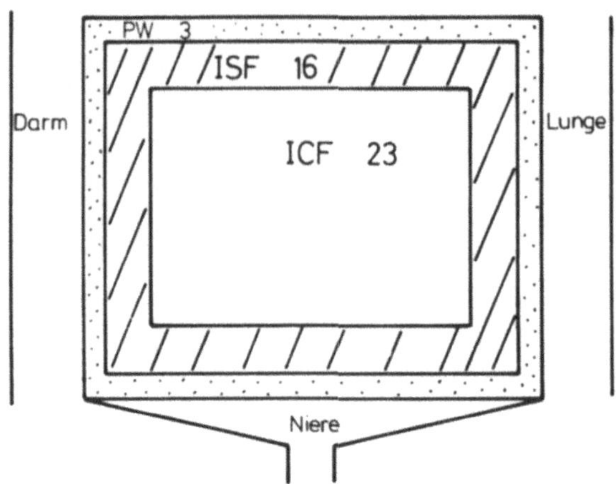

Abb. 6. Die Flüssigkeitskompartimente des Körpers kommunizieren untereinander und mit den Aufnahme- und Ausscheidungsorganen. Die Zahlen geben Liter an; die ECF wurde aufgeteilt in interstitielle Flüssigkeit (ISF) und Plasmawasser (PW)

verlangsamt - was therapeutisch ja oft durchaus erwünscht ist -, schließlich aber wird alles wieder ausgeschieden.

Tritt jedoch irgendwo in der Reflexkette oder den beteiligten Organen eine Störung ein, dann hat das Auswirkungen auf die Flüssigkeitsräume. Eine solche Störung kann durch eine Herzinsuffizienz gegeben sein, wenn zu hohe Venendrucke den Flüssigkeitsaustausch im Gewebe behindern; oder es kann eine solche Behinderung durch Verminderung der Plasmaproteine zustandekommen; oder es können hormonale Störungen vorliegen, wie z. B. bei einem Hyperaldosteronismus, der eine übermäßige Konservierung von NaCl und damit auch von Wasser verursacht. In allen solchen Fällen bleibt vermehrt isotone Flüssigkeit im Bereich der interstitiellen Flüssigkeit zurück, dem Raum der ECF, der nicht von den Volumenrezeptoren erfaßt wird. Die so funktionell sequestrierte Flüssigkeit ist dann "in Vergessenheit geraten", und es liegt ein generalisiertes Ödem vor (Abb. 7).

Ein solches Ödem läßt sich nicht "ausdürsten". Der übrige ECR wird ja zumeist noch recht gut reguliert, und es wird nach wie vor getrachtet, diesen regulierten Anteil konstant zu halten. Kurzfristige Schwankungen durch tägliche Trinkmengen oder physiologische Verluste werden auch bei Ödempatienten durch Regulationsvorgänge ausgeglichen, ohne daß die Ödeme nennenswert mit einbezogen werden. Die Ausschwemmung eines generalisierten Ödems gelingt nur über eine NaCl-Elimination. Früher war das mit einer NaCl-armen Diät eine mühselige und langwierige Prozedur. Heute stehen uns moderne Saluretika zur Verfügung, mit denen sich eine akute Lähmung des NaCl-Konservierungsmechanismus erreichen läßt. Dadurch kommt es zu einem akuten NaCl-Defizit im regulierten Anteil des ECR. Der regulierte Anteil wird aus dem Gleichgewicht gebracht und künstlich wird ein großes

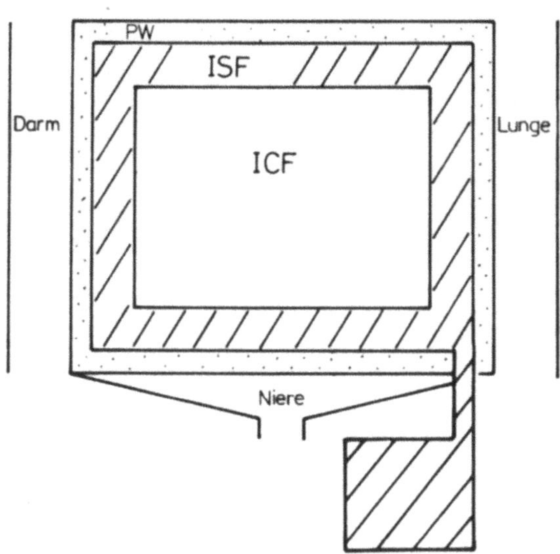

Abb. 7. Bei einem generalisierten Ödem liegt ein Teil der ISF
sequestriert und außerhalb des Regulationsbereiches

Gefälle vom sequestrierten zum regulierten Anteil des ECR erzeugt. Entlang diesem Gefälle strömen NaCl und Wasser ab und
das Ödem wird drainiert.

Sicherster Angriffspunkt für die Ödemausschwemmung ist also die
Hemmung der NaCl-Resorption in der Niere. An der NaCl-Resorption sind die einzelnen Nephronabschnitte ganz unterschiedlich
beteiligt (Abb. 8). Je nach Angriffsort eines Saluretikums im
Nephron lassen sich daher Eingriffe am ECV auch dosiert steuern.
Je weiter distal ein Saluretikum angreift, um so schwächer ist
seine Wirkung, da nur noch ein Bruchteil der ursprünglich filtrierten Elektrolyt- und Wassermengen überhaupt bis dorthin gelangen. Einen solchen vorwiegend distalen Angriffspunkt haben
z. B. die Thiazide und die Aldosteronantagonisten. Wie schon
erwähnt, wird die Hauptmasse an Elektrolyten und Wasser im proximalen Tubulus resorbiert. Eine isolierte Resorptionshemmung
an dieser Stelle wird jedoch auch nicht nennenswert wirksam,
da infolge der starken NaCl-Pumpe in der Henle-Schleife dort
eine große Reservekapazität gelegen ist, die einen alleinigen
proximalen Effekt weitgehend zu kompensieren in der Lage ist.
Nur wenn diese NaCl-Pumpe gehemmt ist, kommt es zu einer be-
trächtlichen Salurese. Diese tritt natürlich verstärkt in Er-
scheinung, wenn zusätzlich die proximale Resorption eingeschränkt
wird. Letzteres ist bei Substanzen wie Furosemid und Ethacryn-
säure der Fall, mit denen daher auch ein Ödem am wirkungsvoll-
sten anzugehen ist.

Je nach Bedarf lassen sich so durch die Wahl von Saluretika mit
unterschiedlichem Angriffsort in der Niere Korrekturen am Was-
ser- und Elektrolytbestand unseres Organismus dosiert vornehmen,
und im Falle von Ödemen lassen sich diese je nach klinischer
Notwendigkeit schnell oder vorsichtig protrahiert ausschwemmen.

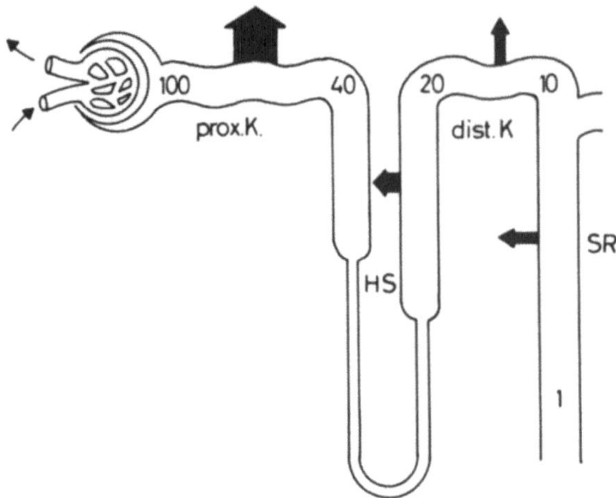

Abb. 8. Schema eines Nephrons mit Lokalisation und Bilanz der
NaCl-Resorption. Die Zahlen geben die in der Tubulusflüssigkeit
verbleibenden, in Prozent der filtrierten NaCl-Mengen an. Die
Breite der Pfeile gibt einen Anhalt über die resorbierten NaCl-
Mengen

Literatur

1. DEETJEN, P., BOYLAN, J. W., KRAMER, K.: Niere und Wasserhaushalt, 3. Aufl.. München-Berlin-Wien: Urban & Schwarzenberg 1976.

2. DEETJEN, P.: Regulationsprinzipien des Wasser- und Elektrolythaushaltes. Mels. Med. Mitt. 48, Suppl. 1, 63 (1974).

3. SIEGENTHALER, W., WÜRSTEN, D., SIEGENTHALER, G.: Wasser- und
   Elektrolythaushalt. In: Klinische Pathophysiologie (ed. W.
   SIEGENTHALER), 3. Aufl., p. 196. Stuttgart: Thieme-Verlag
   1976.

4. TRAUTWEIN, W., GAUER, O. H., KOEPCHEN, H. P.: Herz und Kreislauf. München-Berlin-Wien: Urban & Schwarzenberg 1972.

Beziehungen zwischen Elektrolytkrankheiten und Störungen des Ionentransportes an Zellmembranen

Von H.-D. Bolte

Störungen des Elektrolythaushaltes lassen sich zweckmäßiger-
weise einteilen in Störungen der Elektrolytbilanz, hervorgerufen durch eine verminderte oder vermehrte Ausscheidung von Elektrolyten im Vergleich zur Zufuhr, und in Verteilungsstörungen,
d. h. in Störungen der intra-/extrazellulären Verteilung der
stationären Ionenkonzentrationen (15). Durch alleinige Messungen der extrazellulären Elektrolytkonzentrationen sind Art und
Ausmaß der Elektrolytstörung nur unzureichend erfaßbar. Das
nimmt nicht wunder, da die Ionenselektivität der Zellmembran,
die osmotischen Eigenschaften der Ionen sowie der aktive Ionen-
transport in vielfältiger Weise die intra-/extrazellulären Ionen-
konzentrationsgradienten bedingen, die ihrerseits wiederum Voraussetzung sind für den Stofftransport und die Aufrechterhaltung
der zellulären Funktion. In besonderer Weise wird die Funktion
der Zellmembran bedeutsam für Vorgänge der Erregungsbildung und
-leitung im Herzen (2).

Störungen des Kaliumstoffwechsels haben wegen der daraus resultierenden Störungen der kardialen Funktion größte praktisch-kli-
nische Bedeutung. Bei Patienten mit fortgeschrittener Niereninsuffizienz zählt eine Hyperkaliämie zu einer der gefürchtetsten
Komplikationen. Ein plötzlicher Herztod infolge eines totalen
AV-Blocks oder eines akuten Vorhofstillstandes ist bei Patienten mit fortgeschrittener Niereninsuffizienz nicht selten Folge
eines Serumkaliumwertes über 6 mval/l.

Eine Erhöhung der Serumkaliumkonzentration erniedrigt die Erre-
gungsleitungsgeschwindigkeit im His-Purkinje-System, was eine
Verlängerung der HQ-Zeit zur Folge hat (13). Die Leitungseigenschaften von Purkinje-Fasern in der Herzmuskulatur sind mit denen elektrischer Kabel vergleichbar. Die Erhöhung der Kaliumkonzentration führt dazu, daß die Isolation dieser spezialisier-
ten Zellen zur umgebenden extrazellulären Flüssigkeit abnimmt,
was gleichbedeutend ist mit einer Zunahme der Ionenleitfähigkeit der Zellmembranen dieser Zellen (Schrifttum siehe 3).

Die zelluläre Grenzflächenfunktion ist bei fortgeschrittener
Niereninsuffizienz aber auch unabhängig von Elektrolytstörungen
wesentlich beeinträchtigt. Wir haben vor einigen Jahren bei Patienten mit Niereninsuffizienz und bei einem gesunden Kontroll-
kollektiv Messungen des Membranpotentials an Skelettmuskelzellen in vivo vorgenommen.

---

[1] Mit Unterstützung der Deutschen Forschungsgemeinschaft

Dabei wird eine Stahlkanüle transkutan ins Muskelparenchym vorgeschoben, die als Leitkanal für eine Mikroglaselektrode dient.
Diese Mikroglaselektrode wird mit Hilfe eines Mikrometertriebes
langsam ins Parenchym vorgeschoben. Bei Penetration der Elektro-
denspitze durch die Zellmembran erfolgt auf dem Oszilloskop ein
Potentialsprung, der dem Membranpotential der punktierten Zelle
entspricht (7, 16).

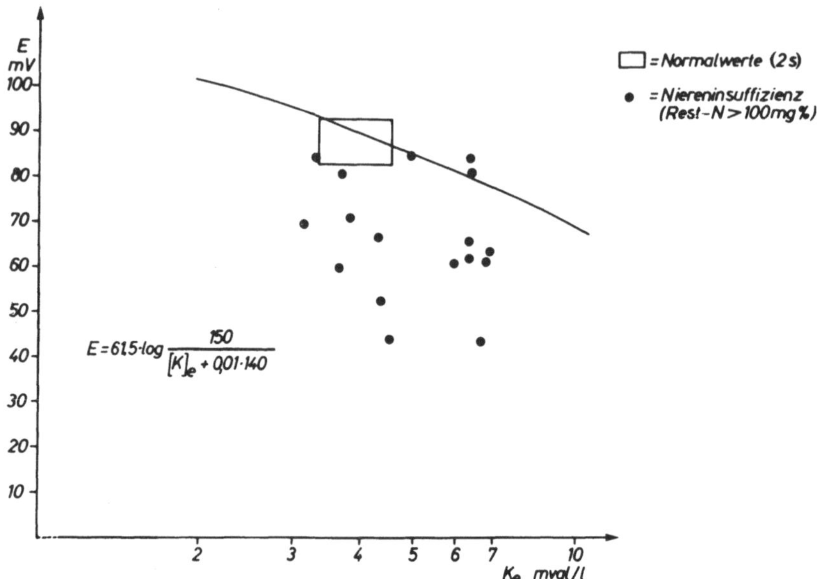

Abb. 1. Beziehungen zwischen Membranpotential und extrazellulärer Kaliumkonzentration bei 17 Patienten mit Niereninsuffizienz
(Rest-N >100 mg%) im Vergleich zu gesunden Personen (8). Bei
Niereninsuffizienz ist das Ruhepotential der Muskelzellen auf
durchschnittlich -65 mV erniedrigt. Man beachte, daß die unter
physiologischen Verhältnissen gegebene Beziehung zwischen Membranpotential und extrazellulärer Kaliumkonzentration für Patienten mit Niereninsuffizienz nicht zutrifft. Einzelheiten
siehe Text

Dabei zeigte sich, daß bei Patienten mit fortgeschrittener Niereninsuffizienz (Harnstoffstickstoff >100 mg%) das Ruhemembran-
potential im Vergleich zur Norm deutlich erniedrigt ist (Abb. 1).
Ferner besteht keine Korrelation zur extrazellulären Kaliumkonzentration. Aus den Befunden ist zu schließen, daß die Permeabi-
litätsfaktoren für die einzelnen Ionen an der Zellmembran sich
im Verhältnis zueinander geändert haben. Unter Berücksichtigung
der für physiologische Verhältnisse gültigen Beziehungen, wie
sie in der Gleichung von HODGKIN und HOROWICZ (siehe Abb. 1)
dargestellt werden, ist eine Zunahme der Natriumleitfähigkeit
im Verhältnis zur Kaliumleitfähigkeit anzunehmen.

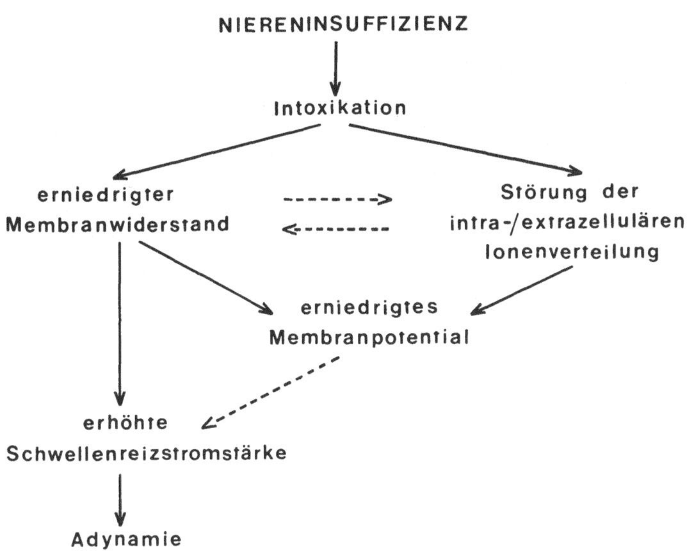

Abb. 2. Pathogenetische Faktoren der Myopathie bei Niereninsuffizienz (Aus 14)

Gleichfalls durch Einzelfaserpunktion konnte unter Verwendung spezieller Schaltungssysteme die Schwellenstromstärke der einzelnen Skelettmuskelzellen sowie der Membranwiderstand gemessen werden. Es fand sich eine erhöhte Schwellenstromstärke und ein erniedrigter Membranwiderstand (6). Die Befunde sind zusammengenommen eine Erklärung für die Adynamie auf dem Boden der Myopathie bei Niereninsuffizienz (Abb. 2). Als allgemeines Resultat wird erkennbar, daß bei Niereninsuffizienz Störungen der Ionenleitfähigkeit vorhanden sind, ohne daß dies durch pathologische Änderungen der extrazellulären Ionenkonzentration erkennbar zu sein braucht.

Kaliummangelzustände wirken sich in vielfältiger Weise auf die Organfunktionen aus, wie aus Tabelle 1 zu ersehen ist. Ihnen können sehr unterschiedliche Störungen zugrundeliegen (siehe Tabelle 2). Dabei ist die Symptomatologie bei einem sich langsam über Wochen und Monate entwickelnden Kaliummangelzustand wesentlich weniger eindrucksvoll erkennbar, als bei sich rasch entwickelnden Kaliummangelzuständen.

Erst bei ausgeprägtem Kaliummangel, entsprechend einer Serumkaliumkonzentration von <3 mval/l, sind elektrokardiografische Zeichen häufig erkennbar (siehe Abb. 3).

Kasuistik: (siehe auch Abb. 3):
Eine 62jährige Patientin, bei der wegen eines Rektumkarzinoms vor drei Jahren eine Kolostomie mit Anus praeter naturalis durchgeführt worden war, war wegen einer therapeutisch schwer zu beeinflussenden essentiellen Hypertonie langfristig mit Diuretika behandelt worden. Außerdem wurde sie mit ß-Methyldigoxin therapiert. Die Patientin kam wegen allgemeiner Leistungsminderung

Tabelle 1. Klinische Auswirkungen eines allgemeinen Kaliummangels

---

1. Auf neuromuskuläre Substrate:

   Herabgesetzte Erregbarkeit von Nerven und Muskeln,
   Adynamie.

2. Auf die Nierenfunktion:

   Gestörte Harnkonzentrierung mit Polyurie,
   gesteigerte Ausscheidung von Wasserstoffionen
   (metabolische Alkalose).

3. Auf das Herz:

   EKG: PQ, ST-T, QT, TU.
   Gesteigerte Glykosidempfindlichkeit,
   Herzdilatation.

4. Auf den Gastrointestinaltrakt:

   Darmparalyse.

5. Ferner:

   Beeinflussung der Kohlenhydrattoleranz,
   des Säuren-Basen-Gleichgewichts,
   des allgemeinen Zellstoffwechsels
   (Elektrolyte, aktiver Stofftransport);
   Einfluß auf den arteriolären Gefäßtonus;
   Hemmung der Aldosteronproduktion
   und anderes mehr.

---

und Abgeschlagenheit zur stationären Aufnahme. Die Serumkaliumkonzentration betrug 2,5 mval/l, das Serumkreatinin 1,4 mg%.
Herzrhythmusstörungen waren nicht nachweisbar. Das Elektrokardiogramm (Abb. 3) zeigte als Ausdruck des Kaliummangels eine
ausgeprägte U-Welle im Anschluß an die T-Welle, wobei eine Ver-
schmelzung der U-Welle mit der P-Welle der folgenden Vorhofer-
regung zu beobachten war. Gleichzeitig fand sich eine Verlängerung des PQ-Intervalls infolge einer Digitalisüberdosierung,
die bei einem leicht erhöhten Serumkreatinin von 1,4 mg% und
einer entsprechenden Erniedrigung der Kreatininclearance durch
eine Kumulation einerseits und eine verminderte Glykosidtole-
ranz andererseits hervorgerufen war. Wie die Abbildung zeigt,
waren diese Veränderungen nach Glykosidentzug und Kaliumsubstitution voll reversibel.

Die Bedeutung dieser elektrokardiografischen Veränderungen für
die Praxis besteht darin, daß sie als Vorboten bedrohlicher
Störungen wie Kammertachykardien und Kammerflimmern zu gelten
haben. Es gilt als allgemeine klinische Erfahrung, daß chronische Kaliummangelzustände selbst mit hochgradig erniedrigter
Serumkaliumkonzentration verhältnismäßig symptomenarm verlaufen
können. Hingegen sind rasch entstehende Hypokaliämien oft durch
Herzrhythmusstörungen und Zeichen der Glykosidintoleranz gekenn-

Tabelle 2. Ursachen eines allgemeinen Kaliummangels (Aus 17)

---

1. Verminderte Kaliumzufuhr:

   Mangelernährung

2. Renale Kaliumverluste:

   a) primär renale Ursachen:
      "Potassium-losing nephritis",
      polyurisches Stadium des akuten Nierenversagens,
      metabolische Alkalose verschiedener Ätiologie,
      tubuläre Azidose,
      Fanconi-Syndrom,
      renale Gefäßprozesse,
      Saluretika.

   b) Hormonelle Ursachen:
      Mineralokortikoid-Exzeß
      - bei Herzinsuffizienz,
      - bei Leberzirrhose,
      - postoperativ,
      - beim Conn-Syndrom,
      - iatrogen.

   c) Metabolische Ursachen:
      negative Stickstoffbilanz,
      Glykogenabbau,
      Diabetes mellitus

3. Enterale Kaliumverluste:

   Erbrechen,
   Enterokolitis verschiedener Ätiologie,
   Sprue,
   Malabsorptionssyndrome,
   Fisteln,
   Drainagen,
   Verner-Morrison-Syndrom
   (= pankreatogene endokrine Diarrhö),
   villöse Adenome,
   allgemeiner Natriummangel,
   Laxanzienabusus

---

zeichnet. Aus der Anfangsperiode der Hämodialyse sind solche Beobachtungen gut bekannt, da damals pathologisch erhöhte Serumkaliumwerte häufig verhältnismäßig rasch auf Normalwerte gesenkt wurden.

Als allgemeine Regel kann gelten, daß rasche Änderungen der Kaliumkonzentration das Komplikationsrisiko erhöhen. Dies gilt auch für die Kaliumsubstitution bei Kaliummangelzuständen. Für die intravenöse Kaliumsubstitution ist daher eine Infusionsgeschwindigkeit von 15 bis maximal 20 mval/h als obere Grenze anzusehen.

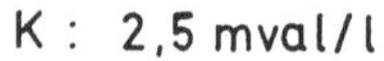

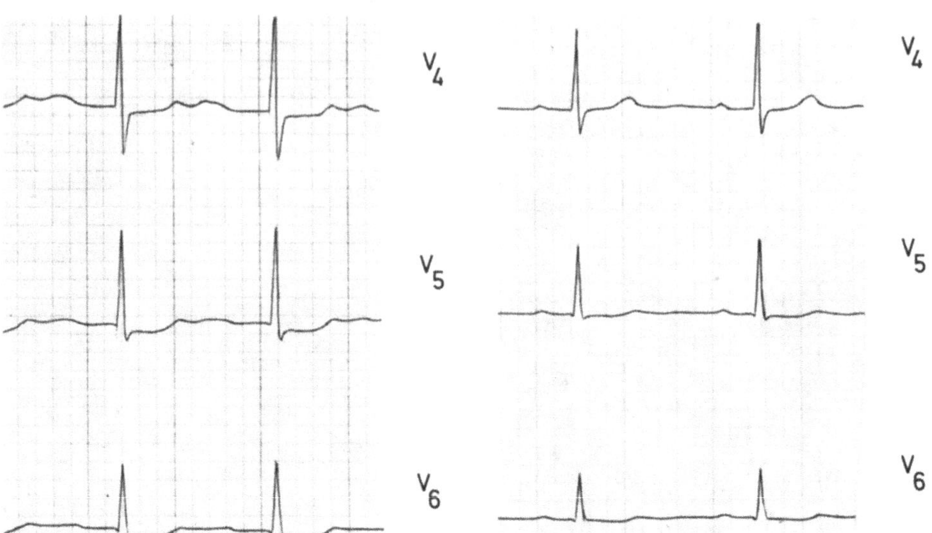

Abb. 3. Elektrokardiografische Veränderungen bei allgemeinem Kaliummangel und Überdosierung mit herzwirksamen Glykosiden. Die rechte Bildhälfte zeigt das Elektrokardiogramm nach Kaliumsubstitution und Glykosidkarenz

Nach neueren Untersuchungen (12) scheint das Schlüsselenzym für die Wirkung kardioaktiver Glykoside die Natrium-Kalium-ATPase zu sein.

Eine Erniedrigung der Kaliumkonzentration führt zu einer Verminderung der Enzymaktivität und ändert gleichzeitig die Konzentrationswirkkurve für Digitalisglykoside in der Weise, daß die halbmaximale Hemmkonzentration zu niedrigeren Werten verschoben wird, was einer erhöhten Empfindlichkeit gegenüber Digitalisglykosiden gleichkommt (5). Dieser Befund entspricht der klinischen Erfahrung, daß Digitalisglykoside bei Hypokaliämie gesteigerte Effekte sowohl hinsichtlich einer positiv inotropen Wirkung als auch hinsichtlich der Entstehung von Herzrhythmusstörungen haben. Aus Untersuchungen gemeinsam mit ERDMANN in unserer Klinik wissen wir, daß durch Antikörper gegen Digoxin eine durch Digoxin hervorgerufene Hemmung der Membran-ATPase bei hoher Kaliumkonzentration bereits mit einer wesentlich geringeren Antikörperkonzentration zu beseitigen ist als bei niedriger Kaliumkonzentration (10). Dieser Befund steht in Einklang mit einer erhöhten Affinitätskonstante oder einer verminderten Dissoziationskonstante für Digitalisglykoside, wie aufgrund von Verdrängungsstudien mit radioaktiv markiertem Glykosid festgestellt wurde (12).

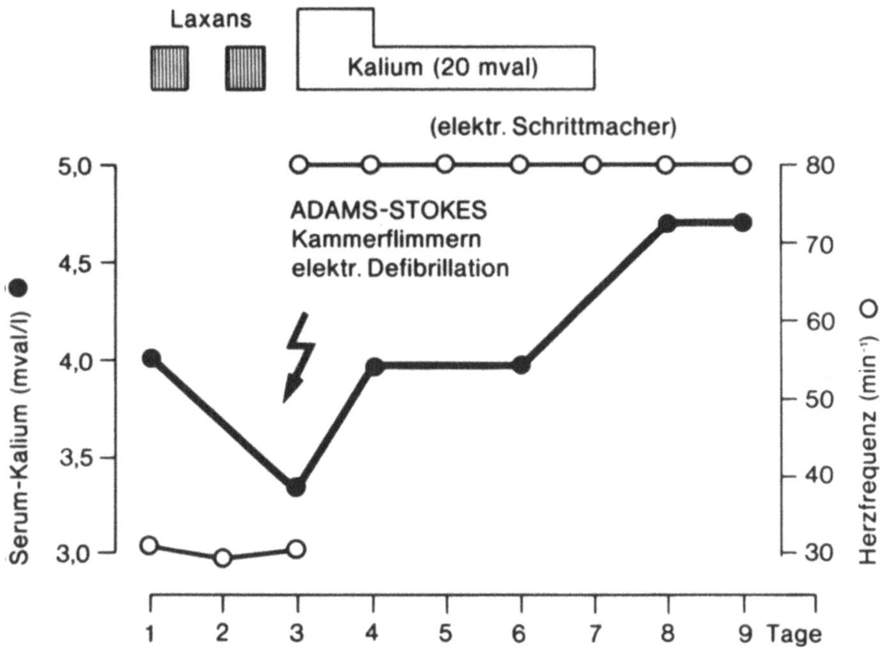

J.M. 70 Jahre, totaler AV-Block

Abb. 4. Entstehung von Kammerflimmern durch eine laxanzienbe-
dingte Hypokaliämie bei Bradykardie (Aus 17)

Im Unterschied dazu sind die Verhältnisse bei chronischen Kaliummangelzuständen, um die es sich in der Klinik in der Mehrzahl der Fälle handelt, deutlich komplizierter. Wir konnten
nämlich im Tierexperiment unter dem Einfluß einer chronischen
Kaliummangelsituation eine Zunahme der Natrium-Kalium-ATPase-
Aktivität an Herzmuskelzellmembranen nachweisen (9). Im gleichen Sinne sprechen neueste Untersuchungen von ERDMANN et al.
(11), wonach die Zahl der Bindungsstellen für Herzglykoside im
chronischen Kaliummangel, gemessen an Erythrozyten von Patienten im chronischen Kaliummangel, deutlich erhöht ist. Diese Resultate stehen in Einklang mit der klinischen Erfahrung, daß
bei langsamer Entwicklung des Kaliummangels gelegentlich selbst
hochgradige Erniedrigungen der Serumkaliumkonzentration vorhanden sein können, ohne daß es zu gleichzeitigen Störungen der
kardialen Funktionen zu kommen braucht. Insofern kann man die
Erhöhung der Natrium-Kalium-ATPase-Aktivität als das biochemische Korrelat eines Anpassungsmechanismus an den chronischen
Kaliummangel ansehen.

Die Natrium-Kalium-ATPase der Zellmembran stellt durch Hydrolyse
von ATP die Energie bereit für den aktiven Natriumtransport an
der Zellmembran. Einer Hemmung der Enzymaktivität folgt eine
Zunahme der Natrium- und eine Abnahme der Kaliumkonzentration
in der Zelle. Im chronischen Kaliummangel ist die Natrium-Kalium-ATPase-Aktivität der Herzmuskelzellmembranen erhöht. Im

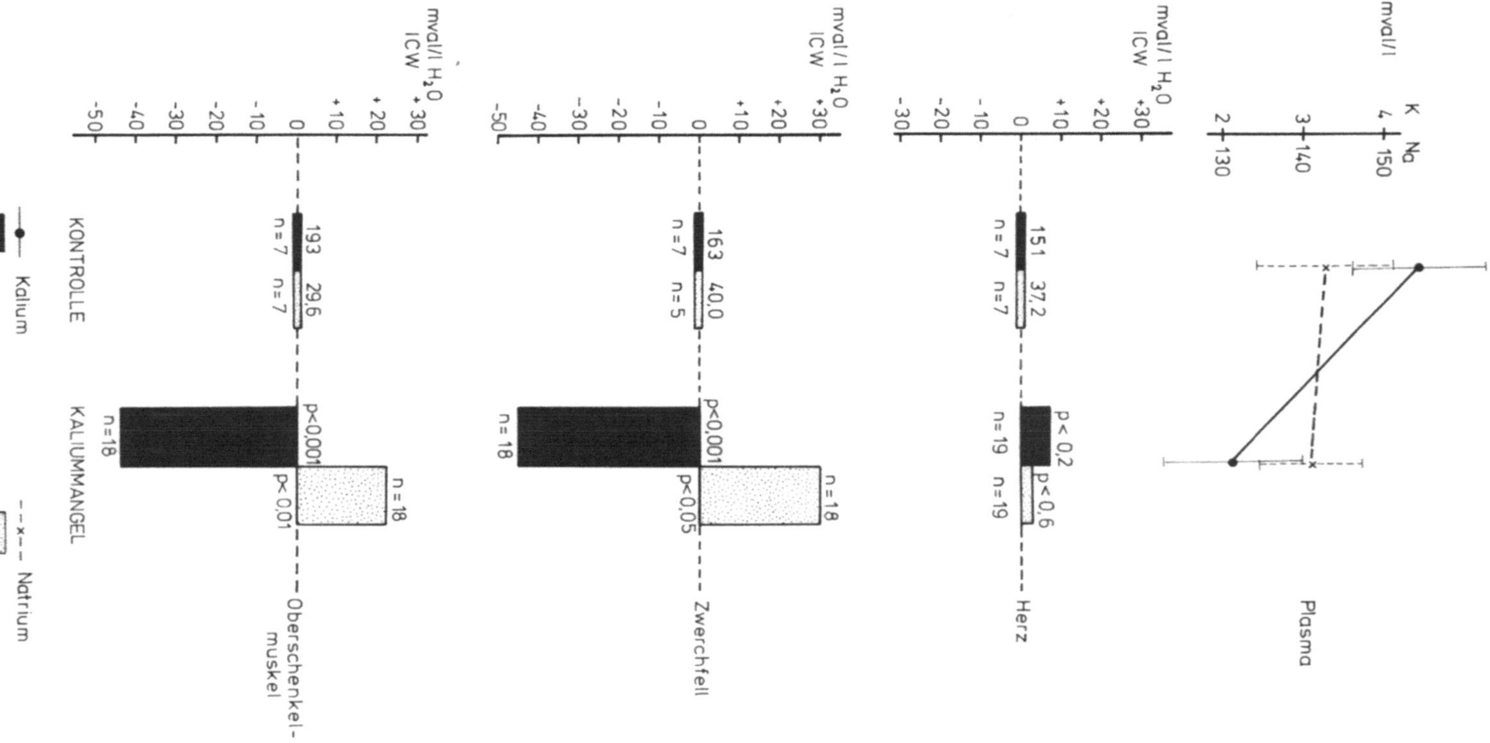

Abb. 5. Zelluläre Natrium- und Kaliumkonzentration bei experimentellem alimentärem Kaliummangel, jeweils an Muskelzellen des Herzens, des Zwerchfells und des Oberschenkelmuskels. Man beachte, daß die zellulären Konzentrationen von Natrium und Kalium bei der Herzmuskulatur unverändert bleiben

Einklang damit ist der Befund einer unveränderten zellulären Kalium- und Natriumkonzentration in der Herzmuskulatur im experimentellen chronischen Kaliummangel zu sehen (Abb. 5) (4). Hingegen ist, entsprechend dem allgemeinen Kaliummangel, die zelluläre Konzentration von Kalium in Skelettmuskelzellen und Zwerchfellmuskelzellen vermindert und auch die Serumkaliumkonzentration erniedrigt. Demzufolge kommt der Korrektur der extrazellulären Kaliumkonzentration bei Hypokaliämie zur Vermeidung und zur Prophylaxe kardialer Komplikationen eine entscheidende Bedeutung zu.

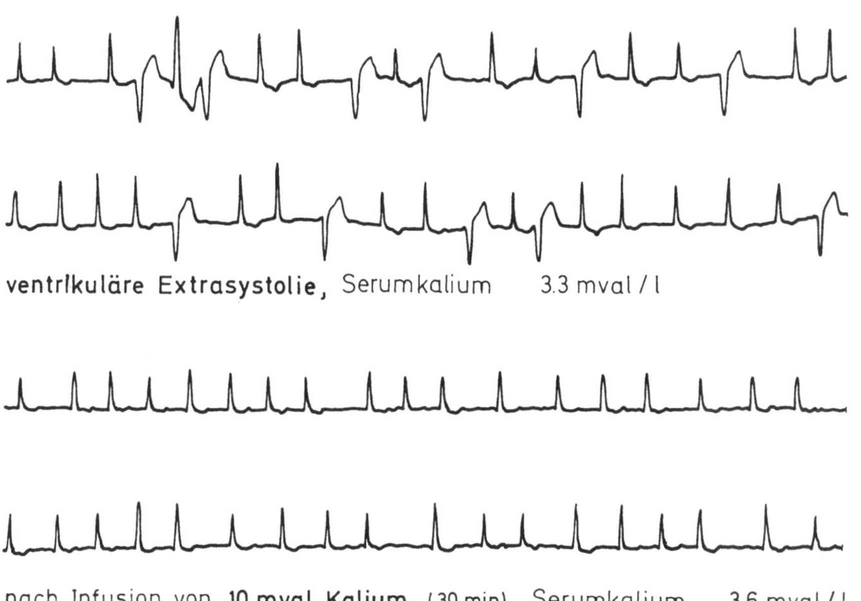

Abb. 6. Beseitigung einer ventrikulären Extrasystolie durch nur geringe Erhöhung der Serumkaliumkonzentration von 3,3 auf 3,6 mval/l durch eine intravenöse Kaliumsubstitution von 15 mval innerhalb von 30 min

Aus der Abb. 6 wird deutlich, daß bereits eine sehr geringe Anhebung der Serumkaliumkonzentration von 3,3 auf 3,6 mval/l genügt, um die ventrikuläre Extrasystolie zu beseitigen. Die Erhöhung der Kaliumkonzentration wurde erreicht durch eine Infusion von 10 mval Kalium in 30 min, das entspricht einer Infusionsgeschwindigkeit von 20 mval/h. In Hinblick auf eine Substitutionsbehandlung sollte die tägliche Kaliumzufuhr 120 bis maximal 200 mval/Tag nicht übersteigen. Zur Prophylaxe eines Kaliummangels, z. B. bei diuretischer Therapie, ist unter der Voraussetzung eines normalen Glomerulumfiltrates eine tägliche orale Dosis von 40 - 80 mval ausreichend.

Zusammenfassung

In der klinischen Praxis entsteht gelegentlich der Eindruck,
daß die Substitutionskorrektur von Elektrolytstörungen sich
lediglich nach den extrazellulären Ionenkonzentrationen zu
orientieren bräuchte. Es ist aber zu berücksichtigen, daß sich
sehr differente Vorgänge der Membranpermeabilität und des Ionen-
transportes an Zellmembranen in zum Teil nicht vorhersehbarer
Weise und in Abhängigkeit von der Chronizität der Entstehung
einer Elektrolytstörung vollziehen. So ist die Erhöhung der Mem-
bran-ATPase-Aktivität im chronischen Kaliummangel das biologische Korrelat einer Adaptation.

Sowohl Störungen des Elektrolythaushaltes, insbesondere des Kaliumhaushaltes, als auch die Korrekturen dieser Störungen beeinflussen die Leitungseigenschaften von Purkinje- und Herzmus-
kelfasern durch Änderungen der maximalen Anstiegsgeschwindig-
keit des Aktionspotentials und der effektiven Refraktärperiode
sowie der Spontanaktivität. Digitalisglykoside vermindern die
Leitungsfähigkeit von Purkinje-Fäden durch Reduktion der An-
stiegsgeschwindigkeit des Aktionspotentials und bewirken gleichzeitig eine Steigerung der Spontanaktivität, die dem Auftreten
von Heterotopien und fokalen Extrasystolen bei Digitalisüberdosierung entsprechen. Durch eine niedrige extrazelluläre Kaliumkonzentration wird die Affinität der Digitalisglykoside zum
Glykosidrezeptor erhöht, und zwar durch eine Verminderung der
Dissoziationsgeschwindigkeit bei unveränderter Assoziationsge-
schwindigkeit.

Als allgemeines Ergebnis läßt sich formulieren: Die klinischen
Auswirkungen von Elektrolytstörungen sind, wie an Störungen des
Kaliumhaushaltes dargelegt wurde, wesentlich vermittelt und
letztlich begründet durch Änderungen zellulärer Grenzflächen-
funktionen, wie Änderungen des extra-/intrazellulären Ionenkon-
zentrationsgradienten, der passiven Ionenpermeabilität, der Erregbarkeit, der Leitungsgeschwindigkeit von erregungsleitenden
Fasern, d. h. von Größen, die die Erregbarkeit determinieren,
sowie von Anzahl und Bindungseigenschaften pharmakologischer
Rezeptoren. In diesen Vorgängen ist auch die Erklärung für eine unterschiedliche Ansprechbarkeit und Empfindlichkeit (Toleranz) von Pharmaka zu suchen.

Literatur

1. AVENHAUS, H.: Eigene Beobachtung.

2. BOLTE, H.-D., LÜDERITZ, B.: Elektrolytstörungen und Erregungs-
   ablauf am Herzen aus klinischer Sicht. Herz/Kreislauf $\underline{4}$, 170
   (1972).

3. BOLTE, H.-D., LÜDERITZ, B.: Grundlagen der normalen und gestörten Erregungsbildung und -leitung des Herzens. Seminar f.
   ärztl. Fortbild. Bad Nauheimer Ärzte e.V.. Darmstadt: Stein-
   kopff-Verlag 1976.

4. BOLTE, H.-D., LÜDERITZ, B., ERDMANN, E., STEINBECK, G.:
   Zellwasser, Zellkalium und -natrium von Herz- und Skelettmuskulatur im chronischen Kaliummangel. Verh. dtsch. Ges.
   inn. Med. 78, 1052 (1972).

5. BOLTE, H.-D., LÜDERITZ, B., RIECKER, G.: Der allgemeine Kaliummangel - Elektrolytgradienten und Membranpermeabilität
   an Herz- und Skelettmuskelzellen. Klin. Wschr. 49, 306 (1971).

6. BOLTE, H.-D., MENNINGER, H., RIECKER, G.: Die Schwellenreiz-
   stromstärke einzelner Skelettmuskelzellen des Menschen bei
   Niereninsuffizienz. Klin. Wschr. 44, 337 (1966).

7. BOLTE, H.-D., RIECKER, G., RÖHL, D.: Messungen des Membranpotentials an einzelnen quergestreiften Muskelzellen des
   Menschen in situ. Klin. Wschr. 147, 356 (1963).

8. BOLTE, H.-D., RIECKER, G., RÖHL, D.: Measurements of mem-
   brane potentials of individual muscle cells in normal men
   and patients with renal insufficiency. Proc. IInd Int. Congr.
   Nephrol. 78, 114 (1963).

9. ERDMANN, E., BOLTE, H.-D., LÜDERITZ, B.: The $(Na^+ + K^+)$-
   ATPase activity of guinea pig heart muscle in potassium
   deficiency. Arch. Biochem. Biophys. 145, 121 (1971).

10. ERDMANN, E., BOLTE, H.-D., SCHONER, W.: Cardiac glycoside
    receptor in potassium depletion. Basic functions of cations
    in myocardial activity. In: Recent Advances in Studies on
    Cardiac Structure and Metabolism (eds. A. FLECKENSTEIN, N.
    S. DHALLA), vol. 5. Baltimore: University Park Press 1975.

11. ERDMANN, E., KRAWIETZ, W.: Increased number of ouabain
    binding sites in human erythrocyte membranes in chronic
    hypokalemia (Im Druck).

12. ERDMANN, E., SCHONER, W.: Studium der Eigenschaften des Re-
    zeptors für Herzglykoside. Klin. Wschr. 52, 705 (1974).

13. ETTINGER, P. O., REGAN, T. J., OLDENWURTEL, H. A., KHAN,
    M. I.: Ventricular conduction delay and asystole during
    systemic hyperkalemia. Amer. J. Cardiol. 33, 876 (1974).

14. LÜDERITZ, B., BOLTE, H.-D.: Chronische Niereninsuffizienz
    und muskelzelluläre Erregbarkeit. In: Aktuelle Probleme der
    Dialyseverfahren und der Niereninsuffizienz (eds. P. von
    DITTRICH, F. SKRABAL), p. 380. Friedberg/Hessen: Verlag
    Bindernagel 1971.

15. RIECKER, G.: Einteilung der Störungen des Wasser- und Elek-
    trolytstoffwechsels. Internist 2, 601 (1961).

16. RIECKER, G., BOLTE, H.-D., v. BUBNOFF, M.: Ein Verfahren
    zur Messung von Einzelfaserpotentialen menschlicher Muskel-
    zellen in situ. Pflügers Arch. ges. Physiol. 227, 231 (1963).

17. RIECKER, G., LÜDERITZ, B., STRAUER, B. E.: Chronische Herz-
    insuffizienz. In: Klinische Kardiologie (ed. G. RIECKER),
    p. 325. Berlin-Heidelberg-New York: Springer-Verlag 1976.

Dynamik und Regulation im Säuren-Basen-Haushalt

Von A. Grünert

In den letzten 20 Jahren erfolgte auf dem Gebiet der Säuren-Basen-Biochemie eine erhebliche Klärung der Anschauungen und Begriffsbildungen, da sich nach einem langen Reifungsprozeß gewissermaßen physikalisch-chemische Vorstellungen auch in den Anwendungsgebieten außerhalb der Chemie durchsetzen konnten; Vorstellungen, die zwar seit über 50 Jahren zum unangefochtenen Repertoire physikalisch-chemischer Grundtatsachen gehören, die aber erst nach einem zähen und langwierigen Einführungsprozeß in der medizinischen Wissenschaft Verbreitung fanden ($\underline{3}$, $\underline{4}$, $\underline{5}$, $\underline{6}$, $\underline{7}$, $\underline{10}$).

Seit sich die Definitionen der Säuren und Basen durch LOWRY und BRØNSTED, die bereits im Jahr 1923 veröffentlicht wurden ($\underline{2}$), durchsetzten, wurden sehr viele auf klinische Erfahrungen beruhende Vorstellungen in ein neues Licht gesetzt. Nach den sich bis heute bewährenden Vorstellungen sind Säuren charakterisiert als Substanzen, die Protonen abgeben, und Basen als Substanzen, die Protonen akzeptieren. Die Säurestärke ist dabei eine Größe, die das Ausmaß der H^+-Abgabe einer Substanz charakterisiert. Die Zusammenhänge gehen aus dem Massenwirkungsgesetz hervor, welches auf die Dissoziation der Säuren angewandt wird.

<u>Säuren-Basen-Definition:</u>

$$HA + H_2O \rightleftharpoons H_3O^+ + A^-$$

<u>Kurzform:</u>

$$HA \rightleftharpoons H^+ + A^-$$

<u>Speziell:</u>

$$2\ H_2O \rightleftharpoons OH_3^+ + OH^-$$

$$K = \frac{(H^+)\ (A^-)}{(HA)}$$

Da die Verhältniszahl K (Dissoziationskonstante) oft außerordentlich klein ist, bedient man sich des negativen logarithmischen Maßes und bezeichnet diese Größe mit pK. Je größer also ein pK-Wert ist, um so geringer ist die Dissoziation der Substanz ausgeprägt.

Tabelle 1 gibt einen Überblick über die pK-Werte medizinisch-biochemisch relevanter Säuren.

Die Konzentrationen der Wasserstoffionen bestimmen in einem außerordentlich großen Ausmaß die Reaktionsfähigkeit und die Charakteristik der Reaktionsabläufe im biologischen System. Dieser Einfluß ist nach CAMPBELL ($\underline{3}$) höher einzuschätzen als

Tabelle 1. Säuren-Basen-Paare biochemisch relevanter Stoffe

Säure	Konjungierte Base + H_3O^+	pK
H_3PO_4	$H_2PO_4^-$	2,1
Brenztraubensäure	Pyruvat	2,5
Acetessigsäure	Acetacetat	3,6
H_2CO_3	HCO_3^-	3,6
Milchsäure	Laktat	3,7
Hydroxybuttersäure	Hydroxybutyrat	4,7
Essigsäure	Acetat	4,7
$H_2PO_4^-$	HPO_4^{--}	7,2
H_3O^+	H_2O	7,0
NH_4^+	NH_3	9,5

jeder andere, sei es die Temperatur oder die Konzentration der Reaktionspartner.

Im folgenden soll versucht werden, aus der verwirrenden Vielfalt der bisher auf dem Gebiet des Säuren-Basen-Metabolismus gewonnenen Erkenntnisse Beziehungen aufzuzeigen, die unter Inkaufnahme einer vereinfachten Darstellung die für den Kliniker relevanten Grundprinzipien erkennbar machen.

Die Wasserstoffionenkonzentration in der extrazellulären Flüssigkeit ist eine in drei Sicherheitsstufen streng geregelte Größe mit Werten zwischen $1,6 \times 10^{-8}$ bis $1,2 \times 10^{-7}$ mol/l. Diese wenig vorstellbaren Zahlen ergeben umgerechnet Konzentrationen, die mit einer Schwankungsbreite von $\pm$ 4 nmol/l um den Mittelwert von 40 nmol/l schwanken. Um diese sehr kleinen Zahlen bequemer handhaben zu können, wurde auch hierbei das negative logarithmische Maß zugrundegelegt und, wie allgemein bekannt, als pH-Wert bezeichnet. Die Definition des pH-Wertes bezieht sich auf den negativen Logarithmus der Wasserstoffionenaktivität:
$$pH = -\lg a_{H^+}$$

Der Begriff der Aktivität soll hier nicht weiter belasten, da im biologischen System die Wasserstoffionenkonzentration in einer Größe vorliegt, bei der der Aktivitätskoeffizient ungefähr 1 ist, was dazu berechtigt, die Konzentration gleich der Aktivität zu setzen.

Jede Abweichung der Wasserstoffionenkonzentration von dem angegebenen Bereich wird, so sie unterhalb von 7,36 liegt, als Azidose und, so sie oberhalb von 7,44 liegt, als Alkalose bezeichnet. Der mittlere pH-Wert des arteriellen Blutes liegt bei 7,4, während der pH-Wert des venösen Blutes und der interstitiellen Flüssigkeiten im Mittel bei 7,35 liegt.

Bevor nun die gestuften Abwehrmaßnahmen des Organismus geschildert und ihre Funktionsweisen und gegenseitigen kapazitiven und zeitlichen Eigenschaften charakterisiert werden, soll ein kurzer Überblick über die metabolische Produktion von Säuren gegeben werden. Damit wird gewissermaßen erst die Notwendigkeit solcher Abwehrmaßnahmen deutlich, die der Körper aufgrund der permanenten Bedrohung der Konstanz der physiologischen Reaktionslage durch die kontinuierliche endogene Produktion von Säuren zur Erhaltung seines Reaktionsmilieus einsetzen muß.

Die bei weitem in größter Menge permanent entstehende Säure im Organismus ist die Kohlensäure. Man könnte sagen, daß die Hauptmotivation des Organismus, Biochemie zu betreiben, darin zu sehen ist, daß zur Synthese und Aufrechterhaltung der hochkomplizierten Strukturen und zu deren Funktionen ein kontinuierlicher Energieeinsatz obligat ist. Bei den zugrundeliegenden Verbrennungsprozessen, deren Hauptvertreter die Oxydation der Glukose darstellt, wird Energie gewonnen, wobei die energiearmen Reaktionsprodukte Wasser und Kohlendioxyd als Abfall in relativ großen Mengen anfallen:

$$C_6H_{12}O_6 \; + \; 6 \; O_2 \longrightarrow 6 \; CO_2 \; + \; 6 \; H_2O$$

Das anfallende Kohlendioxyd verbindet sich mit Wasser unter Bildung von Kohlensäure, die in Wasserstoffionen und Bikarbonationen dissoziiert:

$$CO_2 \; + \; H_2O \rightleftharpoons H_2CO_3 \rightleftharpoons H^+ \; + \; HCO_3^-$$

Die Gesamtmenge der entsprechend der Gleichung über die Lungen indirekt ausgeschiedenen Wasserstoffionen liegt in der Größenordnung von 20 mol/Tag, das sind 850 mmol/h. Um eine deutlichere Vorstellung von den imponierenden Mengen an Säuren zu entwickeln, mit denen die hochleistungsfähigen Abwehrmaßnahmen des Körpers ohne Unterbrechung fertig werden müssen, sei nur als Vergleich gegenübergestellt, daß die Tagesmenge annähernd 2 l konzentrierter Salzsäure oder 20 l 1-molarer Salzsäure entsprechen. Vor diesem Hintergrund weiß man erst zu schätzen, daß die Kohlensäure im Körper rasch in das flüchtige Anhydrid CO_2 umgewandelt und dadurch über die Lungen ausgeschieden werden kann.

<u>Metabolische Säurenproduktion:</u>

13.000 - 20.000 mmol/die
≙ 13 - 20 mol HCl
≙ 1 - 2 l rauchende HCl
≙ 13 - 20 l 1 mol HCl.

Da große Mengen von CO_2 aus der permanenten Energieproduktion als Abfallprodukt aus dem Körper zu entfernen sind, ergibt sich das für den Säuren-Basen-Stoffwechsel gravierende Problem, wie

diese Mengen an CO_2, das keine besonders gute Löslichkeit im
Wasser aufweist, in dem wässrigen Transportsystem Blut aus sehr
entlegenen Körperabschnitten rasch und wirkungsvoll genug zum
Ausscheidungsort Lunge gebracht werden können.

(Carboanhydrase)

a) $H_2O + CO_2 \rightleftharpoons H_2CO_3 \rightleftharpoons H^+ + HCO_3^-$

b) $H^+ + Buf^- \rightleftharpoons HBuf$

c) $H_2O + CO_2 + Buf^- \rightleftharpoons HBuf + HCO_3^-$

Die Erythrozyten spielen eine bedeutende Rolle beim Transport
und der Pufferung von CO_2. Sie enthalten das Enzym Carboanhydrase, das nicht nur eine genügend schnelle Hydration von CO_2
zur Kohlensäure ermöglicht, sondern vor allem dafür sorgt, daß
auch umgekehrt das Plasmabikarbonat genügend rasch über Kohlensäure in Wasser und CO_2 während der sehr kurzen Verweildauer
des Blutes in den Kapillaren der Lunge umgewandelt wird.

Mit der Umwandlungsreaktion von CO_2 in Kohlensäure entstehen
aber zwei weitere Probleme. Der Konzentrationsanstieg von Bikarbonat in den Erythrozyten würde die Hydrationsreaktion bald
zum Erliegen bringen. Diese Schwierigkeit wird durch den Austausch des Bikarbonats gegen Chlorid behoben (Hamburger-Shift).
Es ist festzuhalten, daß auf diesem Wege aus dem schlechtlösli-
chen CO_2 das im wässrigen System sehr gut lösliche Bikarbonat
entsteht. Das zweite Problem, welches für den Erythrozyten entsteht, ist die pro mol CO_2 bzw. HCO_3^- entstehende Menge von
1 mol Wasserstoffionen. Diese Schwierigkeit meistert der Erythrozyt mit Hilfe einer besonderen Hämoglobineigenschaft. Das
mit Sauerstoff beladene Hb hat eine höhere Säurestärke als das
desoxygenierte. Das bedeutet, daß nach der Sauerstoffabgabe das
Hb sich gewissermaßen das Ausmaß der H-Ionenabgabe pro Molekül
nicht mehr leisten kann und daher aus seiner Umgebung H-Ionen
aufnimmt. Dieser Vorgang ermöglicht so durch die synchronen Ab-
läufe von CO_2-Einstrom über das Plasma in den Erythrozyten und
Sauerstoffabgabe auf der Gewebeseite eine wesentliche Kompensation störender Reaktionen. Während der sehr kurzen Passage-
zeiten des venösen Blutes in den Lungenkapillaren laufen die
dargestellten Reaktionen in rückläufiger Weise ab, wobei die
für die Kohlensäurebildung aus Bikarbonat erforderlichen H-Ionen
bei der Oxygenierung des Hämoglobins entstehen.

Neben der Kohlensäure werden starke sogenannte Mineralsäuren
durch Stoffwechselreaktionen erzeugt, die aber mit rund 100 mmol/
Tag gegenüber der 200fachen CO_2-Menge nicht ins Gewicht fallen.
Die Produktion organischer Säuren wirkt sich nur bei pathologischen Veränderungen, wie bei der schweren diabetischen Ketose,
aus, wo sie in der Größenordnung von 1.000 mmol/Tag anfallen
können.

Die wichtigste Mineralsäure, die normalerweise im Stoffwechsel
produziert wird, ist die Schwefelsäure, die bei der Oxydation
des Schwefels aus den schwefelhaltigen Aminosäuren Methionin

und Cystein entsteht. Nach SMITH (8) werden beim Metabolismus von 100 g Protein 30 mmol Schwefelsäure gebildet. Neben der Schwefelsäure spielt die Phosphorsäure eine Rolle, die aber nur präformiert z. B. aus Fetten freigesetzt wird. Beispielsweise werden aus 100 g Fett mit 10 % Lezithin rund 50 mmol Phosphorsäure freigesetzt (8).

Diese Fakten genügen, um die Notwendigkeit hochwirksamer Abwehrmechanismen des Organismus mit dem ununterbrochenen Bemühen der Konstanterhaltung der Reaktionslage verständlich zu machen.

Im Kampf gegen Störungen im Säuren- und Basen-Haushalt stehen dem Körper Kontrollsysteme und Reaktionsmöglichkeiten zur Verfügung, die in einer feinen Abstufung sowohl hinsichtlich der Reaktionsstärke und Kapazität als auch der zeitlichen Wirksamkeit eine in weiten Grenzen sichere Bewältigung der Abweichungsreaktion ermöglichen.

In allen Körperflüssigkeiten liegen sogenannte Säuren-Basen-Puffersysteme vor, die eine sofortige Reaktion mit Säuren oder alkalischen Substanzen ermöglichen, wodurch exzessive Änderungen in der Wasserstoffionenkonzentration vermieden werden (1. Abwehrstufe). Tritt eine meßbare Veränderung der Wasserstoffionenkonzentration ein, so wird durch diesen Vorgang das Atmungszentrum in der Medulla oblongata aktiviert, um über eine Veränderung der pulmonalen Ventilation gewissermaßen die zweite Abwehrstufe in Aktion zu bringen. Als ein Ergebnis dieser zweiten Abwehrmaßnahme steht vor allem die beschleunigte Entfernung von Kohlendioxyd aus den Körperflüssigkeiten. Diese beschleunigte Ausscheidung von CO_2 kann - wie im folgenden noch zu zeigen sein wird - eine Rückkehr der Wasserstoffionenkonzentration zu Normalwerten bewirken. Erfolgt eine Abweichung der H^+-Konzentration vom Normalwert, so besteht in einer dritten langzeitwirkenden Kompensationsmaßnahme die Möglichkeit, daß über die Nieren ein saurer oder alkalischer Urin produziert wird. Durch diese Maßnahme wird, langfristig gesehen, ebenfalls eine Berichtigung der H^+-Konzentration in den Körperflüssigkeiten möglich.

Für die Dynamik der Maßnahmen kann man im groben Überblick festhalten, daß die Puffersysteme unmittelbar als erste Maßnahme exzessive Änderungen in der Wasserstoffionenkonzentration verhindern können. In der Folge solcher Änderungen dauert es eine gewisse Zeit von 1 - 3 min, bis auch die respiratorischen Kompensationsmaßnahmen in der Wiederherstellung normaler Wasserstoffionenkonzentrationen ihre Wirkung ausüben können. Schließlich benötigen die Nieren, obgleich sie die wirkungsvollste Waffe in der Konstanthaltung und Regulation des Säuren-Basen-Metabolismus darstellen, mehrere Stunden bis zu einem Tag, um Änderungen der H^+-Konzentrationen über den renalen Kompensationsmechanismus auszugleichen.

Bevor wir im einzelnen einige kennzeichnende Eigenschaften der drei Kompensationsstufen zur Beschreibung deren Reaktionscharakteristik herausgreifen, wollen wir mit der Darstellung eines einleuchtenden Experiments von WHITE, HANDLER und SMITH

Tabelle 2. Modellplasma (Nach 9)

---

pro kg H_2O:

105 mmol HCl		150 mmol NaOH
0,5 mmol H_2SO_4		5 mmol KOH
6 mmol Säuremix		2,5 mmol $CaCl_2$
organische Säuren		1 mmol $MgCl_2$
2 mmol H_3PO_4		
70 g Plasmaprotein		
($\hat{=}$ 1 mmol Prot. $^{17-}$)		

131 mmol (H^+)	155 mmol (OH^-)

stark alkalisch: 24 mmol (OH^-) nicht neutralisiert

---

zeigen (9), wieso das Blut und auch die übrige extrazelluläre Flüssigkeit eine alkalische Reaktion von pH 7,4 aufweisen. Das von den genannten Autoren hergestellte Modellplasma ist in Tabelle 2 aufgelistet.

Durch Addition der Konzentrationen von H^+ und OH^- kann man sich leicht davon überzeugen, daß diese Lösung durch den nicht neutralisierten Überschuß von 24 mmol Hydroxylionen stark alkalisch reagiert. Setzt man diese Lösung einer Gasphase aus, deren CO_2-Partialdruck 40 mm Hg beträgt, wird solange CO_2 absorbiert, bis der initiale Überschuß von OH-Ionen durch die aus der entstandenen Kohlensäure stammenden Protonen neutralisiert wurden. Das bedeutet, daß sich nach Beendigung der Reaktion 24 mmol Bikarbonat gebildet haben. In der Lösung ist ebenfalls CO_2 gelöst, dessen Menge vom Partialdruck abhängt und 0,03 mmol CO_2 pro mm Hg beträgt (11), also bei 40 mm Hg 1,2 mmol/l erreicht. Unter Anwendung des Massenwirkungsgesetzes auf die Dissoziation der Kohlensäure ergeben sich die in Tabelle 3 dargestellten Beziehungen mit der Formulierung nach Henderson-Hasselbalch.

Hierbei entsteht allerdings meist schon ein Streit um den Wert der Kohlensäurekonzentration. Da ihre Bestimmung schwierig ist, wird an deren Stelle der Gesamtgehalt an CO_2 eingesetzt, der allerdings um den Faktor von etwa 300 größer ist, weshalb sich dann eine Dissoziationskonstante errechnet, die um diesen Faktor kleiner ist. Das bedeutet, daß der pK in dieser Henderson-Hasselbalch-Gleichung dann statt 3,6 also 6,1 ist. Diese Beziehungen sind in Tabelle 4 noch einmal zusammengestellt.

Wie wir bereits festgestellt haben, besteht die erste Abwehrmaßnahme des Organismus in einer Kompensation der H^+-Ionen durch

Tabelle 3. Henderson-Hasselbalch I

$$H_2CO_3 \rightleftharpoons H^+ + HCO_3^-$$

$$K' = \frac{(H^+)\,(HCO_3^-)}{(H_2CO_3)} = 10^{-3,6}$$

$$(H_2CO_3) = a\,(CO_2)$$

$$K = \frac{(H^+)\,(HCO_3^-)}{(CO_2)} = a\,K' = 10^{-6,1}$$

Tabelle 4. Henderson-Hasselbalch II

$$pH = 6,1 + \lg \frac{(HCO_3^-)}{0,03 \times PCO_2}$$

$$(HCO_3^-) = 24 \text{ mmol/l}$$

$$PCO_2 = 40 \text{ mm Hg}$$

$$pH = 6,1 + \lg \frac{24}{0,03 \times 40}$$

$$= 6,1 + \lg \frac{24}{1,2}$$

$$= 6,1 + \lg 20$$

$$= 6,1 + 1,3$$

$$= 7,4$$

---

den Einsatz sogenannter Puffer. Ein Säuren-Basen-Puffer ist eine Lösung zweier chemischer Verbindungen, die bei der Zufuhr von Wasserstoffionen eine Veränderung der Wasserstoffionenkonzentration zu verhindern sucht.

Definition: Puffer

$$HB \rightleftharpoons H^+ + B^-$$

Die Wirkung eines Puffers zeigt folgendes Experiment: Nur wenige Tropfen einer konzentrierten Salzsäure genügen, um in reinem Wasser den pH-Wert der entstehenden Lösung unter 1 zu senken. Enthält diese Lösung aber ein Puffersystem, dann kann die gleiche HCl-Menge abhängig von der Art des Puffers nur eine geringere Verschiebung des pH-Wertes bewirken.

Im folgenden sollen einige Details zu den drei Hauptpuffersystemen der Körperflüssigkeiten, dem Kohlensäuresystem, dem Hydrogenphosphat-Dihydrogenphosphat-System und dem Proteinpuffer, hinsichtlich Wirksamkeit, Dynamik und Kapazität gegeben werden.

<u>Pufferreaktion:</u>

$$H^+ + HCO_3^- \rightleftharpoons H_2CO_3 \rightleftharpoons H_2O + CO_2$$

$$H^+ + HPO_4^{--} \rightleftharpoons H_2PO_4^-$$

$$H^+ + Prot^{n-} \rightleftharpoons Prot^{(n-1)-}$$

Bemerkungen zum Bikarbonat-Kohlensäure-Puffer: Das Bikarbonat-Kohlensäure-System ist der wichtigste Puffer der extrazellulären Flüssigkeit, obgleich das Puffersystem für die Aufrechterhaltung der Wasserstoffionenkonzentration in der extrazellulären Flüssigkeit nicht besonders geeignet erscheint. Der pH-Wert der extrazellulären Flüssigkeit liegt im Mittel bei 7,4, was bedeutet, daß bei dem pK-Wert des Bikarbonat-Kohlensäure-Puffers von 6,1 immerhin noch ein 20facher Überschuß an Bikarbonat vorliegen muß. Das heißt, daß dieses System nicht am Punkt seiner maximalen Pufferwirkung arbeitet. Dennoch stellt das Bikarbonat-Kohlensäure-Puffersystem das wirkungsvollste extrazelluläre Puffersystem dar und ist in seiner Wirksamkeit gleichbedeutend der Summe aller anderen chemischen Puffer.

Der Phosphatpuffer: Der Phosphatpuffer arbeitet im Prinzip in identischer Weise wie der Bikarbonatpuffer und kann in seiner Funktion ebenfalls durch die Henderson-Hasselbalch-Formel beschrieben werden. Die beiden Komponenten des Systems sind als Säure das $H_2PO_4^-$ und als konjungierte Base HPO_4^{--}. Das Phosphatpuffersystem hat einen pK-Wert von 6,8, was den Vorteil bietet, daß der Unterschied zu dem physiologischen pH von 7,4 relativ klein ist. Das bedeutet, daß das Phosphatsystem in der Nähe seiner maximalen Pufferkapazität arbeitet. Dennoch ist die Pufferkapazität dieses Systems geringer als die des Kohlensäurepuffers, da seine Konzentration im Extrazellulärraum nur 1/6 der Bikarbonatkonzentration beträgt.

An zwei Stellen des Organismus allerdings zeigt der Phosphatpuffer eine große Wirkung. Wegen der hohen Konzentrationen hat er eine hohe Pufferkapazität im Zellinnern, wo außerdem das zur sauren Seite verschobene pH in der Nähe seines pK-Wertes liegt. Zum andern hat der Phosphatpuffer große Wirkung im tubulären Flüssigkeitssystem der Niere.

<u>Das Proteinpuffersystem:</u> Bei weitem das wirkungsvollste und leistungsfähigste Puffersystem in den gesamten Körperflüssigkeiten stellen die Proteine dar. Proteine, die aus peptidisch verbundenen Aminosäuren aufgebaut sind, haben funktionelle Gruppen, die sie besonders geeignet machen, als Puffer zu wirken. Die sauren Carboxylgruppen und die basischen Aminogruppen stellen gemeinsam wegen der hohen Gruppenkonzentration ein System großer Pufferkapazität dar. Einer der wichtigsten Gründe für die hohe Wirksamkeit ist außerdem die Höhe des pK-Wertes von ungefähr 7,1.

In welcher Weise wirkt sich nun eine Änderung der Wasserstoffionenkonzentration auf die einzelnen Puffersysteme aus?

Es ist festzuhalten, daß aufgrund der Tatsache, daß eine Lösung
nur einen bestimmten pH-Wert haben kann, eine Veränderung der
H-Ionenkonzentration sich auf alle in der Lösung vorhandenen
Puffersysteme in gleicher Weise auswirkt. Dieses Prinzip wird
isohydrisches Prinzip genannt und ist in Tabelle 5 skizziert.

Tabelle 5. Isohydrisches Prinzip

$$pH = pK_1 + \lg \frac{(Base_1)}{(Säure_1)}$$

$$= pK_2 + \lg \frac{(Base_2)}{(Säure_2)}$$

$$= pK_3 + \lg \frac{(Base_3)}{(Säure_3)}$$

<u>Die respiratorische Regulation der H-Ionenkonzentration:</u>
Bereits bei der Diskussion der Henderson-Hasselbalch-Gleichung
war klar geworden, daß eine Erhöhung der CO_2-Konzentration
gleichbedeutend ist mit einer Verschiebung des pH in saurer
Richtung, ebenso wie eine Erhöhung der Bikarbonatkonzentration
den pH-Wert in alkalischer Richtung verschiebt. Damit ein Gleichgewicht zwischen der ununterbrochenen, mehr oder weniger hohen
CO_2-Produktion und der pulmonalen Ausscheidung aufrechterhalten
werden kann, ist ein permanenter Transport des CO_2 zum Ausschei-
dungsorgan erforderlich. Da CO_2 nicht augenblicklich bei der
Bildung aus dem Organismus entfernt wird und während der einige
Minuten dauernden Transportzeit im Organismus verweilt, stellt
sich eine mittlere extrazelluläre CO_2-Konzentration von 1,2 mmol/
l ein (<u>11</u>).

Wenn die Bildungsrate von CO_2 ansteigt, dann erhöht sich auch
die CO_2-Konzentration, wie andererseits die Erhöhung der pulmonalen Ventilation die Ausscheidungsrate erhöht und damit den CO_2-
Gehalt senkt (Abb. 1). Unter Ruhebedingungen, wo sich metabolische Bildungsrate und Abatmungsrate mit etwa 200 ml/min gleichen (<u>5</u>), stellt sich eine Plasmakonzentration von 1,2 mmol/l
ein. Wird eine weitgehend gleichbleibende Bildungsrate für CO_2
vorausgesetzt, so folgt, daß nur die alveoläre Ventilation die
bestimmende Größe für die CO_2-Konzentration im Körper darstellt.
Da andererseits, wie gezeigt wurde, ein Anstieg der CO_2-Konzen-
tration den pH-Wert erniedrigt, entpuppt sich die alveoläre Ventilation als das Regulativ für die H-Ionenkonzentration. Eine
Verdoppelung der alveolären Ventilation vermag dabei den pH-Wert
um etwa 0,23 Einheiten zu heben (<u>5</u>).

Respiration

Partialdruck von CO_2 konstant durch Ausgleich
zwischen Produktion und Ausscheidung

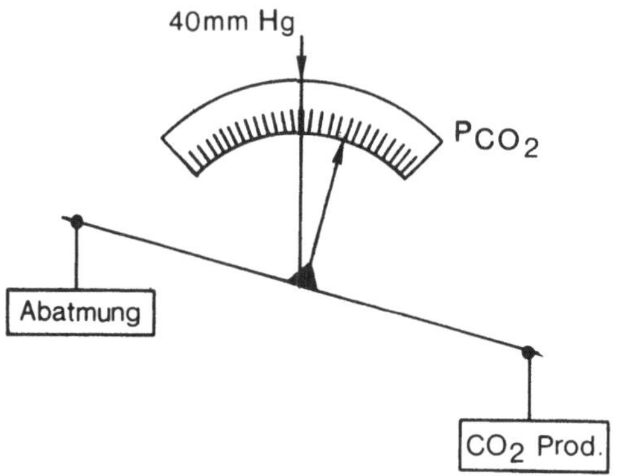

Pulmonale Ventilation ist
im respiratorischen Zentrum auf PCO_2 = 4o mm HG
eingeregelt.

Abb. 1. Physiologische pH-Kontrolle mit Hilfe der respiratorischen Kompensation

H-Ionen vermögen aber auch selbst die alveoläre Ventilation
durch ihre direkte Wirkung auf das Atmungszentrum zu beeinflussen. Durch die beiden unterschiedlichen Mechanismen, nämlich
der Bestimmung der H-Ionenkonzentration durch die alveoläre Ventilation einerseits und die Rückwirkung der H-Ionen auf die Aktivität des Atmungszentrums andererseits entsteht ein Rückkopp-
lungsregulationssystem. Dabei ist die Gesamtpufferkapazität des
respiratorischen Systems etwa ein- bis zweimal größer als die
Summe der chemischen Puffer.

Als dritte Abwehrebene im Kampf um die Konstanz des Milieu
intérieur bezeichneten wir die renalen Kompensationsmechanismen.
Der renale Eingriff in die Regulation der Wasserstoffionenkonzentration erfolgt in erster Linie durch eine Veränderung der
Bikarbonatkonzentration in den Körperflüssigkeiten (Abb. 2).
Der Vorgang beinhaltet den Ablauf einer ganzen Palette komple-
xer Reaktionen in den Tubuli, von der H-Ionensekretion angefan-
gen über die Natriumrücksorption, die Bikarbonatsekretion bis

<u>Niere</u>

Regulation der HCO_3^- - Konzentration durch
tubuläre Ausscheidung und Rückresorption

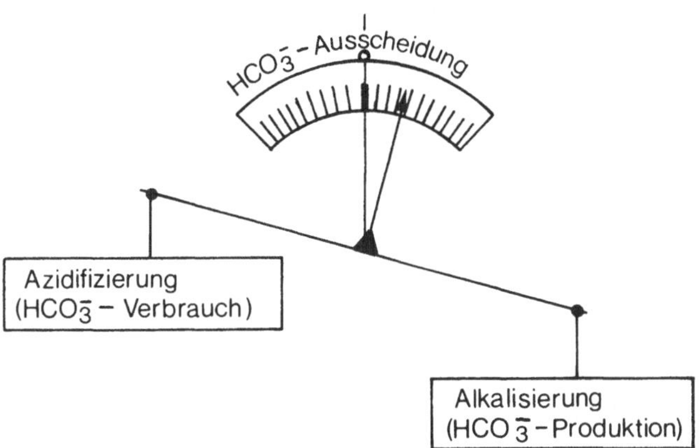

Abb. 2. Physiologische pH-Kontrolle mit Hilfe der renalen Kompensation

zur Ausscheidung von exzessiven H^+-Mengen unter Mitwirkung des
Phosphorsäurepuffersystems und des Ammoniaks.

Kurze Bemerkungen zu den erwähnten Teilreaktionen sollen den
komplexen Vorgang übersichtshalber etwas vereinfachen und durch-
sichtiger gestalten. Im Vordergrund steht die Sekretion von H-
Ionen durch die Epithelzellen der proximalen und distalen Tubuli, der Sammelrohre einschließlich der Henleschen Schleife. Bei
diesem Vorgang ist die extrazelluläre CO_2-Konzentration die bestimmende Größe. Durch die hohe Aktivität der Carboanhydrase in
den Epithelzellen wird über die Hydration von CO_2 Kohlensäure
bereitgestellt, wobei nach Sekretion des Wasserstoffions ein
Bikarbonat in das peritubuläre Gewebe abfließt. Die Wasserstoffionen bilden in der tubulären Flüssigkeit mit Bikarbonat Kohlensäure, wobei das entstehende CO_2 leicht in die tubulären Epithelzellen diffundiert und dort erneut zur Carboanhydrasereaktion
unter Bildung von Bikarbonat zur Verfügung steht. Auf diese Weise wird normalerweise das gesamte glomeruläre Bikarbonat total
zurückgewonnen. Über den Bikarbonatgehalt der tubulären Flüssigkeit hinausgehende überschüssige Wasserstoffionen werden durch
zwei hochleistungsfähige Systeme abgepuffert, so daß erhebliche
Säuremengen ausgeschieden werden können, ohne daß die kritische
Konzentration von $10^{-4,5}$ mol/l erreicht wird. Die überschüssigen H-Ionen werden einerseits vom Phosphatpuffer und andererseits von Ammoniumionen als sogenannte titrierbare Säure ausgeschieden. Der Sekretion von Wasserstoffionen steht eine Reab-
sorption von Natriumionen aus elektrochemischen Neutralitäts-
gründen gegenüber. Doch ist diese Betrachtung nur formal zutreffend, da sich die Transportorte sicher unterscheiden.

Bei der renalen Kompensation einer Alkalose wird wegen der die
sezernierten H-Ionen weit übersteigenden Bikarbonatkonzentration in der tubulären Flüssigkeit ein alkalischer Urin ausgeschieden. Dagegen werden bei der Kompensation einer Azidose H^+-
Ionen weit über die Konzentration von Bikarbonat in der tubulären Flüssigkeit hinaus ausgeschieden und weitgehend an Phosphatpuffer und Ammoniak gebunden. Die Konzentration nicht gepuffer-
ter H^+ kann dabei bis zum Grenz-pH von 4,5 relativ hoch sein.

Auf der Grundlage der zuvor dargestellten Funktionen können nun
die vier hauptsächlichen Variationen der Reaktionslage der Kör-
perflüssigkeit zusammenfassend dargestellt werden, wie sie in
Abb. 3 skizziert sind.

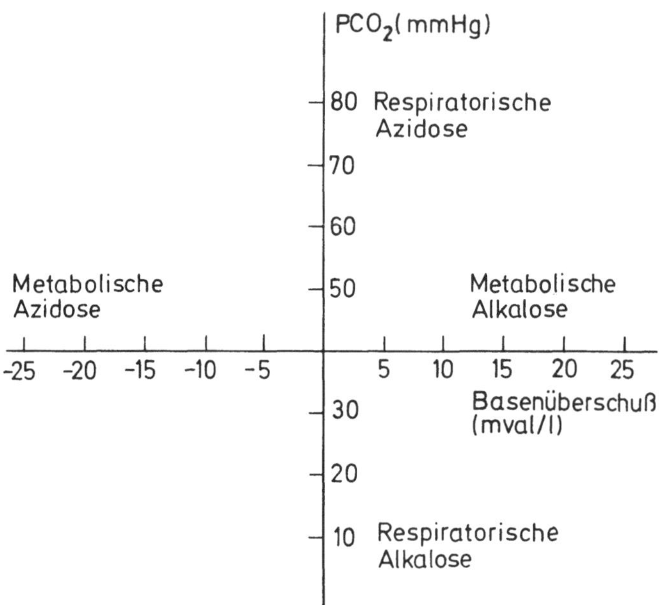

Abb. 3. Veränderungen im Säuren-Basen-Status

Entsprechend den pH-Verschiebungen spricht man von einer respiratorischen Azidose, wenn der CO_2-Partialdruck über 40 mm Hg
liegt. Die metabolische Azidose ist durch einen Abfall der Puf-
ferkonzentration charakterisiert, während die metabolische Alkalose einen Pufferbasenüberschuß aufweist.

Aus der Vielzahl der möglichen Störungen des Säuren-Basen-Metabolismus soll zum Schluß ein in letzter Zeit vermehrt in die
Diskussion geratener pathologischer Zustand der Definition und
dem zugrundeliegenden Mechanismus nach klargestellt werden. Es

handelt sich um die sogenannte Laktazidose: Streng definieren kann man diesen Zustand nicht aus klinisch-chemischen Daten, sondern nur aufgrund des pathologisch-chemischen Mechanismus. Die Laktazidose gehört zu den primären Azidosen und wird verursacht durch eine Sauerstoffmangelversorgung der Zelle. Durch den fehlenden Sauerstoff ist die Oxydation des metabolisch anfallenden Wasserstoffs eingeschränkt, weshalb es zu einer zellulären Konzentrationserhöhung des koenzymatisch gebundenen Wasserstoffs kommt. In Abb. 4 ist der Mechanismus der Wasserstoffübertragung von einem Substrat auf das Koenzym NAD^+ dargestellt.

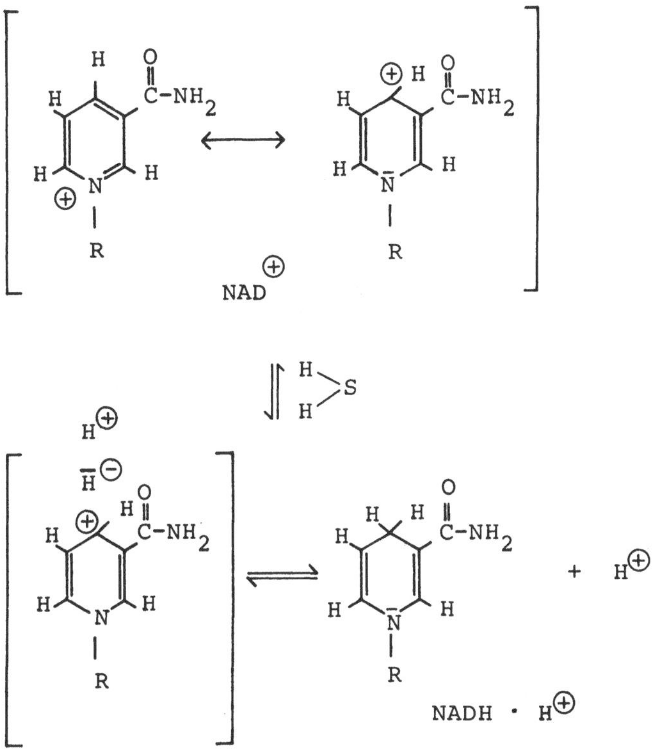

Abb. 4. Übertragungsmechanismus des Wasserstoffs aus der Substratbindung auf Koenzym NAD^+

Der Mechanismus, der hier im einzelnen nicht zu interessieren braucht, ist sehr sorgfältig untersucht. Wichtig ist festzuhalten, daß bei der Bildung von reduziertem NADH pro mol 1 mol Wasserstoffionen frei wird, was zu einer Säuerung der Zellen führt. Der Organismus hat gegen solche Notlagen einen Schutzmechanismus im Pyruvat-Laktat-System, welches in Tabelle 6 dargestellt ist.

Tabelle 6. Reaktionsgleichung für das Pyruvat-Laktat-Gleichgewicht

$$
\begin{array}{c}
COO^- \\
| \\
C = O \; + \; NADH \cdot H^+ \\
| \\
CH_3
\end{array}
$$

Laktat-Dehydrogenase

$$
\begin{array}{c}
COO^- \\
| \\
HC \text{---} OH \; + \; NAD^+ \\
| \\
CH_3
\end{array}
$$

Beim Anstieg der zellulären Konzentration von NADH wird die Regeneration von freiem NAD^+ durch Pyruvat bewirkt. Die dabei ansteigende Milchsäurekonzentration führt zu deren vermehrtem Ausstrom in den Extrazellulärraum. Aufgrund des pK von ca. 3,8 für Milchsäure liegt in der Zelle bei pH 6,0 ein Laktat-Milchsäure-Verhältnis von ungefähr 160:1 vor. Da extrazellulär aber das pH höher liegt, ergibt sich beispielsweise bei einem Wert von 7,4 ein Verhältnis von annähernd 4.000:1. Das bedeutet, daß die herausdiffundierende Milchsäure praktisch vollständig in Laktat dissoziiert ist. Sie dient so der Entfernung überschüssiger H^+-Ionen aus der Zelle bei hypoxischen Zuständen. In der Regel wird der so entstehende Zustand klinisch charakterisiert sein durch einen hohen Gehalt an Laktat bei abfallendem pH. Es ist festzuhalten, daß nicht jede Erhöhung des Laktatgehaltes ohne weiteres mit der hier definierten hypoxischen Laktazidose gleichgesetzt werden darf. Ohne näher auf diese interessanten Zusammenhänge und ihre prognostische Relevanz eingehen zu können, sei zur Abgrenzung nur als Beispiel angeführt, daß eine Erhöhung des Laktats auch vorliegen kann in alkalotischen Zuständen, von denen der einfachste z. B. durch eine exogene Laktatzufuhr entstehen kann. Es ist für das Verständnis dieser Zusammenhänge aufschlußreich festzuhalten, daß eine exogene Laktatzufuhr zu einer Alkalisierung führt und daß dabei der hohe Laktatgehalt keineswegs eine Laktazidose induziert.

Literatur

1. ASTRUP, P.: A new approach to acid-base metabolism. Clin. Chem. _7_, 1 (1961).

2. BRØNSTED, J. N.: The conception of acids and bases. Rec. trav. chim. _42_, 718 (1923).

3. CAMPBELL, E. J. M.: Hydrogen ion (acid-base) regulation. In: Clinical Physiology (eds. E. J. M. CAMPBELL, C. J. DICKINSON, J. D. H. SLATER), 3. Aufl., p. 202. Oxford: Blackwell Scientific Publications 1968.

4. DAVENPORT, H. W.: Säure-Basen-Regulation. Stuttgart: Thieme-Verlag 1973.

5. GUYTON, A. C.: Textbook of Medical Physiology, 5. Aufl., p. 485. Philadelphia-London-Toronto: W. B. Saunders Comp. 1976.

6. MASORO, E. J., SIEGEL, P. D.: Acid-Base Regulation. Its Physiology and Pathophysiology. Philadelphia-London-Toronto: W. B. Saunders Comp. 1971.

7. ROBINSON, J. R.: Fundamentals of Acid-Base Regulation, 5. Aufl.. Oxford-London-Edinburgh-Melbourne: Blackwell Scientific Publications 1975.

8. SMITH, H. W.: The Kidney. Structure and Function in Health and Disease. New York: Oxford Medical Publications 1951.

9. WHITE, A., HANDLER, O., SMITH, E. L., STETTEN DEWITT, Jr.: Principles of Biochemistry, 2. Aufl.. New York-London: Mc Graw-Hill Book Comp. 1959.

10. WINTERS, R. W., ENGEL, K., DELL, R. B.: Acid Base Physiology in Medicine. Kopenhagen: The London Company, Westlake, Ohio, und Radiometer A/S 1969.

11. WOODBURY, J. W.: Regulation of pH. In: Physiology and Biophysics (eds. T. C. RUCH, H. D. PATTON), 19. Aufl., p. 819. Philadelphia-London: W. B. Saunders Comp. 1965.

Störungen des Elektrolythaushaltes – Meßgrößen, Nomenklatur und Störfaktoren

Von B. Truniger

Die nachfolgende Darstellung kann naturgemäß nicht mit schillernden Neuigkeiten aufwarten. Sie versucht vielmehr, Bekanntes und mehr oder weniger Vertrautes und Verstandenes oder Übersehenes und Verkanntes zu ordnen, zu werten und in ein klinisch brauchbares System einzugliedern.

1. Natrium- und Wasserhaushalt

Meßgrößen:
Die Fragen um Natrium- und Wasserbestand sind nichts anderes als Fragen um Flüssigkeitsvolumina und Osmolarität. Als Meßgrößen genügen denn auch extrazelluläres Volumen (ECV) und Osmolarität bzw. Serumnatrium, um einen Patienten in bezug auf seinen Flüssigkeitshaushalt zu beurteilen und seine Therapie zu planen. Dabei ist festzuhalten, daß dieses klinisch beurteilte ECV eine absolute Größe weder sein kann noch sein darf – womit genaue Messungen der verschiedenen Flüssigkeitsvolumina oder des austauschbaren Natriums für klinische Zwecke nicht nur unnötige, sondern unerwünschte Information liefern. Diese Feststellung mindert selbstverständlich nicht den Wert derartiger Bestimmungen für wissenschaftliche Untersuchungen mit anderer Fragestellung. Am Krankenbett interessiert jedoch die Größe des ECV im Verhältnis zu der Kapazität des Gefäßsystems und zur Förderleistung des Herzens, im Verhältnis zur momentanen Kreislaufsituation des Patienten. Das ist genau die Information, die uns die Beurteilung des zentralen Venendruckes (ZVD) bzw. der zentralen Venenfüllung (ZVF) bei gleichzeitiger Beachtung des kleinen Kreislaufs liefert, ergänzt durch Information über den arteriellen Blutdruck (allenfalls orthostatisches Blutdruckverhalten), Puls, Diurese, Gewichtsschwankungen, zurückhaltende Beurteilung des Hautturgors und ergänzt allenfalls durch Laborparameter, wie Harnstoff und Hämatokrit (Tabelle 1). Dazu zwei Kommentare:

1. Daß zentrale Venenfüllung und zentraler Venendruck, allein und unkritisch beurteilt, zu Fehlschlüssen führen können und geführt haben, darf als erwiesen gelten. Daß die kontinuierliche Überwachung des Pulmonalarteriendruckes wertvolle Zusatzinformation zu liefern vermag und zumindest einer unkritischen Verwendung von ZVD und ZVF ohne Rücksicht auf den kleinen Kreislauf überlegen ist, sei unbestritten. Als Dauerüberwachung bei "Intensivstpatienten" (nach kardiochirurgischen Eingriffen, im kardiogenen Schock etc.) läßt sie sich ohne weiteres rechtfertigen. Als invasive Eskalation scheint die Methode indessen für den Routineintensivpatienten – selbst, wenn er ernste Elektrolytprobleme aufweist – nicht angebracht, sie ist durch Überwachung von ZVD und pulmonalem Befund jederzeit adäquat ersetzbar.

Tabelle 1. Diagnostische Parameter des extrazellulären Volumens

Hauptparameter	Ergänzende Informationen
Zentraler Venendruck/ Zentrale Venenfüllung + Pulmonaler Befund	Blutdruck (Orthostase?) Puls Gewichtsschwankungen
(Pulmonalarteriendruck)	Diurese Turgor
Ödeme	Labor: Harnstoff Hämatokrit Eiweiß

2. Welche und wieviele der in Tabelle 1 aufgeführten Zusatzpa-
   rameter allein für die Beurteilung des ECV nötig sind, ist
   eine Frage der diagnostischen Sicherheit, die die beiden
   Hauptparameter (ZVD und pulmonaler Befund) abwerfen. Gewichtsschwankungen können unter Intensivpflegebedingungen
   nur ausnahmsweise verläßlich und reproduzierbar registriert
   werden; die Beurteilung der Diurese erfordert gerade unter
   den Bedingungen der Intensivpflege erhebliche Umsicht und
   Erfahrung; die Beurteilung des Hautturgors wird beim Erwachsenen häufiger die Situation verwirren als Probleme lösen,
   und die Laborwerte werden in den seltensten Fällen die Diagnose entscheidend beeinflussen.

Rückschlüsse auf das klinisch nicht direkt meßbare intrazelluläre Volumen (ICV) ergeben sich aus der extrazellulären Osmolarität - in praxi aus Serumosmolarität und Serumnatrium. Erfah-
rungsgemäß wird die Serumosmolarität als Meßgröße im klinischen
Alltag meist durch das Serumnatrium ersetzt - selbst dort, wo
die direkte Osmometrie als extrem einfache Bestimmung rasch
verfügbar ist. Der Ersatz läßt sich rechtfertigen, wenn sich
der Arzt jederzeit im klaren ist über die Grenzen, die dem Serumnatrium als Indikator für die Osmolarität gesetzt sind (Abb.
1 und Abb. 2).

Grundsätzlich wird das Serumnatrium die Osmolarität widerspie-
geln - ausgenommen Situationen, in denen Nicht-Elektrolyte einen nicht mehr zu vernachlässigenden Anteil an der Gesamtosmo-
larität ausmachen (Hyperglykämie, Mannitol als gängige Beispiele) und Patienten, deren Serumwasser einen abnorm kleinen Anteil am Serumvolumen ausmacht. Musterbeispiele sind die schwere Hyperlipidämie, wie sie bei entgleisten Diabetikern nicht
selten beobachtet wird, und ebenso die schwere Hyperproteinämie im Rahmen von Myelomen und verwandten Erkrankungen. Erhöhte Serumharnstoffkonzentrationen sind bei der Berechnung der
Osmolarität im allgemeinen nicht zu berücksichtigen, da Harnstoff infolge seiner hohen Diffusibilität an den meisten biologischen Membranen keinen nennenswerten osmotischen Druck ent-
faltet. Umgekehrt aber gehen diese Harnstoffkonzentrationen in

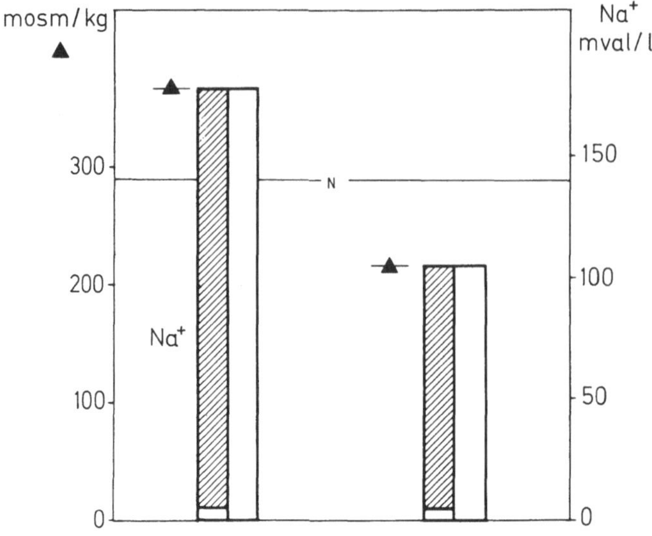

Abb. 1. Beziehung zwischen Serumnatrium und Osmolarität I

die direkt gemessene Osmolalität ein. Die entsprechenden Meß-
werte wären - streng genommen - um je 10 mosm/kg für je 60 mg%
Harnstoff bzw. 30 mg% Harnstoff-N zu reduzieren. Die sich aus
diesen Überlegungen und Beispielen ergebenden Konsequenzen für
die Interpretation des Serumnatriums sind in Abb. 1 und 2 zusammengefaßt.

Unter den Meßgrößen kommt den Urinelektrolyten in der Differentialdiagnose der Störungen des Wasser- und Elektrolythaushaltes
eine wichtige Rolle zu. Landein, landaus werden Urinelektrolyte
in großen Mengen bestimmt - Urinkonzentrationen und 24-Stunden-
Elektrolytausscheidung. Von dieser Vielzahl von Bestimmungen
ist nur ein Teil rational und gezielt verordnet, wiederum nur
ein Teil interpretierbar und noch einmal nur ein Teil wird in
bezug auf die initiale Fragestellung überhaupt korrekt inter-
pretiert. Voraussetzung für eine sinnvolle Verwertung der Urinelektrolyte ist vor allem, daß die Niere im Moment der Urin-
sammlung oder Urinentnahme nicht unter dem Einfluß von Pharmaka, vor allem nicht unter dem Einfluß von Diuretika oder osmotischer Diurese steht - eine Voraussetzung, die gerade unter
Intensivpflegebedingungen oft nicht erfüllt ist. Fehlinterpre-
tationen, unnötige Laborbelastung, inadäquate therapeutische
Maßnahmen und sinnlose finanzielle Belastung sind die voraus-
sehbare Folge.

Urinelektrolyte per se liefern keine Diagnosen, wohl aber - zusammen mit führenden klinischen oder anderen Laborbefunden -

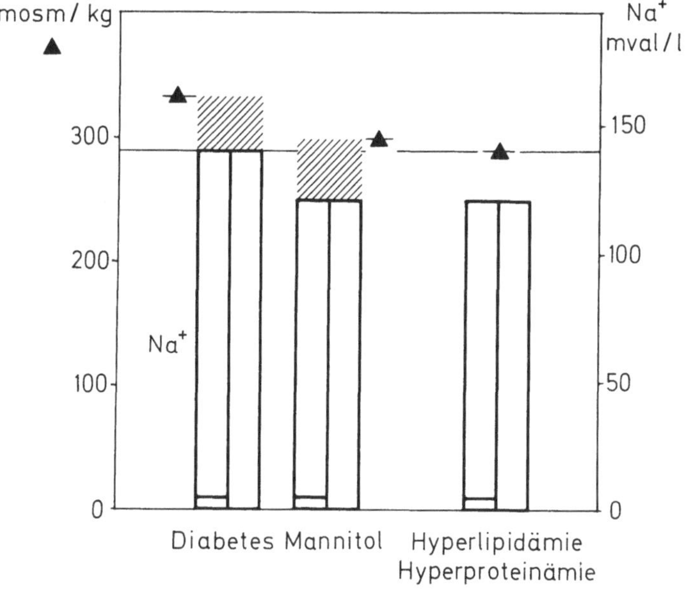

Abb. 2. Beziehungen zwischen Serumnatrium und Osmolarität II.
Ausnahmesituationen: Diskrepanz zwischen Serumnatrium und Osmolarität infolge Zunahme nichtdissoziierter gelöster Substanzen (Glukose, Mannitol) bzw. infolge Abnahme des Serumwassers
(Hyperlipidämie, Hyperproteinämie)

wertvolle differentialdiagnostische Hinweise (1). Die klinisch
wichtigsten Situationen und Anwendungsmöglichkeiten sind in Tabelle 2 zusammengestellt.

a) ECV-Defizit: Der normale Organismus reagiert auf ein ECV-
   Defizit via Verminderung des Glomerulumfiltrats und gesteigerte tubuläre Natriumrückresorption mit einer maximalen
   Drosselung des Urinnatriums, so daß bei bestehendem ECV-Defizit ein Urinnatrium >10 mval/l auf renale Natriumverluste
   hinweist. Ob es sich dabei um die primäre Störung handelt
   oder lediglich um einen Teilfaktor in der Pathogenese des
   ECV-Defizits, bleibt zunächst ebenso offen wie die Frage,
   ob die renalen Natriumverluste primär renal oder suprarenal
   bedingt sind. Andere Informationen müssen diese Frage klä-
   ren. Nur ausnahmsweise sind indessen die renalen Salzver-
   luste so groß, daß sie per se zu ernsthaften Volumenverlusten führen (Markzystenkrankheit, Entlastungsreaktionen
   nach Harnwegsobstruktion, polyurische Phase nach akutem Nierenversagen und nach Transplantation sind Beispiele, bei denen die täglichen Kochsalzverluste bei 10 - 15 g liegen können).

Tabelle 2. Interpretation der Urinelektrolyte, geordnet nach
Leitsymptomen (Nach 1)

Interpretation der Urinelektrolyte[1]		
Leitsymptom	**Urinwerte**	**Differentialdiagnostische Möglichkeiten**
ECV-Defizit	Na^+ 0 - 10 mval/l	Extrarenale Na^+-Verluste
	Na^+ >10 mval/l	Renale oder suprarenale Natriumverluste
Akute Oligurie	Na^+ 0 - 10 mval/l	Prärenale Azotämie
	Na^+ >30 mval/l	Akute tubuläre Nekrose
Hyponatriämie	Na^+ 0 - 10 mval/l	Schweres ECV-Defizit Ödemkrankheiten
	Na^+ >tägliche Natriumzufuhr	Inadäquate ADH-Sekretion, NNR-Insuffizienz
Hypokaliämie	K^+ 0 - 10 mval/l	Extrarenale K^+-Verluste
	K^+ >10 mval/l	Renale K^+-Verluste
Metabolische Alkalose	Cl^- 0 - 10 mval/l	Cl^--abhängige Alkalose
	Cl^- der Zufuhr entsprechend	Cl^--resistente Alkalose

[1]Voraussetzung: Patient erhält keine Diuretika

b) <u>Oligurie</u> - eine geläufige differentialdiagnostische Verwendung des Urinnatriums, obwohl dieses Urinnatrium nicht der
   verläßlichste Parameter ist, wenn es gilt, eine prärenale
   Oligurie gegenüber einem akuten Nierenversagen abzugrenzen!
   Dennoch: Während ein Urinnatrium <10 mval/l der Niere ein
   gutes Zeugnis ausstellt (Ausnahme: akute Glomerulonephritis),
   weisen Natriumwerte >30 - 40 mval/l bei gleichzeitiger Oligurie auf eine renale Schädigung hin.

c) <u>Hyponatriämie</u>. In den wenigen Fällen, in denen sich die Differentialdiagnose zwischen Wasserintoxikation und schwerem
   ECV-Defizit nicht schon allein aufgrund der klinischen Informationen stellen läßt, erinnern wir uns, daß der Bedarf nach
   Natriumretention eng mit dem ECV-Defizit verbunden ist, während Nebennereninsuffizienz und das Schwartz-Bartter-Syn-
   drom typischerweise zu einer Natriumausscheidung führen, die
   die tägliche Natriumzufuhr erreicht oder gar übersteigt.

   Zwei weitere Situationen, in denen die Urinelektrolyte wertvolle Zusatzinformation liefern, seien in diesem Zusammenhang lediglich der Vollständigkeit halber angeführt:

d) Im Falle des <u>Kaliummangels</u> hilft die Urinkaliumkonzentration,
   die Kaliumverluste zu lokalisieren. Extrarenale Kaliumverluste führen normalerweise prompt zu einer Reduktion renaler

Kaliumelimination auf Werte unter 10 mval/l, wogegen eine
Urinkaliumkonzentration von >10 mval/l bei gleichzeitiger
Hypokaliämie auf renale Kaliumverluste hinweist.

e) Mit der Verwertung des <u>Urinchlorids</u> in der Differentialdiagnose und Therapie der metabolischen Alkalose verlassen wir
den Bereich klinisch relevanter Information und bewegen uns
eher auf dem Boden angewandter Pathophysiologie. Dennoch:
Abnorm tiefe Urinchloridwerte bei gleichzeitiger metabolischer Alkalose weisen zumindest auf einen pathogenetisch
ebenso interessanten wie wichtigen Mechanismus hin und sollten uns daran erinnern, daß derartige Patienten von einer
Chloridzufuhr entscheidend profitieren (Wer allerdings in
diesem Zusammenhang an die Bedeutung des Urinchlorids denkt,
wird die daraus resultierende Information meist schon ana-
mnestischen und klinischen Angaben entnommen haben!).

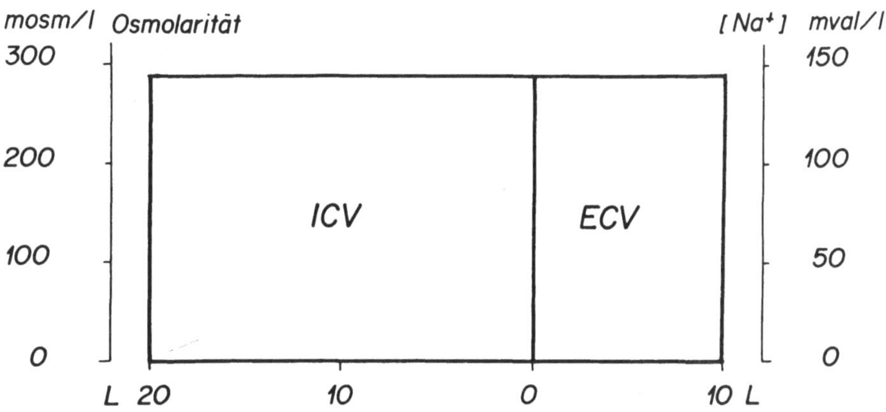

Abb. 3. Schematische Darstellung der Flüssigkeitsanatomie eines ca. 60 kg schweren "Normalpatienten" nach ECV und Osmolarität. Berücksichtigt sind in dieser Darstellung nur die relativ rasch auswechselbaren Flüssigkeitsbestände, die sich an der
Dynamik des Flüssigkeitshaushaltes beteiligen

<u>Nomenklaturfragen</u>
Aus den Meßgrößen ECV und Osmolarität (bzw. Serumnatrium) sind
diagnostische Schlüsse und therapeutische Konsequenzen in bezug
auf den Wasser- und Elektrolythaushalt abzuleiten. Grundlage für
beide Vorhaben und für die folgende Diskussion der Nomenklatur-
fragen ist die schematische Darstellung der "Flüssigkeitsanatomie" eines ca. 60 kg schweren Normalpatienten (Abb. 3), die auf
der vereinfachenden (aber zulässigen) Annahme eines Gesamtkörperwassers von 60 % des Körpergewichts und einer Verteilung des
rasch verfügbaren Körperwassers zu 2/3 auf den intrazellulären,
zu 1/3 auf den extrazellulären Raum beruht (Bindegewebe-, Knor-
pel-, Knochen- und transzelluläres Wasser sind nicht rasch genug
verfügbar und sind in dieser Darstellung nicht berücksichtigt
(vergl. <u>4</u>).

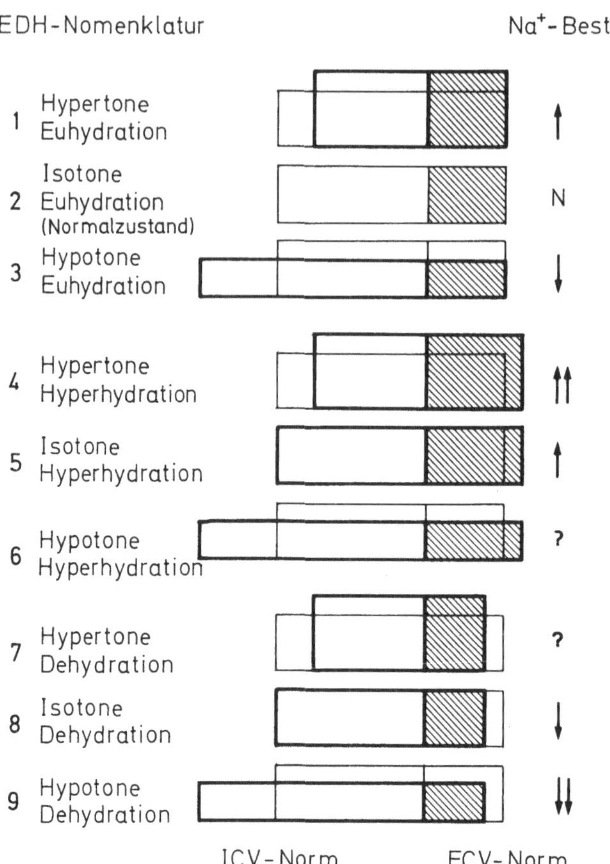

Abb. 4. Einteilung der Störungen des Natrium- und Wasserhaushaltes nach ECV und Osmolarität allein (sogenannte EDH-Nomenklatur)

Da Osmolarität und ECV unabhängig voneinander variabel sind, ergeben sich grundsätzlich neun mögliche Kombinationen (Abb. 4), neun Diagnosen, die in der geläufigen Nomenklatur korrekt als normo-, hypo- und hypertone Eu-, De- und Hyperhydration bezeichnet werden.

Warum sollten wir uns mit dieser Einteilung und Nomenklatur nicht zufriedengeben? Die Schwierigkeit liegt darin, daß die klinische Diagnose in einen Therapieplan umgesetzt werden muß, in eine Therapie mit Salz (bzw. Natriumsalzen) und Wasser. Die in Abb. 4 wiedergegebene, geläufige Einteilung der Störungen des Wasser- und Elektrolythaushaltes verzichtet auf eine Aussage über Natriumbestand und Natriumbedarf. Auch ihre Aussage betreffend den Wasserbestand ist verwirrend: Wohl gibt die Nomenklatur Auskunft über den extrazellulären Wasserbestand (nämlich

daß er bei Hyperhydrierten zu groß ist und abgebaut werden sollte und daß er bei dehydrierten Patienten defizitär ist und der
Ergänzung bedarf), doch ist die Information bezüglich Gesamtkörperwasser durchaus nicht immer und unbedingt zutreffend
(vergl. Beispiele 4 und 9 der Abb. 4: dehydrierte Patienten mit
erhöhtem Gesamtkörperwasserbestand und hyperhydrierte mit vermindertem Bestand!).

Woher holt sich der Kliniker die Aussage über den Natriumbestand
und Natriumbedarf? Offensichtlich ist dieser Natriumbestand gra-
fisch nichts anderes als die Fläche, die durch Osmolarität bzw.
Serumnatrium und ECV gegeben ist. In natura bereitet die Beurteilung dieser Fläche zugegebenermaßen mehr Schwierigkeiten als
in unserem reichlich schematisierten Modell. Dennoch bleibt uns
nichts anderes übrig, als von Fall zu Fall diese kleine Rechnung
überschlagsmäßig anzustellen, was bei den meisten Patienten zunächst keine Schwierigkeiten macht:

a) Bei klinisch normalem ECV ändert sich der Natriumbestand mit
   dem Serumnatrium, d. h. er ist erhöht beim hyperosmolaren/
   hypernatriämischen, vermindert beim hyponatriämischen und
   normal beim isotonen bzw. normonatriämischen Patienten.

b) Bei klinisch vergrößertem ECV werden wenigstens der hyper-
   und normonatriämische Patient einen Natriumüberschuß aufweisen, während beim hypoton-hyperhydrierten Patienten alle Möglichkeiten offen sind: normaler Natriumbestand, Natriumüberschuß, selbst Natriumdefizit; für unsere therapeutische Aufgabe eine entscheidende diagnostische Lücke!

c) Ähnlich ist die Situation bei den Patienten mit ECV-Defizit:
   Es besteht kein Zweifel, daß der normo- und hyponatriämische
   Patient mit ECV-Defizit auch ein Natriumdefizit aufweisen
   wird. Beim hypernatriämisch-dehydrierten Patienten ist wiederum alles offen: normaler Bestand (d. h. reines Wasserde-
   fizit), Natriumüberschuß und Natriummangel. Wiederum eine
   unvollständige Diagnose!

Damit müßte diese Sammlung von Möglichkeiten im Hinblick auf
den Natriumbestand erweitert werden - und wird in der Folge
so kompliziert, daß sie eher abschreckend wirkt (Abb. 5).

Als <u>praktischer Ausweg</u> aus dieser recht unübersichtlichen
Situation bleibt die Diagnose hinsichtlich Natriumbestand
und Bestand an freiem Wasser - unter Verzicht auf eine be-
lastende Nomenklatur! <u>Die Beurteilung des freien Wasserbe-
standes</u> und damit des Korrekturbedarfes an freiem Wasser ist
problemlos: Jeder Hyperosmolare bzw. jeder Hypernatriämiker
weist definitionsgemäß einen Mangel an freiem Wasser auf.
Jeder Hypoosmolare trägt ebenso sicher einen Überschuß an
freiem Wasser mit sich und jeder Isotone bedarf keiner Änderung des freien Wasserbestandes. <u>Die Beurteilung des Natrium-
bestandes</u> ergibt sich - in Analogie zur schematisierten Darstellung in den Abb. 3 bis 5 - aus der Gegenüberstellung von
klinisch beurteilten ECV und Serumnatrium. Sie ist damit eine
weitgehend qualitative Aussage, abhängig von sorgfältiger klinischer Untersuchung und Beurteilung und bis zu einem gewissen
Grad auch abhängig von klinischer Erfahrung.

Grundsätzlich werden reine Störungen des Natriumbestandes
durch Zufuhr oder Entzug von Natrium in isotoner Lösung,
Störungen der Osmolarität bzw. des Bestandes an freiem Wasser durch Zufuhr bzw. Drosselung und Entzug von freiem Wasser korrigiert.

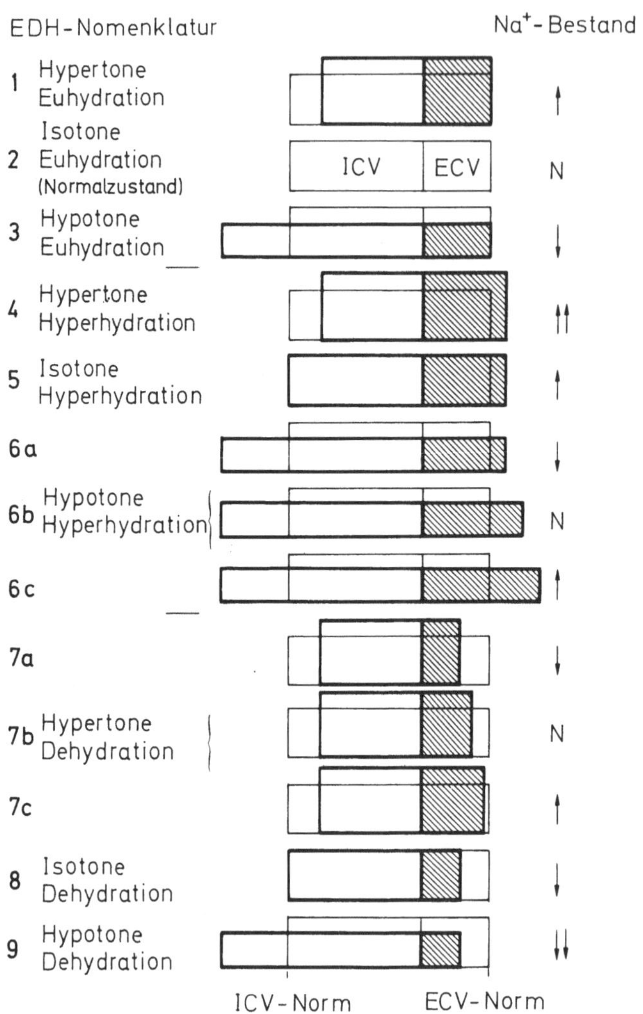

Abb. 5. Einteilung der Störungen des Natrium- und Wasserhaushaltes nach ECV, Osmolarität und Natriumbestand

Störfaktoren. Die Einteilung nach Natrium- und freiem Wasserbestand und die Loslösung von einer doch recht komplizierten Nomenklatur erleichtern auch hier unsere Aufgabe: Die wichtigsten
Ursachen eines gestörten Bestandes an freiem Wasser und Natrium

sind in den Tabellen 3 und 4 zusammengestellt und bedürfen keines weiteren Kommentars.

Tabelle 3. Ursachen von Störungen des freien Wasserbestandes bzw. der Osmolarität

---

Überschuß	[1]Exzessive Zufuhr von Wasser - per os - per infusionem - transurethrale Resektion - Befeuchter
	[1]Inadäquate ADH-Sekretion (Schwartz-Bartter)
	[1]Hypothyreose
	[1]Glukokortikoidmangel
	Diuretika chronische und akute Niereninsuffizienz Ödemkrankheiten sekundär zu ECV-Defizit Überdruckbeatmung
Defizit	Verluste hypotoner Flüssigkeit: [1]Diabetes insipidus (zentral und renal)
	[1]Oberflächenverluste (sensibel und insensibel)
	Renale Verluste - durch osmotische Diurese - postobstruktiv - durch Diuretika - Polyurie nach ATN
	Gastrointestinale Verluste
	(Primärer Na^+-Überschuß)
	(Dienzephale Störung des "Osmostaten")

[1]Verursachen reine Störungen des Wasserbestandes

---

2. Kaliumhaushalt

Nomenklaturprobleme existieren im Bereich des Kaliumhaushaltes kaum. Dagegen lädt die Frage der _Meßgrößen_ immer wieder zu Diskussionen ein. Auch wenn wir uns im klaren sind, daß Serumkalium und Kaliumbestand zwei Dinge sind und daß das Serumkalium Veränderungen des Kaliumbestandes nur bedingt richtig anzuzeigen braucht, bleibt doch das Serumkalium der einzig quantitativ verwertbare und klinisch brauchbare Parameter. Von der Bestimmung und Entnahme her sind zwar falsch hohe, nicht aber falsch tiefe Kaliumwerte zu erwarten (Hämolyse; zu lange, intensive Stauung

Tabelle 4. Ursachen von Störungen des Natriumbestandes

Überschuß	Exzessive Zufuhr
	    per os (Säuglingsnahrung)
	    per infusionem
	    NaCl-Abort
	    Na-Bikarbonatzufuhr bei Reanimationen

	Ödeme
	    kardialer, renaler, hepatischer
	    und anderer Genese

	Akute und chronische Niereninsuffizienz
	(Mineralokortikoidexzeß)

Defizit	Gastrointestinale Verluste
	    Erbrechen, Diarrhö, Fisteln,
	    Drainagen
	    Flüssigkeitssequestration (Ileus)

	Renale Verluste
	    chronische Pyelonephritis, Zystennieren
	    partielle Obstruktion
	    postobstruktiv
	    Polyurie nach ATN
	    Diuretika
	
	    Mineralokortikoidmangel
	    totales Fasten

	Oberflächenverluste
	    Schwitzen
	    Sequestration bei Verbrennung

	Blutung
	Höhlenergüsse

---

bei der Blutentnahme; Thrombozytose etc.), wenn wir für einmal vom groben Fehler einer Entnahme aus einer infundierten Vene absehen dürfen. Die Empfindlichkeit des Serumkaliums als Index des Kaliumbestandes ist bei Kaliumdefizit etwas geringer als bei Kaliumüberschuß (Abb. 6).

Im Gegensatz zu Serumnatrium und Serumosmolarität erfordern die Serumkaliumwerte eine sorgfältige Interpretation. Da sich nicht nur der Kaliumbestand, sondern auch die Kaliumverteilung zwischen intra- und extrazellulärem Raum verändern können, wird sich hinter einer Veränderung des Serumkaliums bald eine Abweichung des Gesamtbestandes, bald aber auch eine Verteilungsstörung des Kaliums verbergen. Die Situation wird dadurch erleichtert, daß die wichtigsten Verteilungsstörungen bekannt und dadurch anamnestisch voraussehbar sind und daß die spontanen Verschiebungen recht selten, zeitlich limitiert und beim einzelnen Patienten oder doch in dessen Familie oft bereits bekannt sind. Diese Ursachen gestörter Kaliumverteilung sind in Abb. 7 zusammengefaßt. Es ist denkbar, daß in Zukunft weitere Verteilungs-

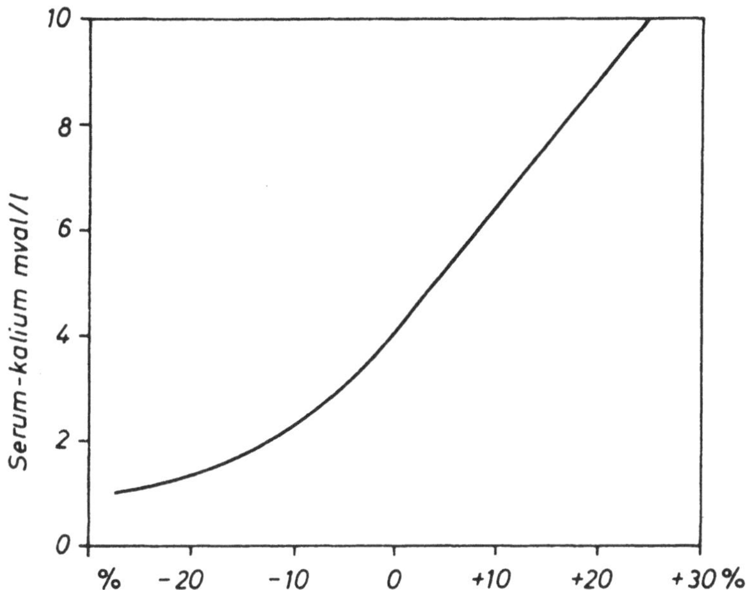

Abb. 6. Beziehung zwischen Serumkalium (bzw. Plasmakalium) und
Abweichungen des Kaliumbestandes von der Norm (Nach SCRIBNER und
BURNELL. Aus B. TRUNIGER: Wasser- und Elektrolythaushalt)

störungen bekannt werden. Diskrepanzen zwischen Gesamtkörper-
kalium, Serumkalium und Kaliumverlusten unter diuretischer Therapie weisen auf diese Möglichkeit hin (2). Das EKG löst die
Frage nach Störungen des Kaliumbestandes oder Verteilungsstörung nicht, es verrät durch völlig normalen Kurvenverlauf einzig gelegentliche Laborfehler und Pseudohyperkaliämien (beispielsweise bei Thrombozytosen). Daß das EKG im übrigen beim
kontinuierlich überwachten Patienten bisweilen erste Hinweise
auf eine Störung des Kaliumhaushaltes geben kann, ist nicht zu
bezweifeln, enthebt indessen den Arzt nicht der Verpflichtung
zur Verifikation des Befundes durch Bestimmung des Serumkaliums.

Der Vollständigkeit halber sind die Störfaktoren, die zu Kaliumüberschuß und Kaliummangel führen, in Tabelle 5 zusammengefaßt.

3. Die Anionenlücke

Die Störungen des Säuren-Basen-Gleichgewichts bereiten diagnos-
tisch weder in bezug auf Meßgrößen noch Nomenklatur oder Störfaktoren ernsthafte Schwierigkeiten. Dazu sind die klinisch in-
teressierenden Fragen zu klar, die Antworten zu wenig umstrit-
ten und die Meßgrößen in fast allen Betrieben zu vertraut. In
dieser Situation sei, gewissermaßen als Anhang, auf die Bedeutung des Serumchlorids und der Anionenlücke (auch als R-Fraktion
oder Anion gap bezeichnet) hingewiesen.

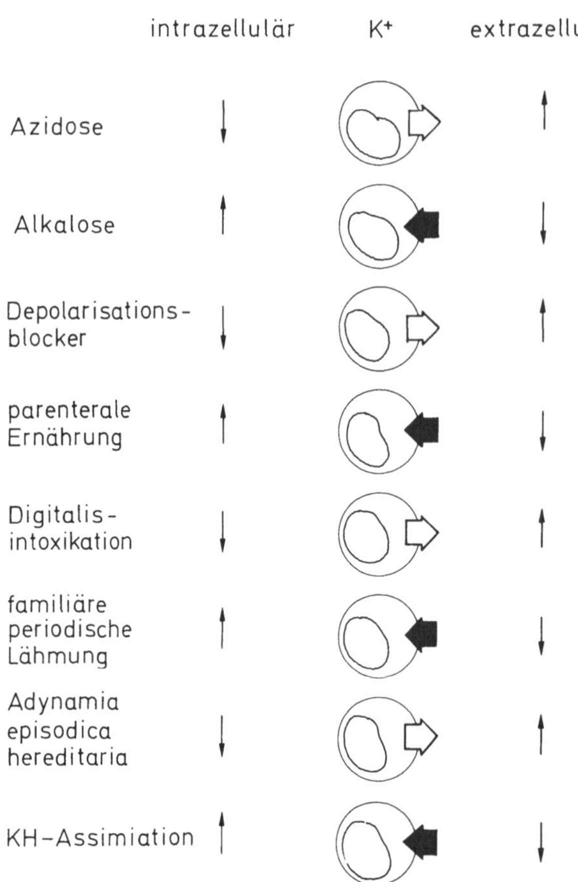

Abb. 7. Störungen der Kaliumverteilung zwischen intra- und extrazellulärem Raum (Nach B. TRUNIGER: Wasser- und Elektrolythaushalt)

Unsere Routinelaboratorien bestimmen die Kationen vollständiger als die Anionen. Abb. 8 stellt die Verhältnisse im Plasma bzw. Serum schematisch dar. Der schraffierte Teil der Anionsäule - die routinemäßig nicht bestimmbaren Anionen - umfaßt Phosphate, Sulfate und organische Säuren. Mit der Zunahme dieser organischen und anorganischen Säurenreste wächst die Anionenlücke. Ihre Berechnung ist einfach. Sie geht aus von den routinemäßig bestimmbaren Elektrolytkonzentrationen. Da das Kalium und seine Schwankungen mengenmäßig wenig ins Gewicht fallen, errechnet sich vereinfacht das Anion gap als Differenz zwischen Serumnatrium (in mval/l) und der Summe von Chlorid und Bikarbonat (ebenfalls in mval/l). Der Normwert für die so ermittelte Lücke beträgt 8 - 12, im Mittel 10 mval/l.

Hauptanwendungsgebiet ist die Differentialdiagnose der metabolischen Azidose, wo eine Gruppe von Störungen mit normalem Anion

Tabelle 5. Ursachen von Störungen des Kaliumbestandes

Kaliumdefizit	Renale Verluste
	  renal tubuläre Azidose
	  chronische Pyelonephritiden
	  Diuretika
	  osmotische Diurese
	
	  Mineralokortikoidüberschuß
	  Liquiritia
	  Bartter-Syndrom
	
	Gastrointestinale Verluste
	  Erbrechen, Diarrhö,
	  Fisteln, Drainagen,
	  Laxanzien
	
	(Chronisch fehlende K^+-Zufuhr)

Kaliumüberschuß	Exzessive Zufuhr (suizidal)
	
	Kaliumretention
	  akute und chronische Niereninsuffizienz
	  Mineralokortikoidmangel
	  kaliumretinierende Diuretika

gap einer anderen Gruppe mit erweiterter Anionenlücke gegenübersteht (<u>3</u>) (Tabelle 6). Diarrhö und Verlust von Dünndarmsekreten als hauptsächliche Ursachen enteraler Bikarbonatverluste, Karboanhydrasehemmer und gewisse Formen renal-tubulärer Azidose als typische Ursachen renaler Bikarbonatverluste, Ureterosigmoidostomie, Ileoblase und die klassische Form der renal-tubulären Azidose mit ihrem abnormen Chloridgewinn liefern keinen Anlaß zur Vermehrung organischer und anorganischer, nicht meßbarer Anionen und bilden dementsprechend die Gruppe metabolischer Azidosen mit normalem <u>Anion gap</u>. Anders die zweite Gruppe: Diabetische Ketoazidose, Laktazidose und Hungerazidose als klassische Beispiele abnormer Anhäufung organischer Säurenreste, die urämische Azidose mit ihrer Retention organischer und anorganischer Säuren sowie die vier klassischen Intoxikationen, die zu einer Anhäufung organischer Säuren führen (Oxalsäure im Falle des Äthylenglykols, Ameisen- und Milchsäure im Falle des Methanols, unbekannte organische Säuren beim Paraldehyd und Salicylsäure im Falle der Salicylatvergiftung), das ist die einfache Differentialdiagnose der metabolischen Azidose mit <u>erweiterter Anionenlücke</u>. Ergänzend sei darauf hingewiesen, daß ein abnorm enges Anion gap vor allem dann zu erwarten ist, wenn das unmeßbare Anion ausnahmsweise unter den Kationen auftaucht, eine Beobachtung, die bis heute nur gerade bei Patienten mit multiplem Myelom gemacht wurde und dort fast als pathognomonisch gelten darf.

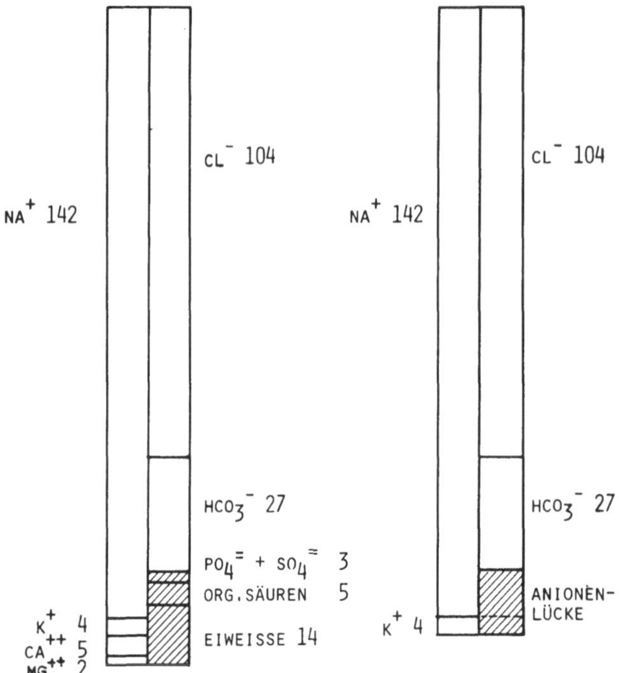

Abb. 8. Normale ionale Zusammensetzung von Serum/Plasma (links).
Rechts das aus den routinemäßig bestimmbaren Elektrolyten resultierende "Rumpf-Ionogramm" mit der aus nicht-bestimmten Anionen resultierenden Anionenlücke (Nach 3)

Tabelle 6. Differentialdiagnose der metabolischen Azidose mit
Hilfe der Anionenlücke (Anion gap) (Nach 3)

Normale Anionenlücke

Diarrhö
Verlust von Dünndarmsekreten
Ureterosigmoidostomie
Ileoblase
Karboanhydrasehemmer
Renal-tubuläre Azidose
Zufuhr von HCl respektive Hydrochloriden
    Ammoniumchlorid
      Lysin- und Argininhydrochlorid

Erweiterte Anionenlücke

Diabetische Ketoazidose
Hungerazidose
Milchsäureazidose
Urämische Azidose
Spezifische Intoxikationen:
    Äthylenglykol
    Methanol
    Paraldehyd
    Salicylate

Literatur

Zitierte Einzelarbeiten:

1. HARRINGTON, J. T., COHEN, J. J.: Measurement of urinary
   electrolytes - indications and limitations. New Engl. J. Med.
   293, 1241 (1975).

2. LEEMHUIS, M. P., van DAMME, K. J., STRUYVENBERG, A.: Effect
   of chlorthalidone on serum and total body potassium in hypertensive patients. Acta med. scand. 200, 37 (1976).

3. SMITHLINE, N., GARDNER, K. D.: Gaps - anionic and osmolal.
   JAMA 236, 1594 (1976).

Übersichten:

4. BOYLAN, J. W., DEETJEN, P., KRAMER, K.: Niere und Wasserhaushalt. München-Berlin-Wien: Urban & Schwarzenberg 1970.

5. TRUNIGER, B.: Wasser- und Elektrolythaushalt. Diagnostik und
   Therapie, 4. Aufl.. Stuttgart: Thieme-Verlag 1974.

Prä-, intra- und postoperative Basis- und Korrekturtherapie im Wasser-Elektrolyt- und Säuren-Basen-Haushalt

Von W. Dick und W. Seeling

Die Notwendigkeit einer perioperativen Infusionsbehandlung wird
nicht schon dadurch begründet, daß ein Patient, der sich einem
operativen Eingriff unterziehen muß, 10 - 12 h präoperativ einer Nahrungs- und Flüssigkeitsrestriktion ausgesetzt wird. Auch
normalerweise ist der Mensch gezwungen, eine Nahrungs- und Flüssigkeitskarenz einzuhalten, z. B. über Nacht. Der "physiologische Mensch" aber vermag die im Rahmen der Karenzzeit entstandenen Verluste anschließend in adäquater Weise zu beheben.

Der Patient hingegen, der einem operativen Eingriff entgegen-
sieht, wird dem Zwang ausgesetzt, die Folgen einer Nahrungs-
und Flüssigkeitskarenz ohne Ausgleich zu tolerieren, sie mit
den Auswirkungen des operativen Eingriffs zu kombinieren und
diese Kombination in der postoperativen Phase zu verarbeiten
(Abb. 1).

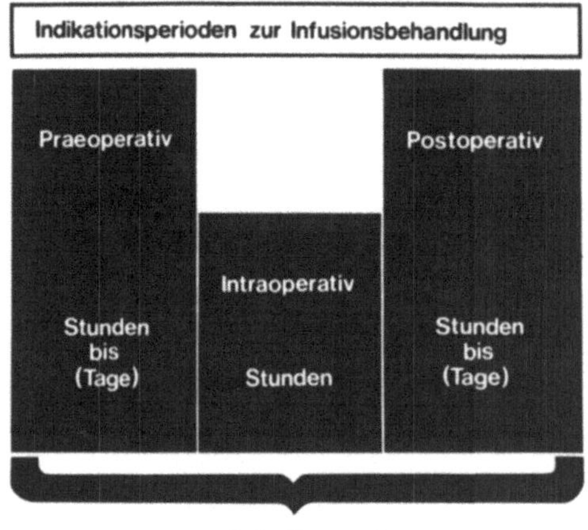

Abb. 1

Jede Erörterung der perioperativen Infusionstherapie geht von
den Begriffen Erhaltungsbedarf und Korrekturbedarf aus (29)
(Abb. 2).

Der Erhaltungsbedarf wird unterteilt in Basisbedarf und korrigierten Basisbedarf, je nachdem, ob lediglich physiologische
Verluste (normale Perspiratio insensibilis, normale Urinver-
luste etc.) zu ersetzen sind, oder ob darüber hinaus ein modi-

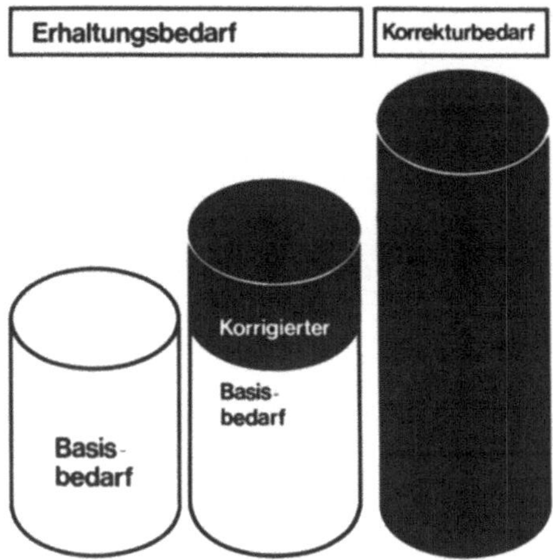

Abb. 2

fizierter Basisbedarf besteht, z. B. durch Verluste in Form von
Schwitzen, Durchfällen etc..

Der Korrekturbedarf setzt dann ein, wenn bereits Störungen im
Wasser-Elektrolyt- und Säuren-Basen-Haushalt aufgetreten sind,
die es über den Erhaltungsbedarf hinaus zu korrigieren gilt.
Diese Unterscheidung hat sowohl Gültigkeit für die prä- als
auch für die postoperative Phase.

Der präoperativ in Ansatz zu bringende Basisbedarf an Flüssigkeit unterscheidet sich von demjenigen Basisbedarf, den ein normaler Mensch unter physiologischen Bedingungen ohne die Einwirkung störender Faktoren aufweist (Abb. 3). Nach den Untersuchungen HALMAGYIs (20) kann die Perspiratio insensibilis über einen
24 h währenden Zeitraum von Nahrungs- und Flüssigkeitskarenz
mit rund 750 ml angesetzt werden. TRUNIGER (29) gibt für den
Normalzustand eine Perspiratio insensibilis von 800 - 1.000 ml
an, insofern stimmen beide Faktoren größenordnungsmäßig in etwa überein.

Betrachtet man jedoch die während des Karenzzeitraumes zu Verlust gehenden Urinmengen, so liegen diese bei rund 700 ml, im
Gegensatz zum Normalzustand, in dem ca. 1.500 ml zu veranschla-
gen wären. HALMAGYI (20) hat die Karenzperiode in einen 12- und
einen 10-Stunden-Zeitraum unterteilt und festgestellt, daß selbst
schon in dem 10 h währenden sekundären Karenzzeitraum die Urinausscheidung signifikant zurückging.

Der präoperative Basisbedarf ist also - unter der Einwirkung
der vorausgehenden Flüssigkeitskarenz - geringer als der Nor-
malbedarf anzusetzen, da der Organismus offenbar versucht, der
eingeschränkten bzw. sistierenden Zufuhr durch Einsparung ent-
gegenzusteuern.

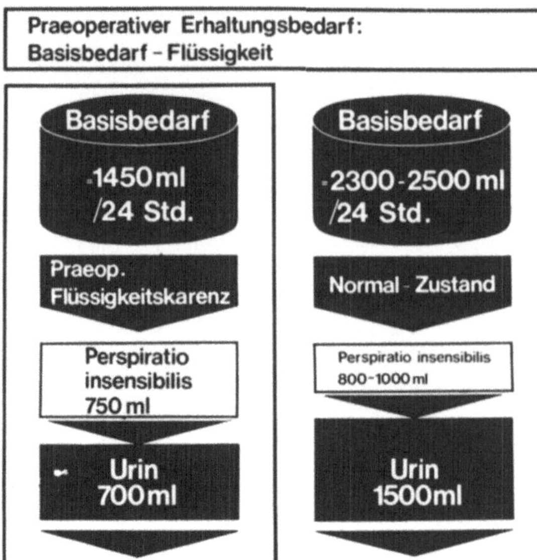

Abb. 3

Im Basisbedarf an Elektrolyten ergeben sich ebenfalls Unterschiede zwischen dem Normalzustand und der Situation, die durch eine 24stündige Nahrungs- und Flüssigkeitskarenz ausgelöst wird (Abb. 4). Verliert der Mensch unter physiologischen Bedingungen mit dem Urin zwischen 50 und 180 mval Natrium sowie 40 - 80 mval Kalium (29), so werden während einer 24stündigen Nahrungs- und Flüssigkeitskarenz 115 mval Natrium und 53 mval Kalium ausgeschieden (20).

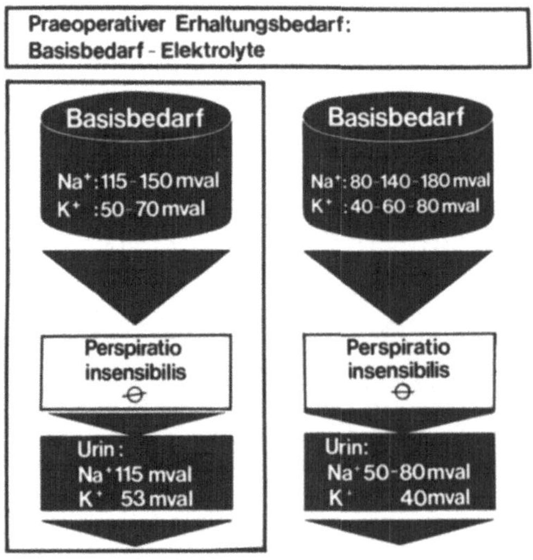

Abb. 4

Summarisch kann der präoperative Basisbedarf an Flüssigkeit und
Elektrolyten beim nicht vorgeschädigten Patienten unter normalen Stoffwechselbedingungen mit 1,2 l/m^2 Körperoberfläche bzw.
30 ml/kg Körpergewicht und 150 mval Natrium bzw. 70 mval Kalium
angesetzt werden. Das entspricht einer Lösung, die im Liter zwischen 70 und 80 mval Natrium sowie 35 - 40 mval Kalium enthält
(6, 20) (Abb. 5).

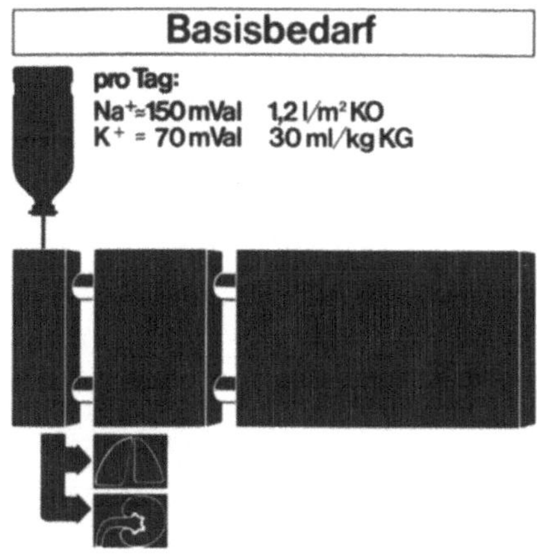

Abb. 5

An der Grenze zwischen Basisbedarf und modifiziertem bzw. kor-
rigiertem Basisbedarf steht der geriatrische Patient (9) (Abb. 6).

Verfügt der "normale" Erwachsene über ein Gesamtkörperwasser von
60 % des Körpergewichtes, so kann man dafür beim "normalen alten"
Erwachsenen allenfalls noch 52 % ansetzen, also rund 5 l weniger.
Diese "physiologische" relative Hypohydration des alten Menschen
wird aber allein schon durch eine Adipositas an die Grenze zum
Pathophysiologischen hin verschoben, wenn dadurch etwa nur noch
42 % Körperwasser zur Verfügung stehen (8). 52 % oder gar 42 %
Gesamtkörperwasser im Alter verteilen sich außerdem auch noch
anders auf die Flüssigkeitsräume des Organismus als in jüngeren
Jahren. Intrazellulärer Anteil (ca. 27 %) und extrazelluläres
Volumen (ca. 25 %) sind - ähnlich wie beim Säugling - wieder
nahezu gleich groß. Vom damit relativ vergrößerten Extrazellulärraum profitieren wohl Interstitium und Plasmaraum; die gleichzeitige Einschränkung des intrazellulären Flüssigkeitsanteils bedeutet jedoch die partielle Einbuße eines leistungsfähigen Puf-
ferraumes für das Extrazellulärvolumen, also einen "Verlust an
Sicherung für die Homöostase" des Wasser-Elektrolyt-Haushaltes
(8).

Wenn auch die Elektrolytkonzentrationen des Extrazellulärraumes
pro l Flüssigkeit im Alter leicht niedriger liegen als in jüngeren Jahren, so ist doch infolge des vermehrten Extrazellulärvolumens der gesamte extrazelluläre Natrium-, Kalzium- und Chlor-
bestand absolut um rund 10 - 15 % erhöht.

58

Physiologie

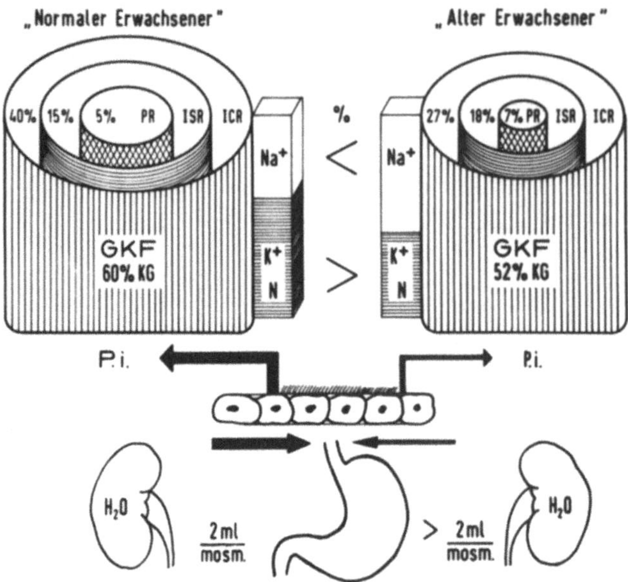

Abb. 6

Entsprechend der Flüssigkeitsverschiebung vom Intrazellulärraum
in den Extrazellulärraum sind andererseits im Intrazellulärraum
zwar die Konzentrationen an Kalium, Magnesium, Phosphat und
Stickstoff pro Liter Volumen erhöht, der Bestand ist jedoch absolut vermindert. Zu den besonderen Verhältnissen der Wasser-
und Elektrolytverteilung treten nun noch Faktoren auf der Ein-
und Ausfuhrseite hinzu, die bereits an der Grenze zum Pathologischen zu lokalisieren sind.

Einerseits können Nahrungs- und Flüssigkeitsaufnahme infolge
verminderter Durst- und Hungerperzeption stagnieren. Zum anderen benötigt die Altersniere zur Elimination harnpflichtiger
Substanzen relativ mehr Wasser als die "mittelalterliche" Niere.
Allein durch diese beiden Komponenten kann die Wasser-Elektro-
lyt-Bilanz im Alter in den defizitären Bereich gelangen. Diuretika und Relaxanzien - vielfach zur Therapie interkurrenter Erkrankungen appliziert - unterstützen diesen Prozeß. Nur scheinbar günstig imponiert unter diesen Bedingungen die Feststellung,
daß die Perspiratio insensibilis als Folge der physiologischen
Alterungsprozesse der Haut vielfach nur zwei Drittel bis die
Hälfte der normalen täglichen Verlustmenge ausmacht. In Wirk-
lichkeit wird der alte Mensch dadurch zusätzlich gefährdet, indem er - infolge einer mangelhaften Thermoregulation - mehr und
mehr zum Spielball seiner Umgebungstemperatur wird. So wird verständlich, daß für den alten Menschen vielfach in der präoperativen Vorbereitung nicht nur ein Basisbedarf oder korrigierter
Basisbedarf anfällt, sondern bereits ein Korrekturbedarf.

Er bedarf in jedem Falle einer präoperativen, meist parenteralen Korrektur, indem der bestehende Fehlbestand unter Berücksichtigung der besonderen Bedingungen des Alters und unter Berücksichtigung des geänderten Erhaltungsbedarfes nach den bekannten Richtlinien annäherungsweise berechnet und die erforderlichen Korrekturmengen quantitativ und qualitativ vollwer-
tig zugeführt werden. Vielfach reichen dazu die korrigierenden
Basislösungen aus, vielfach ist man jedoch auf die Kombination
von Basislösungen mit Elektrolytkonzentraten angewiesen. Dabei
ist von wesentlicher Bedeutung, Defizite nicht schlagartig zu
beseitigen, da umfangreiche Sofortkorrekturen oft nach Art und
Menge der applizierten Lösungen über die ohnehin limitierte
Kompensationsbreite des Patienten hinausgehen. Das bedeutet
letztlich, daß für die präoperative Substitutionstherapie beim
alten Patienten grundsätzlich mehr Zeit zur Verfügung stehen
muß als in jüngeren Jahren (13).

Entsprechend der eingangs gegebenen Definition umfaßt der Ter-
minus "korrigierter Basisbedarf" die Quantität der Substitution
für Basisverluste und erhöhte Verluste, ohne daß bereits Störungen durch diese Verluste entstanden sind.

Welche Faktoren lassen nun den Basisbedarf zum korrigierten Basisbedarf werden?

Zum korrigierten Basisbedarf zählen alle Faktoren, die über den
Basisbedarf hinausgehen (Abb. 7), wie z. B. Steigerungen der
Perspiratio insensibilis bei Fieber, andauerndem Schwitzen, Erhöhung der Umgebungstemperatur. Dazu zählen weiterhin erhebliche gastrointestinale Verluste durch Erbrechen, Diarrhö und
Drainagen, Flüssigkeits- und Elektrolytmengen, die in den dritten Raum sequestriert werden, vermehrte renale Ausscheidungen
nach Applikation von Diuretika etc..

Korrigierter Basisbedarf	Flüssigkeit l	Na+ mval	K+ mval
Basisbedarf	2,0	150	70
+ Fieber leichtes Schwitzen etc.	0,5	-	-
+ Hohes Fieber starkes Schwitzen etc.	1,0	50	-
+ Gastrointestinale Verluste (Erbrechen, Diarrhoe, Drainagen)	l	50-100 mval/l	10-60 mval/l
+ Sequestrationen (Darmsekrete, Ascites, Interstitielles Oedem)	l	?	?
+ Medikamentöse Diurese	l	150 mval/l	30-40 mval/l

Abb. 7

Über diesen korrigierten Basisbedarf, wie er vielfach in der präoperativen Phase besteht, lassen sich keine schematischen quantitativen Aussagen machen. Er ist mit Hilfe der Gewichtskontrolle, der Messung und Analyse der zu Verlust gehenden Flüssigkeitsmengen etc. zu ermitteln.

Gerade bei derartigen, mehr oder weniger nur abschätzbaren Verlusten orientiert sich der korrigierte Basisbedarf in Menge und Zusammensetzung an den häufig durchgeführten Serumwerten, da z. B. gastrointestinale Verluste in Abhängigkeit vom Darmabschnitt und in Abhängigkeit vom dort herrschenden pH-Wert mehr oder weniger Natrium bzw. mehr oder weniger Kalium und Chlorid enthalten.

In den korrigierten Basisbedarf gehen außerdem alkalische bzw. saure Valenzen ein, wenn man an Verluste von Magensaft (Erbrechen, Magensonde), von Darmsekreten im Rahmen von Diarrhöen, im Rahmen von Ileuserkrankungen etc. denkt (6, 23, 30). Derartige Verluste können kurzfristig sowie bei einer weitgehenden Übereinstimmung in der Zusammensetzung mit magensaft- oder dünndarmsaftadaptierten Konfektionslösungen mit korrigierenden Basislösungen substituiert werden. Bei allen kombinierten Verlusten und länger andauerndem Ersatz ist der mit Korrekturzusätzen versehenen Basislösung der Vorzug zu geben (3).

Im Rahmen des Dünndarmileus ist der Verlust an alkalischer Substanz und damit das Ausmaß der Substitution nur durch Laborkontrollen im Serum möglich. Auch derartige Verluste können nur mit korrigierenden Basislösungen substituiert werden.

Der Korrekturbedarf in der präoperativen Phase richtet sich naturgemäß nach Art und Ausmaß der zugrundeliegenden Störungen. Definitionsgemäß wird ein Korrekturbedarf dann erforderlich, wenn bereits eine Störung eingetreten ist.

Nach TRUNIGER (29) konzentriert sich der Korrekturbedarf auf vier Faktoren:

1. Volumen und
2. Osmolalität des Extrazellulärraumes,
3. Säuren-Basen-Gleichgewicht,
4. Kaliumhaushalt (bzw. ergänzend Magnesium- und Kalziumhaushalt (Abb. 8).

Im Rahmen von Blut- und Plasmaverlusten, in der Initialphase von gastrointestinalen Verlusten und gegebenenfalls von renalen Verlusten ohne adäquate Substitution entsteht vielfach eine Verminderung des Natriumbestandes mit entsprechendem Wassermangel (isotone Dehydration) (27) (Abb. 9). Dieser kann immer dann vermutet werden, wenn die oben erwähnten pathologischen Prozesse in der prä- oder auch in der postoperativen Phase abgelaufen sind und eine adäquate Korrektur nicht stattgefunden hat. Neben klinischen Kriterien (Gewichtsverlust, Kreislaufsymptome etc.) imponieren normale Serumnatriumwerte bei annähernd normalen Osmolaritätswerten. Der Korrekturbedarf besteht in der Applikation von Natrium in isotoner Form (Kochsalzlösung bzw. Ringer-

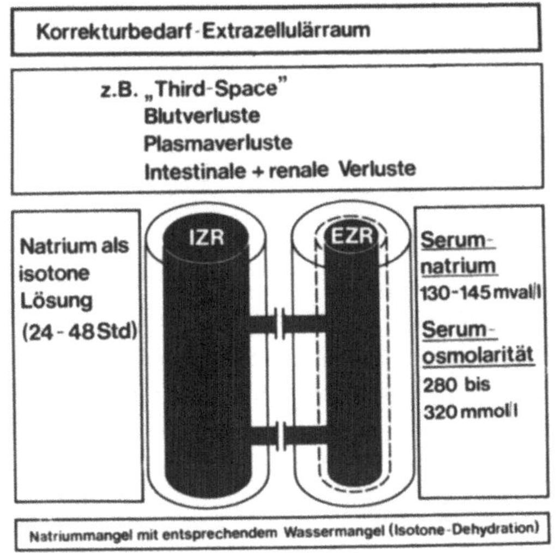

Abb. 8

Abb. 9

lösung) in Mengen, die sich an den geschätzten oder errechneten
Verlusten orientieren. Bei normalen Serumnatrium- und Osmolaritätswerten entspricht der Gewichtsverlust (korrigiert um den Ka-
tabolismusfaktor (29)) ziemlich exakt dem Verlust an Extrazellulärflüssigkeit, wenn man von dem Sonderfall der "Third space
sequestration" absieht (2).

Vorwiegend im Alter bei fehlendem Durstgefühl, im Gefolge großer
gastrointestinaler Verluste, nach osmotischer Diurese oder Infusion freien Wassers ohne Indikation (21) ist, da unter Aufgabe der Osmoregulation der Organismus zunehmend freies Wasser
zurückhält, im pathophysiologischen Ablauf die Verminderung des
Natriumbestandes mit einer Hypoosmolarität verbunden (Abb. 10).
Die Serumnatriumwerte liegen zwischen 130 und 115 mval/l, die
Osmolarität zwischen 290 und 250 mosmol/l. In diesen Fällen ist
ebenfalls Natrium in Form isotoner Lösungen indiziert, wobei
z. B. die Applikation freien Wassers auf oralem Wege unterlas-
sen werden muß (2).

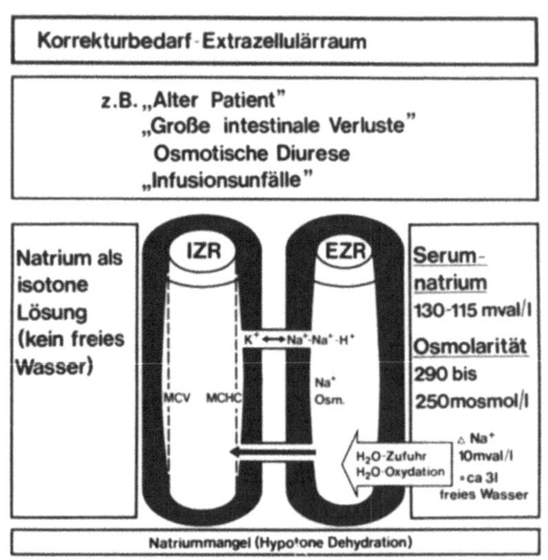

Abb. 10

Hypertone Natriumlösungen sind nur dann angezeigt, wenn die Serumosmolarität unter 250 mosmol/l abgefallen ist und eine zerebrale Symptomatik entsteht.

Im übrigen kann als Faustregel gelten, daß eine Änderung der
Serumnatriumkonzentration um 10 mval/l beim 70 kg schweren Patienten mit einer Veränderung des freien Wassers um 3 l (bei
50 kg 2 l, bei 90 kg 4 l) verbunden ist (29).

Wiederum beim geriatrischen Patienten, aber auch bei komatösen
Patienten oder im Gefolge schwerer gastrointestinaler Verluste
ohne Substitution (21, 29) entwickelt sich ein überwiegender
Wassermangel, der mit oder ohne Natriummangel einhergehen kann
(27) (Abb. 11). In diesen Fällen sind die Serumnatriumwerte
über 145 mval/l, die Serumosmolarität über 320 mosmol/l. Auch
hier ist der Intrazellulärraum mitbetroffen. Für den Korrekturbedarf der ersten Phase wird innerhalb 1 h 1 l freies Wasser infundiert, je nach Ausfall der Serumnatrium- und der Serumosmolaritätswerte weiterhin freies Wasser 1 l in 2 - 3 h, in leich-
teren Fällen Zulage von 1 l freien Wassers auf den Tagesbedarf.

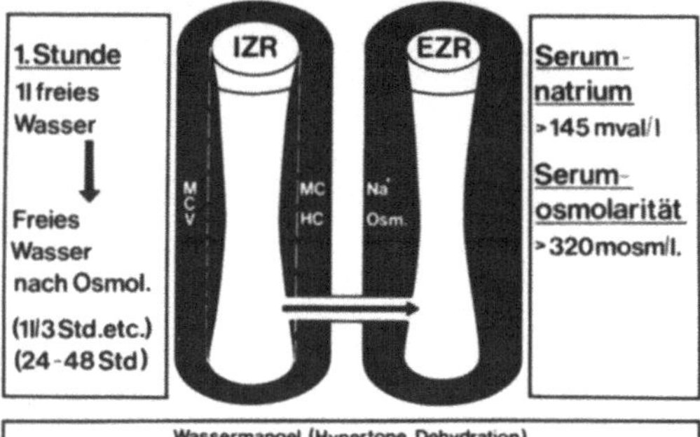

Abb. 11

Normalisieren sich die Serumosmolaritätswerte, kann auf isotone oder leicht hypotone Lösungen übergegangen werden. Wie bei allen definitiven Korrekturen sollten - wenn möglich - auch dieser 24 - 48 h eingeräumt werden (2).

Klinisch relevante Störungen im Säuren-Basen-Haushalt manifestieren sich als metabolische Azidosen und Alkalosen, wenn man von den Möglichkeiten der respiratorischen Entgleisungen bzw. der respiratorischen Kompensationen metabolischer Störungen absieht.

Im Gefolge einer Peritonitis mit Darmatonie, wie sie häufig bei gastrointestinalen chirurgischen Erkrankungen vorkommt, entwickelt sich eine metabolische Azidose, für deren Entstehung sowohl der vermehrte Anfall saurer Metaboliten als auch der erhöhte Verlust basischer Valenzen anzuschuldigen ist. Nichtflüchtige Säuren fallen als Folge der über Tage unzureichenden Kalorienzufuhr bei erhöhtem Kalorienbedarf an. Die Erhöhung der Blutviskosität mit der Verminderung der Organperfusion führt zur Gewebshypoxie und damit zum Anfall saurer Metaboliten. Mit dem Verlust größerer Flüssigkeitsmengen aus dem Darmlumen gehen schließlich basische Valenzen verloren (Abb. 12).

Dieser durch Summation mehrerer Faktoren ausgelösten metabolischen Azidose versucht der Organismus durch kompensatorische Hyperventilation zu begegnen, um durch vermehrte Elimination flüchtiger Säuren den pH-Wert zu korrigieren. Das Ausmaß der metabolischen Azidose übersteigt jedoch die respiratorische Kompensationsfähigkeit, die respiratorische Kompensationsbreite ist durch den Zwerchfellhochstand als Folge des entzündlichen Abdominalprozesses behindert. Die erforderliche Tachypnoe führt schließlich zur Erhöhung des ohnehin gesteigerten Sauerstoffverbrauchs und verstärkt die bereits existente Gewebshypoxie. Damit schließt sich der Kreis des pathophysiologischen Ablaufs und wird zugleich zum Circulus vitiosus (12).

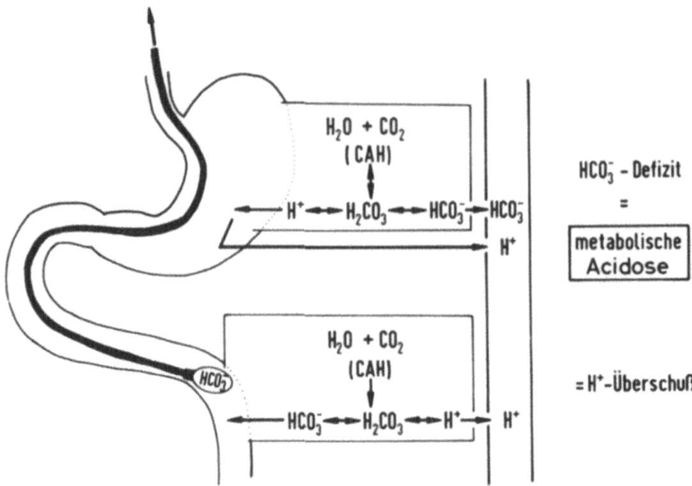

Abb. 12. Schematische Darstellung des Entstehungsmechanismus einer metabolischen Azidose durch Verlust von Duodenalsekret

Metabolische Alkalosen hingegen entstehen häufig im Rahmen chirurgischer Erkrankungen des Magen-Darm-Traktes durch Verlust von Magensaft (Abb. 13). Sie sind in aller Regel vergesellschaftet mit der Entwicklung einer Hypokaliämie. Im Zusammenhang mit der metabolischen Alkalose ist als kompensatorische Änderung eine primär gegen die metabolische Alkalose gerichtete respiratorische Azidose zu erwarten. Die damit notwendig erhöhte CO_2-Spannung kann aber nur über die Einschränkung der alveolären Ventilation zustandekommen. Als kompensatorischer Mechanismus wirkt hier also eine Maßnahme, die initial gegen die Alkalose gerichtet ist, die aber angesichts des gesteigerten Metabolismus und des erhöhten Sauerstoffbedarfes sowie des erhöhten Sauerstoffverbrauchs letztlich zur Ausbildung von Atelektasen, zur Pneumonie und Hypoxie führt.

Der jeweilige Korrekturbedarf für Störungen im Gefüge des Säuren-Basen-Haushaltes kann in ansäuernde und alkalisierende Lösungen unterteilt werden (Abb. 14).

Für klinische Belange werden vorwiegend Natriumbikarbonat und gelegentlich Trispuffer verwendet. Die metabolische Alkalose kann mit Ammoniumchlorid, Argininhydrochlorid, Lysinhydrochlorid etc. korrigiert werden (28). Lysinhydrochlorid sollte jedoch heute nicht mehr für diesen Zweck verwendet werden, da Lysin als essentielle Aminosäure bereits in niedriger Dosierung zu Imbalancen im Aminosäurenspektrum führen kann (4). Die Infusion von Salzsäure verursacht über periphere Venen Venenwandreizungen, kann jedoch notfalls über einen Kavakatheter erfolgen. Sowohl Argininhydrochlorid als auch Lysinhydrochlorid können Hyperkaliämien auslösen (15). Am ehesten geeignet zur Therapie der metabolischen Alkalose ist wohl eine Mischung von Ammoniumchlorid und Argininhydrochlorid, auch wenn für Ammoniumchlorid bei Lebererkrankungen Vorsicht geboten ist.

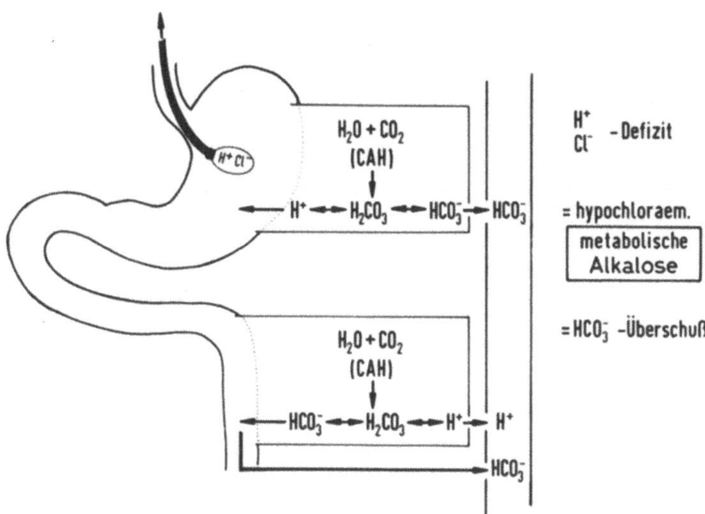

Abb. 13. Schematische Darstellung der Entstehung einer metabolischen Alkalose durch Magensaftverlust

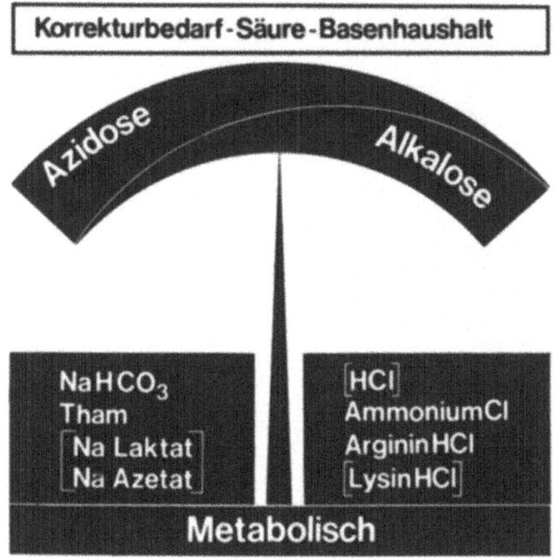

Abb. 14

Die Sofortkorrektur richtet sich nach der klinischen Formel
Base excess x 0,3 x kg KG. Empfehlenswert ist es, von der so
errechneten Menge zunächst nur die Hälfte zu infundieren und
die Restkorrektur erst nach erneuter Erhebung eines Säuren-Basen-Status durchzuführen.

Im Zusammenhang mit dem Säuren-Basen-Haushalt wurde bereits auf
den Korrekturbedarf im Kaliumhaushalt kurz hingewiesen.

Für den Korrekturbedarf - vorwiegend in der präoperativen Phase -
muß zunächst wieder die Situation des geriatrischen Patienten
erörtert werden. Anstelle der schon angedeuteten physiologischen
Umstellungsvorgänge im Alter bildet sich eine negative Stick-

stoffbilanz aus. Diese ist aber gleichzeitig mit einer Erniedrigung der Gesamtkaliumkapazität verbunden (Abb. 15).

So besitzt der sogenannte normale 60-kg-Mensch in jüngeren Lebensjahren eine gut 1.000 mval höhere Kaliumkapazität als etwa der ältere Mensch. Der alte Patient verfügt jedoch über eine relativ höhere extrazelluläre Kaliumkapazität als der jüngere, das Hauptdefizit entfällt vielmehr auf den Intrazellulärraum. Störungen des Kaliumhaushaltes im Sinne der Hyper-, der Hypokaliämie und der Hypokalie sind generell bedingt durch Veränderungen der Kaliumkapazität in Kombination mit endogenen oder exogenen Belastungen, endogener Umverteilung sowie Verlusten und unzureichender Zufuhr. Im Alter ist fast immer von einer Hypokalie auszugehen, die sich als Hypokaliämie manifestieren kann oder nicht. Bei der extrazellulären hypertonen Exsikkose etwa sind trotz einer intrazellulären Hypokalie vielfach die Serumkaliumwerte pseudonormal (8, 9, 13, 18).

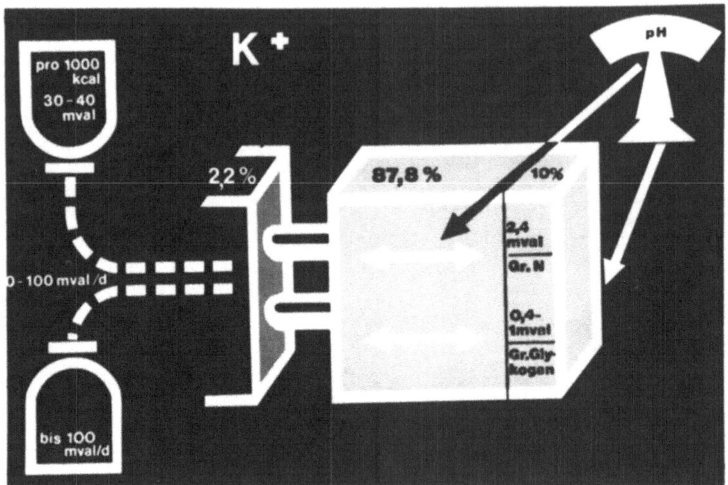

Abb. 15. Schematische Darstellung der "Kaliumdepots" des Organismus

Die Kaliumsubstitution kann sich zwar an den Empfehlungen von BURNELL und SCRIBNER (11) ausrichten, sie muß aber berücksichtigen, daß die Kaliumtoleranz des alten Patienten vermindert ist und daß er - vielfach unter spezifischer Medikation stehend - eine forcierte Kaliumsubstitution besonders schlecht verträgt.

Die Bemessung des Korrekturbedarfes muß ganz allgemein berücksichtigen, ob Störungen im Säuren-Basen-Haushalt vorliegen oder nicht. Bei normalen Säuren-Basen-Verhältnissen kann - in Anlehnung an die Empfehlungen von TRUNIGER (29) - der Korrekturbedarf in der präoperativen Phase mit initial 20 mval Kalium/h parenteral kalkuliert werden, wobei häufige Kontrollen des Serumkaliumwertes erforderlich sind. Bei Azidosen wird entsprechend

verfahren, da Hypokaliämien und Azidosen mit einer Verminderung
des Kaliumbestandes verbunden sind. Besteht eine metabolische
Alkalose, so sollte diese zunächst behoben werden, um dann das
Kaliumdefizit auszugleichen. Hier muß jedoch betont werden, daß
vielfach die metabolische Alkalose erst behoben werden kann,
wenn Kalium zugegeben worden ist.

Zu berücksichtigen bleibt bei allen Abschätzungen und Bemessun-
gen des Korrekturbedarfes (Abb. 16) - sei es hinsichtlich des
Volumens und der Osmolarität des extrazellulären Raumes, sei es
hinsichtlich des Säuren-Basen-Haushaltes und des Kaliumhaushaltes -, daß der Korrekturbetrag zum täglichen Erhaltungsbedarf
(Basisbedarf oder korrigierter Basisbedarf) hinzugerechnet werden muß (5, 6, 16, 17).

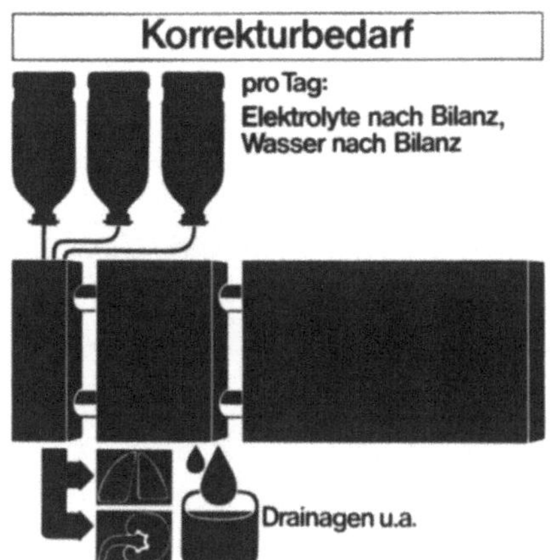

Abb. 16

Ausgangssituation für die intra- und postoperative Infusionstherapie ist damit zusammenfassend (1, 25):

1. Alle schwerwiegenden Störungen des Wasser-Elektrolyt- und
   Säuren-Basen-Haushaltes müssen vor Beginn des operativen
   Eingriffs korrigiert sein, d. h. der operative Eingriff soll
   nach Möglichkeit ohne existenten Korrekturbedarf begonnen
   werden.

2. Mit Hilfe der korrigierenden Basissubstitution in der präoperativen Phase muß verhindert werden, daß intra- und postoperativ ein Korrekturbedarf entsteht.

Allenfalls der präoperative Basisbedarf - wie er durch die übliche Nahrungs- und Flüssigkeitskarenz ausgelöst wird - kann
beim jungen gesunden Patienten mit in den operativen Zeitraum
einbezogen werden. Beim älteren Patienten sollte in Kenntnis
der Entstehungsmöglichkeiten eines präoperativen Defizits allein
durch Nahrungs- und Flüssigkeitskarenz mit Beginn der Flüssigkeitskarenz eine parenterale Substitution erfolgen, die sich
nach den eingangs geschilderten Daten richtet.

Die Erfordernisse der <u>intraoperativen Infusionstherapie</u> (Abb.
17) sind charakterisiert durch

1. präoperativ - gegebenenfalls durch Flüssigkeits- und Nahrungskarenz - entstandene Verluste (ca. 50 % des normalen
   Tagesbedarfes oder 750 - 1.000 ml),

2. die Verluste, die durch die Beatmung mit trockenen Narkose-
   gasen, über die mehr oder minder lang dauernde Verdunstung
   von Flüssigkeit aus Körperhöhlen etc. entstehen und die mit
   200 - 500 ml/h angesetzt werden können (<u>3</u>, <u>19</u>). Bei sehr
   großen Eingriffen wurden Verluste zwischen 1.000 und 3.700 ml
   allein auf diesem Wege gemessen. Daß derartige Verluste keine Seltenheit sind, zeigen Befunde, nach denen im Verlauf
   großer Operationen das zirkulierende Blutvolumen um ca. 500 ml
   eingeschränkt gemessen wurde, das entspricht ca. 1.500 -
   2.000 ml extrazellulärem Verlust (<u>3</u>, <u>10</u>, <u>19</u>).

Hinzu kommen gegebenenfalls die Folgen von Volumen- und Blut-
verlusten, die Ableitung über Sonden, Drainagen etc..

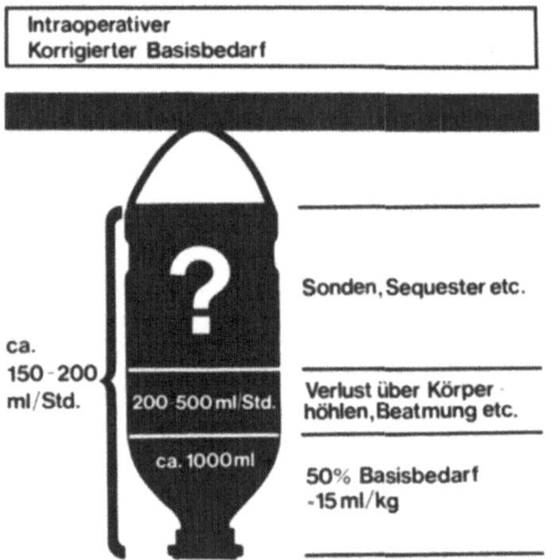

Abb. 17

Schätzt man den korrigierten intraoperativen Basisbedarf etwa
für abdominalchirurgische Standardeingriffe ab, so kann man von
einem Mindestbedarf von etwa 2,5 ml/kg/h oder 150 - 200 ml/h
ausgehen, sollen im Rahmen derartiger Eingriffe über die Folgen der präoperativen Flüssigkeitskarenz hinaus die intraoperativ entstandenen Verluste bis zum Operations<u>ende</u> adäquat ersetzt
sein. Bei allen anderen operativen Interventionen (großflächige
Resektionen, intrathorakale Eingriffe etc.) ist von einem zum
Teil wesentlich höheren Bedarf auszugehen (<u>6</u>).

Der intraoperative Bedarf erstreckt sich naturgemäß nicht nur
auf die Flüssigkeit, sondern in gleichem Ausmaß auf Elektrolyte,

wobei insbesondere dem Natrium eine ausschlaggebende Bedeutung
zukommt. Kalium hingegen wird während der Operation nach wie
vor mit Zurückhaltung appliziert, da man davon ausgeht, daß
durch die Gewebstraumatisierung, gegebenenfalls durch unbemerk-
te Azidosen, durch die Applikation von Succinylcholin etc. extrazelluläre Hyperkaliämien entstehen können, dies insbesondere, wenn vorübergehend eine insuffiziente Nierenfunktion auf-
tritt (19).

Wenn auch die verschiedenen operativen Bereiche in Details va-
riierende Erfordernisse hinsichtlich des korrigierten Basisbedarfes aufweisen mögen, so ergeben sich schwerwiegende Änderungen gegenüber dem bisher skizzierten Regime bei transurethralen
Elektroresektionen im Bereich der Urologie. Die zur kontinuier-
lichen Spülung der Blase benützten elektrolytfreien Lösungen
werden in unterschiedlichem Ausmaß - abhängig von Zeitdauer und
Größe des operativen Eingriffs - in den Kreislauf reabsorbiert.
Man kann davon ausgehen, daß von 1.000 ml Spülflüssigkeit im
Verlaufe einer Elektroresektion zwischen 25 und 90 % in den
Kreislauf reabsorbiert werden, ein Teil geht ins perineale und
retroperitoneale Gewebe.

Da es sich um völlig elektrolytfreie Lösungen - also freies
Wasser - handelt, kommt es zum typischen Bild der hypotonen
Hyperhydration bis zur Wasserintoxikation. In den Bereichen,
in denen auch heute noch Sterilwasser zur Spülung verwendet
wird, kann darüber hinaus eine Hämolyse mit konsekutiver Hyperkaliämie verursacht werden. Prä- und intraoperativ muß bei derartigen Eingriffen Natrium in isotoner Konzentration zugeführt
werden, bei ausgedehnteren Resektionen sollte zusätzlich 3- bis
5%ige Natriumchloridlösung in einer Menge zwischen 100 und 300 ml
infundiert werden, um die Entwicklung einer Wasserintoxikation
zu verhindern (22).

Die postoperative Infusionstherapie wird in wesentlichen Punk-
ten in Analogie zu den bereits erörterten präoperativen Erfordernissen stehen (Abb. 18). In der postoperativen Phase ist jedoch davon auszugehen, daß durch Katabolie und Lipolyse endogen
vermehrt freies Wasser produziert wird, daß im Rahmen von Transmineralisationsvorgängen Natrium im Austausch gegen Kalium in
die Zelle wandert und damit eine extrazelluläre Hypotonie entsteht. Gleichzeitig wird vermehrt Kalium ausgeschieden.

So ist einmal der Flüssigkeitsbedarf höher als in der präoperativen Phase, d. h. er entspricht der Größenordnung des korrigierten Basisbedarfes. Die extrazelluläre Hypotonie erfordert
darüber hinaus eine höhere Natrium- und Chloridzufuhr als es
der Erhaltung des Basisbedarfes entspricht. Zudem konnte nachgewiesen werden (24), daß die früher beobachtete postoperative
Natriumretention ausschließlich Folge eines Natriummangels ist.

Schließlich muß zumindest der normale Kaliumverlust ersetzt
werden, auch wenn postoperativ vermehrt Kalium ausgeschieden
wird. Diese postoperative Kaliumausscheidung ist jedoch auch
mit einer Einschränkung der Kaliumkapazität verbunden. Solange
Kohlenhydrate und Aminosäuren nicht in die postoperative Infu-

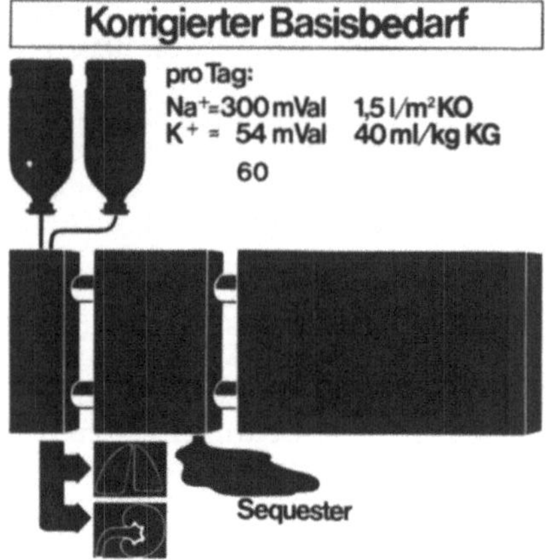

Abb. 18

sionstherapie in nennenswertem Umfang einbezogen werden, reicht
trotz scheinbar erhöhter Ausscheidung die Deckung des physiologischen Basisbedarfes mit geringen Korrekturen nach oben aus.

Eine dazu geeignete korrigierte Basislösung würde etwa die in
Abb. 19 aufgeführte Konfiguration haben und bei unbeeinträch-
tigter präoperativer Ausgangslage, gering oder höchstens mäßig-
gradig traumatisierenden Eingriffen den perioperativen Bedarf
für ca. 60 h decken können (Abb. 19).

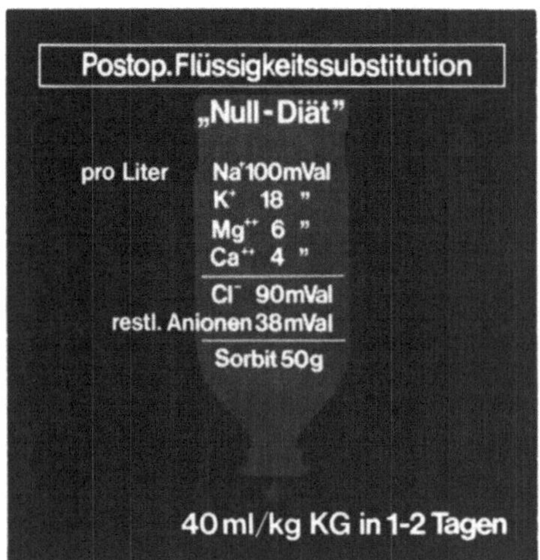

Abb. 19

Bei allen Patienten in gutem Allgemeinzustand, d. h. mit guter
präoperativer Ausgangslage, deren postoperative Rekonvaleszenz
absehbar ist, bei denen der nahrungsfreie Zeitraum jedoch über
60 h liegt, muß die parenterale Substitution über den Rahmen
der reinen Flüssigkeits- und Elektrolytapplikation hinausgehen
(Abb. 20). Eine dazu geeignete Lösung zur "Basisernährung" ent-

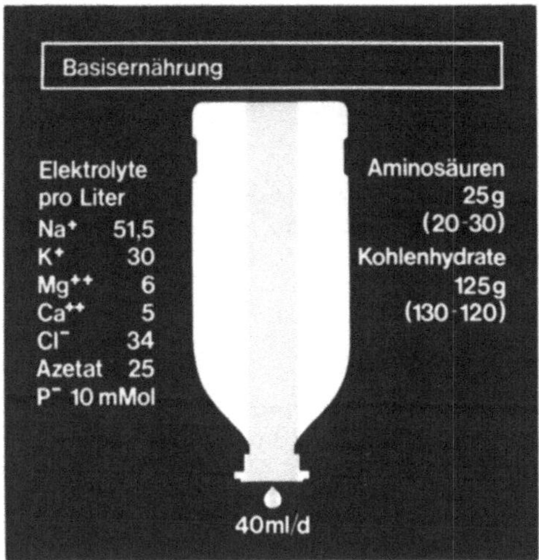

Abb. 20

hält Eiweißgrundsubstanz und Energie im Sinne eines Basisange-
botes, sie kann normalerweise auch über periphere Venen zugeführt werden.

Literatur

1. AHNEFELD, F. W.: Die mittelfristige Infusionstherapie. In:
   Postaggressionsstoffwechsel. Grundlagen, Klinik, Therapie
   (eds. G. HEBERER, K. SCHULTIS, K. HOFFMANN), p. 101. Stuttgart-New York: Schattauer-Verlag 1976.

2. AHNEFELD, F. W., BURRI, C., DICK, W., HALMAGYI, M.: Infusionstherapie I. Schriftenreihe Klinische Anästhesiologie,
   Bd. 3, p. 73 - 76. München: Lehmanns-Verlag 1973.

3. AHNEFELD, F. W., BURRI, C., DICK, W., HALMAGYI, M.: Infusionstherapie I. Schriftenreihe Klinische Anästhesiologie,
   Bd. 3, p. 164 - 180. München: Lehmanns-Verlag 1973.

4. AHNEFELD, F. W., BURRI, C., DICK, W., HALMAGYI, M.: Grund-
   lagen der postoperativen Ernährung. Schriftenreihe Klinische
   Anästhesiologie und Intensivtherapie, Bd. 6, p. 128. Berlin-
   Heidelberg-New York: Springer-Verlag 1975.

5. AHNEFELD, F. W., DÖLP, R.: Der Basisbedarf im Wasser- und
   Elektrolytstoffwechsel zur Erhaltung der Homöostase. In: Infusionstherapie I. Schriftenreihe Klinische Anästhesiologie
   (eds. F. W. AHNEFELD, C. BURRI, W. DICK, M. HALMAGYI), Bd. 3,
   p. 58. München: Lehmanns-Verlag 1973.

6. AHNEFELD, F. W., DÖLP, R.: Die Grundlagen der postoperativen
   und posttraumatischen Infusionstherapie. In: Grundlagen der
   postoperativen Ernährung. Schriftenreihe Klinische Anästhesiologie und Intensivtherapie (eds. F. W. AHNEFELD, C. BURRI,
   W. DICK, M. HALMAGYI), Bd. 6, p. 84. Berlin-Heidelberg-New
   York: Springer-Verlag 1975.

7. BÄSSLER, K. H.: Wasser-, Elektrolyt- und Säure-Basen-Haushalt; Energie- und Proteinstoffwechsel. In: Postaggressionsstoffwechsel. Grundlagen, Klinik, Therapie (eds. G. HEBERER, K. SCHULTIS, K. HOFFMANN), p. 21. Stuttgart-New York: Schattauer-Verlag 1976.

8. BAUR, H.: Der Wasser- und Elektrolythaushalt des Kranken. Anaesthesiologie und Wiederbelebung, Bd. 65. Berlin-Heidelberg-New York: Springer-Verlag 1973.

9. BLAND, J. H.: Störungen des Wasser- und Elektrolythaushaltes. Stuttgart: Thieme-Verlag 1959.

10. BROST, F.: Diagnose und Korrektur der Störungen im Wasser-Elektrolyt-Haushalt. In: Infusionstherapie I. Schriftenreihe Klinische Anästhesiologie (eds. F. W. AHNEFELD, C. BURRI, W. DICK, M. HALMAGYI), Bd. 3, p. 83. München: Lehmanns-Verlag 1973.

11. BURNELL, J. M., SCRIBNER, B. H.: Serum potassium concentration as a guide to potassium need. JAMA $\underline{164}$, 959 (1957).

12. DICK, W.: Pathophysiologie des Wasser-, Elektrolyt- und Säure-Basen-Haushaltes. In: Infusionstherapie I. Schriftenreihe Klinische Anästhesiologie (eds. F. W. AHNEFELD, C. BURRI, W. DICK, M. HALMAGYI), Bd. 3, p. 193. München: Lehmanns-Verlag 1973.

13. DICK, W., DÖLP, R.: Wasser- und Elektrolythaushalt im Alter. In: Intensivtherapie im Alter (eds. K. LANG, R. FREY, M. HALMAGYI). Anaesthesiologie und Wiederbelebung, Bd. 86, p. 63. Berlin-Heidelberg-New York: Springer-Verlag 1974.

14. DICK, W., SEELING, W.: Wasser- und Elektrolytbedarf bei der parenteralen Ernährung. In: Infusionstherapie II: Parenterale Ernährung. Schriftenreihe Klinische Anästhesiologie und Intensivtherapie (eds. F. W. AHNEFELD, C. BURRI, W. DICK, M. HALMAGYI), Bd. 7, p. 108. Berlin-Heidelberg-New York: Springer-Verlag 1975.

15. DOEHN, M., JUNGCK, E.: Nebenwirkungen bei der Therapie der metabolischen Alkalose mit Aminosäurehydrochloriden und HCl: Auswirkung auf den Serum-Kalium-Spiegel. Anaesthesist $\underline{23}$, 299 (1974).

16. DÖLP, R., AHNEFELD, F. W., FODOR, L., REINEKE, H.: Grundsätze der Wasser- und Elektrolytsubstitution in der Infusionstherapie. Infusionstherapie $\underline{2}$, 146 (1973/74).

17. DÖLP, R., AHNEFELD, F. W.: Dosierungs- und Anwendungsrichtlinien für die intravenöse Zufuhr von Nährstoffen in der intra- und postoperativen Phase. In: Infusionstherapie II: Parenterale Ernährung. Schriftenreihe Klinische Anästhesiologie und Intensivtherapie (eds. F. W. AHNEFELD, C. BURRI, W. DICK, M. HALMAGYI), Bd. 7, p. 154. Berlin-Heidelberg-New York: Springer-Verlag 1975.

18. DÜSING, R., KRAMER, H. J.: Diagnose und Behandlung von Störungen des Kaliumhaushaltes unter besonderer Berücksichtigung der Infusionstherapie. Infusionstherapie $\underline{2}$, 409 (1975).

19. HALMAGYI, M.: Spezielle Gesichtspunkte der Korrektur bei operierten und traumatisierten Patienten. In: Infusionstherapie I. Schriftenreihe Klinische Anästhesiologie (eds. F. W. AHNEFELD, C. BURRI, W. DICK, M. HALMAGYI), Bd. 3, p. 118. München: Lehmanns-Verlag 1973.

20. HALMAGYI, M., LANGE, R.: Dosierungs- und Anwendungsrichtlinien der intravenösen Zufuhr von Nährstoffen in der präoperativen Phase. In: Infusionstherapie II: Parenterale Ernährung. Schriftenreihe Klinische Anästhesiologie und Intensivtherapie (eds. F. W. AHNEFELD, C. BURRI, W. DICK, M. HALMAGYI), Bd. 7, p. 148. Berlin-Heidelberg-New York: Springer-Verlag 1975.

21. KOLLOCH, R., STUMPE, K. O.: Infusionstherapie bei Störungen des Natrium- und Wasserhaushalts. Infusionstherapie $\underline{2}$, 401 (1975).

22. MADSEN, P. O., KNUTZ, O. E., WAGENKNECHT, L. V.: Über die Spülflüssigkeiten und ihre Absorption während der transurethralen Prostataresektion. Urologe $\underline{8}$, 309 (1969).

23. PETERS, H.: Defizitäre Ernährungslagen in der selektiven Abdominalchirurgie. In: Postaggressionsstoffwechsel. Grundlagen, Klinik, Therapie (eds. G. HEBERER, K. SCHULTIS, K. HOFFMANN), p. 77. Stuttgart-New York: Schattauer-Verlag 1976.

24. RANDALL, R. E., PAPPER, S.: Mechanism of postoperative limitation in sodium excretion. The role of extracellular fluid volume and of adrenal cortical activity. J. clin. Invest. $\underline{37}$, 1628 (1958).

25. SCHILDBERG, F. W.: Die kurzfristige Infusionstherapie. In: Postaggressionsstoffwechsel. Grundlagen, Klinik, Therapie (eds. G. HEBERER, K. SCHULTIS, K. HOFFMANN), p. 89. Stuttgart-New York: Schattauer-Verlag 1976.

26. SCHULTIS, K., BEISBARTH, H.: Pathobiochemie und Postaggressionsstoffwechsel. In: Infusionstherapie II: Parenterale Ernährung. Schriftenreihe Klinische Anästhesiologie und Intensivtherapie (eds. F. W. AHNEFELD, C. BURRI, W. DICK, M. HALMAGYI), Bd. 7, p. 35. Berlin-Heidelberg-New York: Springer-Verlag 1975.

27. SIEGENTHALER, W., WÜRSTEN, D.: Pathophysiologische Grundlagen der Körperflüssigkeiten. In: Infusionstherapie I. Schriftenreihe Klinische Anästhesiologie (eds. F. W. AHNEFELD, C. BURRI, W. DICK, M. HALMAGYI), Bd. 3, p. 22. München: Lehmanns-Verlag 1973.

28. STUMPE, K. O., KOLLOCH, R.: Infusionstherapie bei Störungen des Säure-Basen-Haushalts. Infusionstherapie $\underline{2}$, 417 (1975).

29. TRUNIGER, B.: Wasser- und Elektrolythaushalt. Diagnostik und Therapie. Stuttgart: Thieme-Verlag 1974.

30. ZUMTOBEL, V.: Die präoperative Statuserhebung. In: Postaggressionsstoffwechsel. Grundlagen, Klinik, Therapie (eds. G. HEBERER, K. SCHULTIS, K. HOFFMANN), p. 69. Stuttgart-New York: Schattauer-Verlag 1976.

Besonderheiten der Substitution mit Wasser und Elektrolyten in Schwangerschaft und Geburt

Von P. Milewski und R. Schuhmann

Wenn wir uns den Problemen einer Infusionstherapie in der Schwangerschaft zuwenden, so müssen wir zwangsläufig die physiologischen Veränderungen des schwangeren Organismus in den Vordergrund stellen. Auch die wesentlichen, für den angesprochenen
Bereich bedeutsamen Krankheitsbilder sowie die Situation unter
der Geburt wollen wir in die Betrachtung einbeziehen.

Die normale Schwangerschaft ist gekennzeichnet durch einen
äußerst intensiven Flüssigkeits- und Elektrolytaustausch zwischen Mutter und Fetus, der sein Maximum in der 30. bis 35. Wo-
che erreicht und dieses Niveau bis zur Geburt beibehält. Der
diaplazentare Wasseraustausch beträgt dann bis zu 4 l/h; das
sind über 80 l am Tag, d. h. 3.000- bis 4.000mal mehr als letztlich von der Frucht retiniert wird. Um diesen regen Flüssigkeitsaustausch gewährleisten zu können, erhöht die Schwangere
ihren Wasserbestand, es kommt zu einer isotonen Ausweitung des
Extrazellulärraumes um etwa 20 bis 30 % (7), während der Intrazellulärraum weitgehend konstant bleibt (Abb. 1).

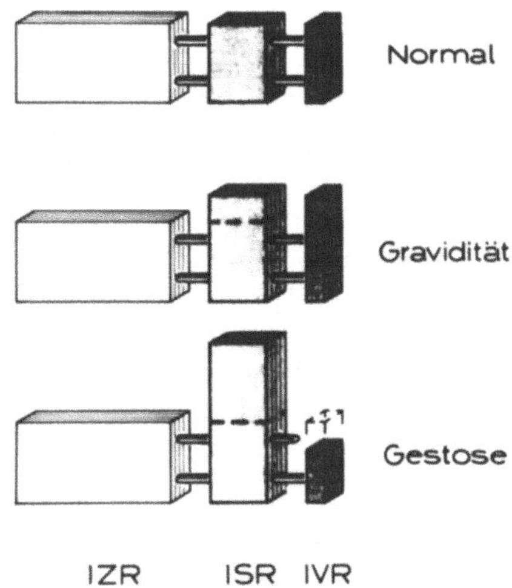

Abb. 1. Flüssigkeitsräume

Die interstitielle Flüssigkeit nimmt hierbei um 3 bis 4 l und
das Blutvolumen und das Herzzeitvolumen nehmen um 1 bis 1,5 l
zu. Dies entspricht der Vergrößerung der Gefäßgebiete (Uterus,
Mammae, übrige Genitalorgane, Venengeflechte der unteren Extre-
mitäten etc.). Diese Vorgänge stellen eine notwendige Anpassung

dar, sind also als Soll-Volumen und nicht als Reservekapazität
zu sehen. Notwendigerweise geht mit der Wasseranreicherung auch
eine entsprechende Zunahme des Natriumbestandes einher. Die Ausweitung der Lösungsräume, die Gewebszunahme der Mutter und der
Bedarf des Feten lassen die Natriumbilanz in der Schwangerschaft
positiv werden. Die Retention beträgt insgesamt etwa 700 bis
800 mval Natrium (7).

Eine wesentliche Bedeutung für die Vergrößerung des Extrazellulärraumes kommt den Östrogenen zu. Unter ihrem Einfluß depoly-
merisieren die Mukopolysaccharide der Grundsubstanz im Interstitium. Die Folge ist eine Gewebsauflockerung mit erhöhter Was-
serspeicherung. In den letzten Schwangerschaftswochen vergrößert
sich der interstitielle Raum unter der Einwirkung ständig zunehmender Östrogenspiegel auf Kosten des intravasalen Volumens.
Die Serumproteine, speziell das Albumin, erfahren ebenfalls einen Anstieg ihrer Gesamtmenge (3), die jedoch von der Zunahme
des Plasmavolumens noch übertroffen wird, so daß eine Erniedrigung der Proteinkonzentration (5,5 bis 7,5 g%) und damit des
kolloidosmotischen Druckes um etwa 20 % resultiert (3, 7, 12).
Die Hämodilution bedingt auch eine Abnahme anderer Laborwerte
(z. B. Hb-Wert, Erythrozytenzahl, Hämatokrit, Harnstoff, Blutzucker, Elektrolyte, Eisen).

Obwohl aufgrund der Ausweitung des Extrazellulärraumes bis zu
80 % aller Schwangeren Ödeme haben, bleibt die Flüssigkeits-
homöostase bei der normalen Schwangeren erhalten, d. h. sie
wird zugeführtes Natrium und Wasser in gleicher Weise wie Nicht-
schwangere wieder ausscheiden. Und dies geschieht, obwohl eine
Vielzahl vorwiegend hormoneller Faktoren an der Niere wirksam
wird (Abb. 2). Hier ist einmal die erhebliche Zunahme der Nierendurchblutung zu nennen, wodurch der Filtrationsdruck und das
Glomerulumfiltrat bis zu 50 % ansteigen. Sodann wird dem Progesteron neben einem gefäßerweiternden (14) auch ein direkter
natriuretischer Effekt zugeschrieben (7). Eine indirekte Wirkung auf die Natriumausscheidung gewinnt Progesteron zusätzlich
durch die Einschränkung der pulmonalen Diffusionskapazität, die
eine der wesentlichen Ursachen für die Hyperventilation der
Schwangeren ist. Diese Bedarfshyperventilation (4) führt über
die Erniedrigung des PCO_2 und die reaktive renale metabolische
Kompensation zur Abnahme des Bikarbonatpuffers. Hiermit ist
auch ein ständiger Kationenverlust verbunden, sichtbar in niedrigen Natriumwerten im Serum und in der Abnahme der Osmolarität
um etwa 3 % (ca. 9 mosmol/l) (2, 12, 20).

Die in der Tabelle 1 aufgeführten Befunde, die wir am Ende der
Schwangerschaft bei Eintritt in den Ablauf der Geburt erhoben
haben, bestätigen die Tendenz zu niedrigen Serumnatriumwerten
und zeigen die eindrucksvolle Zunahme der alveolären Ventilation, der relativ bescheidene O_2-Partialdrucke zugeordnet sind.
Die metabolische Kompensation ist erkennbar.

Als Reaktion auf die Progesteroneffekte und zur Sicherung des
Natriumbestandes steigt die Aldosteronaktivität. Die Sekretions-
rate, die Serumspiegel und die Ausscheidung von Aldosteron im
Urin sind erhöht. Es handelt sich um ein Gleichgewicht auf hö-

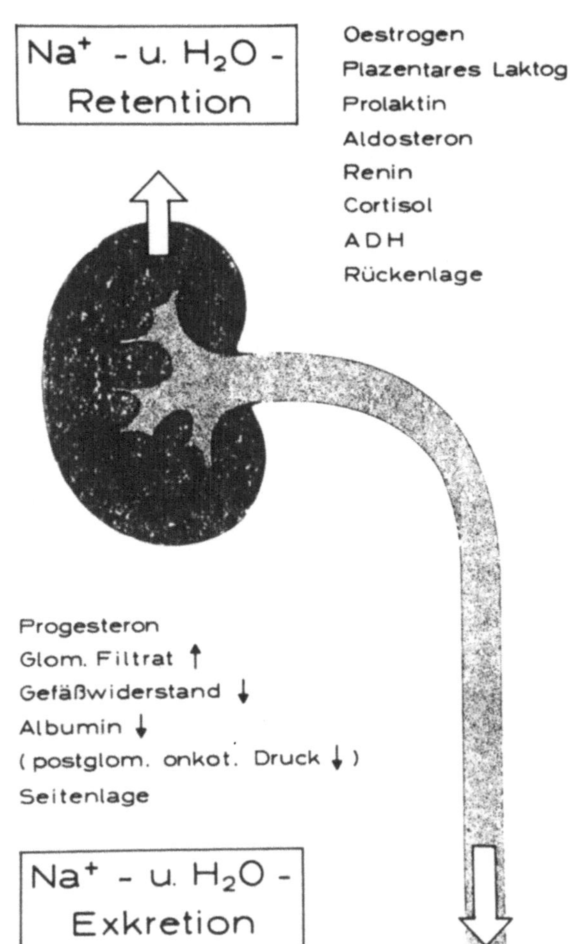

Abb. 2

herem Level zwischen den Progesteron- und den Aldosteroneffek-
ten. Zwischen der Sekretionsrate von Pregnandiol, dem Haupt-
metaboliten des Progesterons im Urin, und der Aldosteronsekre-
tionsrate wurde eine direkte Korrelation nachgewiesen. Nach einer Sekretionshemmung des Aldosteron mit Heparinoid erfolgte
ein erheblicher Natriumverlust, obwohl die Aldosteronspiegel
nicht unter außergravide Normwerte abfielen. Die Natriurese wurde erst gestoppt, als die Aldosteronspiegel wieder ihren hohen
Ausgangswert erreicht hatten (5).

Die Östrogene sind verantwortlich für die erhöhten Reninspiegel
und damit für die verstärkte Aktivität des Renin-Angiotensin-
Aldosteron-(RAA)-Systems in der Schwangerschaft (2, 5, 12, 17).
Die Regulation dieses aktivierten Systems erfolgt jedoch auf
die gleiche Weise wie bei Nichtschwangeren, also durch Reaktionen auf Änderungen der Natriumkonzentration und des Volumens
(2, 5). Renin wird in der Schwangerschaft nicht nur im juxta-

Tabelle 1. Elektrolyte und Säuren-Basen-Status am Beginn der
Eröffnungsperiode ($\bar{x} \pm s$; n = 50)

Natrium	(mval/l)	$137,25 \pm 3,21$
Kalium	(mval/l)	$4,45 \pm 0,78$
pH-Wert		$7,45 \pm 0,05$
Basenüberschuß	(mval/l)	$-3,45 \pm 2,91$
Standardbikarbonat	(mval/l)	$21,56 \pm 2,22$
PCO_2	(mm Hg)	$26,35 \pm 5,13$
PO_2	(mm Hg)	$83,02 \pm 16,46$

glomerulären Apparat, sondern wahrscheinlich auch in der Dezidua
gebildet (9). Es spielt vermutlich eine direkte und wichtige
Rolle in der Regulation und Verbesserung der uterinen Durchblutung. Im übrigen ist die Reagibilität der Gefäße auf Angiotensin II herabgesetzt, während Noradrenalin unverändert wirksam
bleibt (17, 25). Dies steht im Einklang mit der erhöhten Aktivität des RAA-Systems, die zur Aufrechterhaltung des Gleichgewichtes im Wasser-Elektrolyt-Haushalt notwendig ist, während
andererseits der Gefäßeffekt unerwünscht wäre.

Unter dem Östrogeneinfluß steigen ebenfalls die Spiegel des an
Transkortin gebundenen wie auch des freien, aktiven Kortisol an.
Auch dem Prolaktin und dem plazentaren Laktogen wird eine Ver-
stärkung der renalen Retention von Wasser und Elektrolyten zugeschrieben (12). Die Sekretionsrate von antidiuretischem Hormon ist in der Schwangerschaft ebenfalls erhöht (12). All die
genannten Prinzipien ermöglichen die enorme Natrium- und Was-
serreabsorptionsleistung der Niere, die in Anbetracht der um
30 bis 50 % ansteigenden glomerulären Filtrationsrate (10, 15)
zur Aufrechterhaltung der Homöostase erforderlich ist.

In diesem Zusammenhang muß auch der große Einfluß Beachtung finden, den in den letzten Schwangerschaftswochen die jeweilige
Körperhaltung oder Lagerung auf die Nierenfunktion ausübt. Nach
Untersuchungen von FRIEDBERG (10) kommt es in Rückenlage gegenüber der Seitenlage zu einer Abnahme der Wasserausscheidung um
60 %, die Ausscheidung von Natrium geht um 43 %, die von Kalium
um 40 % zurück. Der renale Plasmastrom nimmt um 20 % und die
glomeruläre Filtrationsrate um 14 % ab. WEINBERGER et al. (25)
konnten in ihren Untersuchungen in jedem Fall eine Zunahme der
Plasmareninaktivität beim Übergang von der Seiten- in die Rücken-
lagerung messen. Die Abnahme des zirkulierenden Plasmavolumens
durch Beeinträchtigung des Reflux in der Vena cava inferior ist
der Stimulus für die Reninfreisetzung.

Welche Folgerungen ergeben sich aus diesen Besonderheiten für
eine Infusionsbehandlung in der Schwangerschaft?

1. Aufgrund ihres hohen Flüssigkeitsumsatzes reagieren Schwangere recht empfindlich auf mangelnde Zufuhr oder auf Verluste

von Wasser. Bei Zuständen länger dauernder Flüssigkeitskarenz, etwa vor und nach notwendig werdenden Anästhesien und
operativen Eingriffen im Verlauf der Schwangerschaft oder
bei erhöhtem Bedarf aufgrund interkurrenter Erkrankungen,
muß demzufolge eine parenterale Substitution erfolgen.

2. Der intensive Wasseraustausch an der Plazenta bewirkt, daß
sich infusionsbedingte Veränderungen der mütterlichen Homöostase bereits innerhalb von 1 h im fetalen Extrazellulärraum
niederschlagen (21).

3. Trotz der erhöhten Leistung, welche die Nieren in der Schwangerschaft erbringen müssen, verfügen sie über eine hinrei-
chende Regulationsbreite zur Aufrechterhaltung der Homöostase, deren Grenzen jedoch erkennbar sind. Während sich einer
mäßigen Natriumreduktion eine ausgleichende Wasserdiurese
anschließt (23), wird eine strenge Salzrestriktion schlecht
toleriert, weil die Niere verzögert reagiert und zunächst
noch überschießend Natrium ausscheidet (15). Die Fähigkeit
der Nieren, größere Mengen exogen zugeführten freien Wassers
auszuscheiden, nimmt im Verlauf der Schwangerschaft deutlich
ab (20). Ebenso schlecht wird eine übermäßige Kochsalzzufuhr
vertragen, weil sich der EZR aufgrund entsprechender Wasserretention akut ausweitet. Besonders Schwangere mit niedriger
Proteinkonzentration können sogar mit präeklamptischer Symptomatik reagieren (23).

Eine Infusionslösung darf daher nicht natriumfrei sein. Andererseits sollte Natrium auch nicht in isotoner Konzentration vorliegen, weil ohnehin der Bedarf Schwangerer an freiem
Wasser durch Hyperventilation, Schwitzen usw. höher liegt.
Der Natriumanteil sollte demzufolge hypoton sein, also eine
Konzentration aufweisen, die auch dem normalen Regulations-
bereich der Nieren bei der Urinproduktion entspricht.

Dies ist besonders wichtig, wenn bei Eiweißmangelzuständen,
auf die wir im Zusammenhang mit der Gestosebehandlung noch
zurückkommen werden, eine gleichzeitige Zufuhr von Humanalbumin notwendig wird. Der Natriumgehalt handelsüblicher Humanalbuminlösungen liegt nämlich nach unseren Messungen in
der Regel sogar im hypertonen Bereich in Konzentrationen um
150 bis 160 mval/l. Einer Hypotonie der begleitenden Elektrolytlösung kommt hier also besondere Bedeutung zu.

Weiterhin muß ein ausreichend hoher Kaliumanteil gewährleistet sein, weil nach Untersuchungen von STRAUSS (23) eine
mangelnde Kaliumzufuhr bei Schwangeren die Retention von
Natrium und Wasser begünstigt.

4. Bei Infusionslösungen, die Kohlenhydrate (besonders Glukose)
und Aminosäuren enthalten, muß in der Schwangerschaft mit
höheren renalen Verlusten gerechnet werden, weil die Zunahme des glomerulären Filtrates nicht verbunden ist mit einer
vermehrten Rückresorptionsleistung der Nieren für diese Substrate.

5. Bei der parenteralen Zufuhr größerer Flüssigkeits- und Elektrolytmengen sollte die Schwangere überwiegend eine Seitenlage einnehmen, um die Beeinträchtigung der renalen Kompensationsmöglichkeiten durch die Rückenlage auszuschalten.
   Dies gilt natürlich in besonderem Maße, wenn exakte Ein- und
   Ausfuhrbilanzen erstellt werden sollen.

Der Einsicht, daß die aufgezeigten Besonderheiten auch für die
Gestaltung einer Infusionsbehandlung normaler Schwangerer Relevanz besitzen, steht eine Erfahrung aus der klinischen Routine
entgegen. Nach einem komplikationslosen Kaiserschnitt erholen
sich die Patientinnen in der Regel sehr rasch, und der postoperative Verlauf ist meist leichter als nach Operationen von ver-
gleichbarem Umfang außerhalb der Gravidität. Aufgrund seiner
Untersuchungen kam MOAYER (19) zu dem Ergebnis, daß es ziemlich belanglos und ohne Auswirkungen auf die Homöostase sei, ob
Frauen nach einem komplikationslosen Kaiserschnitt elektrolyt-
haltige oder -freie Infusionslösungen erhielten. Hierbei muß
aber die besondere Situation bedacht werden. Durch den Wegfall
der Erfordernisse des Feten, durch das Ende der plazentaren hormonellen Beeinflussung des mütterlichen Flüssigkeits- und Ener-
giehaushaltes, durch die Involution des Uterus und durch die hohe Aktivität der Nebennierenrinde kann die Mutter jetzt den vermehrten Flüssigkeits- und Elektrolytbestand und die verbliebe-
nen energetischen Reserven zu ihrer eigenen Restitution voll
nutzen. Daher ist es notwendig, die Schwangerschaft mit ihren
Besonderheiten streng von den Verhältnissen post partum zu tren-
nen.

Mit der Hyperemesis gravidarum soll ein Krankheitsbild angesprochen werden, das in kurzer Zeit zu einer schweren Bedrohung der
Homöostase von Mutter und Fetus werden kann. Durch das Erbrechen von Magensaft resultieren vorwiegend Verluste von freiem
Wasser und von Chlorid; die Verluste von Natrium und Kalium treten demgegenüber etwas zurück. Hinzu kommt die beeinträchtigte
Aufnahme von Wasser, Elektrolyten und Kalorienträgern. Die wesentlichen Folgen sind Exsikkose mit Hämokonzentration, Alkalose und ein rascher Übergang auf den Hungerstoffwechsel. Die renalen Kompensationsmöglichkeiten werden überfordert und die fetale Versorgung bedroht. Für die parenterale Substitution ist
ein ausreichend hoher Anteil von freiem Wasser und Chlorid erforderlich. Der Kaliumgehalt sollte in Anbetracht der Alkalose
und der notwendigen Zufuhr von energetisch wirksamen Substanzen
deutlich höher als in dem verlorenen Magensaft liegen. In schweren Fällen wird eine volle parenterale Ernährung mit Kohlenhydraten und Aminosäuren über einen zentralvenösen Katheter erforderlich.

Bei der EPH-Gestose finden wir Regulationen im Wasser- und Elektrolythaushalt, die sich von denen der normalen Schwangerschaft
grundlegend unterscheiden. Das wird deutlich, wenn wir uns die
Entstehung der Ödeme vor Augen führen (Abb. 3). Sie sind in der
normalen Schwangerschaft vor allem eine Folge der Östrogenwir-
kung auf das Interstitium, wobei dem RAA-System wenig Bedeutung
zukommt. Bei der Gestose stehen die generalisierte Gefäßreak-
tion und der Albuminmangel im Mittelpunkt des pathogenetischen

Normale Schwangerschaft   Gestose

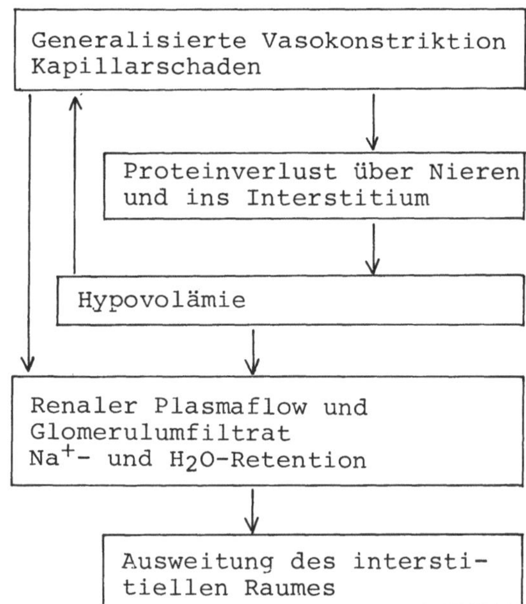

Abb. 3. Vorwiegende Ödemgenese

Ablaufes. Humorale, vasopressorische, aus der Plazenta oder vom
Feten stammende Faktoren (12) werden als Ursache für die Erhöhung des vaskulären Gesamtwiderstandes mit Schädigung und Per-
meabilitätserhöhung der Kapillaren angesehen. Der beachtliche
Albuminverlust ins Interstitium und über die Nieren sowie der
hohe Proteinbedarf des Feten in der Spätschwangerschaft reduzieren das Plasmavolumen, das sich damit dem kontrahierten Intravasalraum anpaßt. Der Volumenmangel unterhält (oder verursacht) seinerseits die Vasokonstriktion. Die Folgen sind eine
Hämokonzentration mit weiterer Beeinträchtigung der Fließeigen-
schaften in der ohnehin verengten Mikrostrombahn und eine Gefährdung der Organdurchblutung. In den Nieren werden durch den
Spasmus der Vasa afferentia der Plasmafluß und damit das Glomerulumfiltrat stark reduziert (1, 8). Die niedrige Primärharn-
menge führt zu einer verstärkten tubulären Rückresorption von
Natrium und Wasser. Es entwickelt sich eine glomerulär-tubuläre
Imbalance (3, 8). Die gesteigerte ADH-Aktivität verdient hier
besondere Erwähnung (1). Welche Bedeutung dem RAA-System zukommt, wird nicht einheitlich beurteilt (1, 3, 5, 14, 15, 17,
24). Bei Gestosepatientinnen werden regelmäßig gegenüber normalen Schwangeren erniedrigte Aldosteron- und Reninspiegel gefunden, was eine ursächliche Beteiligung im pathogenetischen Geschehen unwahrscheinlich macht. Eine gewisse Teilwirkung ist
jedoch nicht auszuschließen, zumal bei der Gestose eine erhöhte
Gefäßreaktivität auf Angiotensin II (5, 11, 14) und Noradrenalin (17) besteht. Als Folge der verstärkten Wasser- und Natriumretention und der Erniedrigung des kolloidosmotischen Druckes

kommt es zu einer gewaltigen isotonen Ausweitung des interstitiellen Raumes, der sich nahezu verdoppeln kann (7). Der Intrazellulärraum und der intrazelluläre Elektrolytgehalt bleiben
auch bei Gestosepatientinnen konstant (Abb. 1) - ein Zeichen
dafür, daß Transmineralisationsvorgänge hierbei keine Rolle
spielen (9). Auch die Spiegel der Serumelektrolyte bleiben bei
der Gestose unverändert (16).

Die Behandlung der Gestose muß sich an den aufgezeigten pathophysiologischen Veränderungen orientieren. Diese machen deutlich, daß von einer primären Behandlung der Gestoseödeme mit
Diuretika keine entscheidende Besserung zu erwarten ist. Auch
Aldosteronantagonisten müssen eine Wirkung verfehlen. Schwerwiegende Nebeneffekte der Diuretika sind bei Mutter und Fetus
bekannt. Das eliminierte Natrium und das Wasser können oft nicht
ausreichend aus der Ödemflüssigkeit nachgeliefert werden, was
zu Lasten des effektiven Plasmavolumens geht und das Krankheitsbild vorantreibt. Zudem treten Kaliummangel, Alkalose und Verschlechterung der Kohlenhydrattoleranz hinzu (14, 24). Beim Feten wurden Natriummangel und hämorrhagische Diathese nach Saluretikatherapie der Mutter gefunden (14). Auch konnte die Rou-
tineanwendung von Diuretika keine Reduktion der Inzidenz von
Gestosen (5) oder der perinatalen Mortalität erreichen (11, 12).

Auch um die Zufuhr wie um die Restriktion von Kochsalz wurden
in der Literatur Kampagnen geführt (15). Nach Natriumbelastun-
gen kann eine prompte Retention des zugeführten Natriums festgestellt werden (8, 9, 20), wodurch eklamptische Anfälle provo-
ziert werden können (14, 23). Andererseits vermag die Gestose-
kranke auch freies Wasser nur verzögert und unvollständig auszuscheiden (20). Auch von der Restriktion von Natrium und Flüssigkeit sind keine Vorteile zu erwarten (12).

Erst nach einer Volumenkorrektur unter Kontrolle des zentralvenösen Druckes und der Diurese ist der Einsatz gefäßerweitern-
der Mittel sinnvoll. Falls daraufhin die Diurese nicht ausreichend in Gang kommt, können Osmodiuretika (Mannit, Sorbit) zugeführt werden.

Alle diese Maßnahmen werden begleitet von der parenteralen Zufuhr einer Elektrolytlösung, für deren Zusammensetzung prinzipiell die gleichen Gesichtspunkte gelten, wie sie bereits im
Zusammenhang mit der normalen Schwangerschaft angesprochen wurden. Hier ist ein reduzierter, also hypotoner Natriumanteil von
besonderer Bedeutung wegen der großen Mengen Humanalbumin, die
in der Regel zur Behebung der Hypovolämie erforderlich sind.
Auf den Natriumgehalt dieser Lösungen wurde bereits hingewiesen. Die Abb. 4 gibt einen Hinweis auf die Größenordnung des
Albuminbedarfes.

Mit Eintritt in den Ablauf der Geburt, also mit Einsetzen der
Wehentätigkeit, ergeben sich für eine Infusionsbehandlung einige weitere Aspekte.

Gebärende werden in Anbetracht möglicher Komplikationen, die
anästhesiologische und operative Maßnahmen zur Geburtsbeendi-

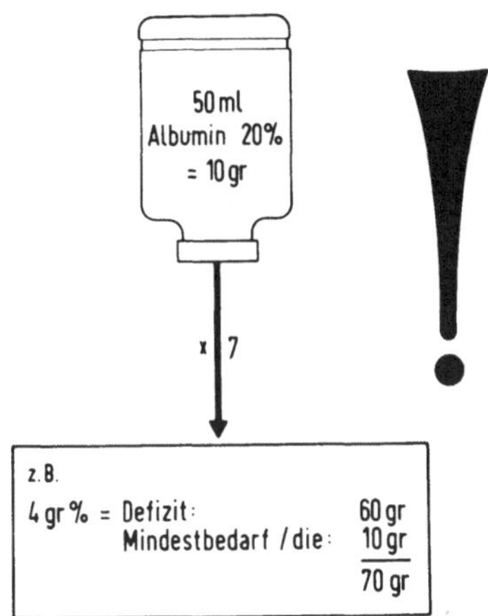

Abb. 4

gung notwendig machen, in aller Regel einer Flüssigkeits- und
Nahrungskarenz unterworfen. Andererseits haben wir bereits auf
die Sensibilität Schwangerer gegenüber einem Flüssigkeitsdefi-
zit hingewiesen. Unter der Geburt erhöht sich der Flüssigkeitsbedarf allein schon aufgrund der auf das Zweifache gesteigerten
Atemtätigkeit. Die Indikation für eine parenterale Substitution
von Flüssigkeit und Elektrolyten sollte also großzügig gestellt
werden. Darüber hinaus ergeben sich aus der Forderung nach einem venösen Zugang sowie aus dem Bedarf an Trägerlösungen für
Medikamente und Wehenmittel weitere Indikationen für die Anwendung von Elektrolytlösungen unter der Geburt. Da jedoch der Natriumgehalt nicht zu hoch sein darf, wird die Isotonie der Lösungen durch einen entsprechenden Kohlenhydratzusatz aufrechterhalten. Oft werden auch höherprozentige Kohlenhydratlösungen
der Mutter infundiert, um die energetische Situation eines in-
trauterin gefährdeten Feten zu verbessern. Aus diesen Gründen
sind einige Hinweise zum Energiestoffwechsel von Mutter und Fetus unter der Geburt erforderlich.

Im Verlauf der Schwangerschaft vollziehen sich tiefgreifende
Umstellungen im mütterlichen Energiehaushalt, die mit dem Begriff Accelerated starvation apostrophiert werden können (Tabelle 2). Diese kennzeichnet die rasche und erleichterte Bereit-
stellung endogener Energiereserven vor allem aus den Fettdepots,
also eine beschleunigte Umstellung auf die Bedingungen des Hun-
gerstoffwechsels, wenn das exogene Substratangebot an die Mutter
vermindert ist. Diese Aktivierung des mütterlichen Fettstoff-
wechsels dient der ausreichenden Glukoseversorgung des Feten.
Bei jeder Mangel- oder Belastungssituation, wie sie beispielsweise während der Geburt gegeben ist, reagiert der mütterliche
Organismus demzufolge mit einem Spareffekt für Glukose und uti-
lisiert vorwiegend Fettsäuren, während der fetale Bedarf weiterhin durch Glukose gedeckt werden kann.

Als Ursache hierfür kommen eine Reihe antiinsulinärer und lipo-
lytischer Faktoren in Betracht. Eine zentrale Funktion ist dabei dem plazentaren Laktogen zuzumessen, das für eine Steigerung
der Lipolyse mit verstärkter Mobilisation freier Fettsäuren und

Tabelle 2. Stoffwechsel intra partum

	Mutter	Fetus
Energieliefernde Prozesse (Reihenfolge entspricht der Bedeutung)	Lipolyse Ketogenese Glykogenolyse Glukoneogenese	Glykogenolyse Glukoneogenese
Besonderheit des Energiebedarfes	Verdoppelung mit fortschreitender Geburt	Anaerobe Glykolyse während der Entbindung und der postpartalen Umstellungsperiode
Wichtigstes endogenes Substrat	Freie Fettsäuren	Glukose
Kennzeichnung der Stoffwechsellage	"Accelerated starvation" (FREINKEL)	"Accelerated gluconeogenesis" (SPELLACY)

Verschlechterung der Glukosetoleranz verantwortlich ist. Bei
Nahrungskarenz der Mutter sind die aufgezeigten Mechanismen für
die mütterliche und fetale Energieversorgung jedoch nur begrenzt
belastbar. Das zeigt sich an den gegenüber Nichtschwangeren erniedrigten Nüchternblutzuckerspiegeln. Diese Nüchternhypoglykämie
der Schwangerschaft ist Folge eines Mangels an Glukosepräkurso-
ren im Sinne eines Substrate deficiency syndrome. Limitierend
für die Glukoneogenese sind hierbei nicht Laktat, Pyruvat oder
Glyzerin, sondern die Aminosäuren als Hauptquelle für die Neu-
synthese von Glukose (6).

Wenn die Mutter hungert, bleibt von den Auswirkungen auch der
Fetus nicht lange verschont. Die zurückgehende transplazentare
Glukoseaufnahme zwingt ihn, seine Glykogenvorräte anzugreifen.
Aber auch die glukoneogenetischen Stoffwechselwege werden bereits vom Feten beschritten, was einen rasch zunehmenden Amino-
säurenkatabolismus zur Folge hat. Dies muß sich bei ohnehin in-
trauterin mangelversorgten Kindern fatal auswirken.

Gerade in diesen Fällen sollte es jedoch vermieden werden, die
metabolische Belastbarkeit des Feten durch eine vorzeitig in-
duzierte Inanspruchnahme und Verringerung seiner Akutreserven
zu mindern und darüber hinaus seinen Protein- und Enzymbestand
zu beeinträchtigen.

Es erhebt sich also von den Besonderheiten im Energiehaushalt
her die Forderung, bei Schwangeren und Gebärenden, die einer
länger dauernden Flüssigkeits- und Nahrungskarenz unterworfen
sind, nicht allein der Substitution von Flüssigkeit und Elektrolyten Bedeutung zuzumessen und den Kohlenhydratanteil nicht lediglich als eine inerte Beigabe zur Gewährleistung der Isotonie
zu betrachten. Ein Angebot von Kohlenhydratkalorien erscheint
unter diesen Aspekten sogar notwendig zu sein.

Andererseits wird sich die skizzierte Stoffwechsellage auf die
Verwertung parenteral verabfolgter Kohlenhydrate auswirken müssen (18). Das konnten wir anhand von Untersuchungen feststel-
len, bei denen 50 Gebärenden durchschnittlich 4 h lang bis zur
Entbindung Glukose- und Nicht-Glukose-Kohlenhydrat-Lösungen im
Vergleich mit physiologischer NaCl-Lösung infundiert bekamen.
Die Zufuhrrate betrug 0,31 g Kohlenhydrate/kg KG/h, und die Lösungen waren mit einem definierten Elektrolytzusatz abgedeckt
bei einem Natriumgehalt von 100 mval/l und einem Kaliumgehalt
von 18 mval/l.

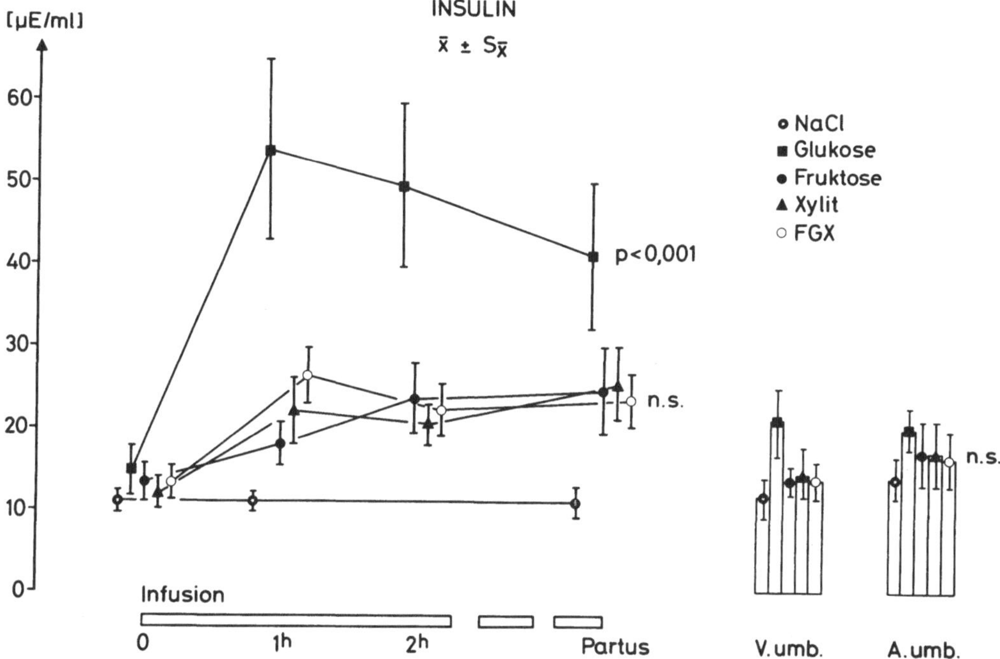

Abb. 5

Hier sei besonders auf die Wirkungen der Glukosezufuhr hingewiesen. Die Blutzuckerspiegel erreichten in der Gruppe, die
eine Glukoselösung erhalten hatte, kein steady state. Wie die
Abb. 5 zeigt, vermochte das reaktiv ausgeschüttete Insulin
nicht die ansteigenden Blutzuckerspiegel zu beeinflussen. Die
Berechnung der totalen Clearance ergab für die Glukose eine
zwei- bis dreifach geringere Eliminationsrate aus dem Serum im
Vergleich mit den übrigen Kohlenhydraten.

Demgegenüber kam die Insulinwirkung auf den Fettstoffwechsel
zum Tragen, wie die Hemmung der unter der Geburt weiter ansteigenden Lipolyserate anhand der Suppression der Glyzerinfrei-
setzung zeigte. Auch die Spiegel der freien Fettsäuren und der
ß-Hydroxybuttersäure fielen prompt ab.

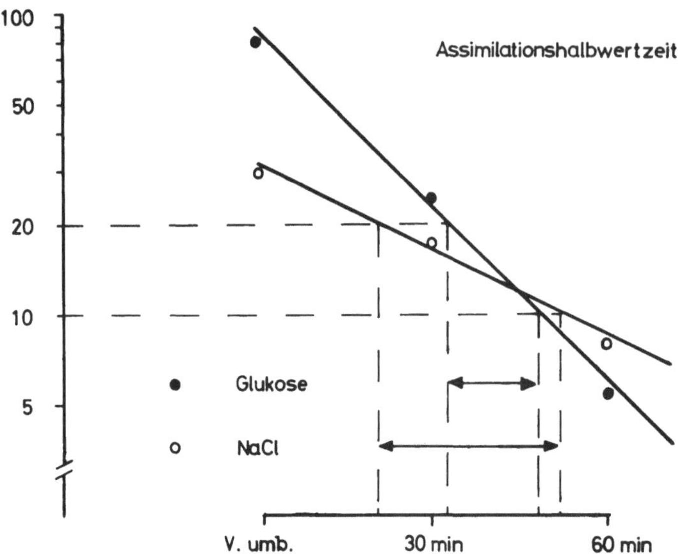

Abb. 6

Die intrapartal über mehrere Stunden erhöhten mütterlichen Blutzuckerspiegel übertrugen sich auch auf den Feten und bewirkten
eine Induzierung seiner normalerweise verzögerten Insulinreak-
tion. Diese fand ihren Ausdruck in einer gegenüber der Kontrollgruppe auf das Zweifache beschleunigten postpartalen Glukose-
assimilationsrate (Abb. 6). Eine verstärkte Insulinwirksamkeit
behindert jedoch in der Adaptationsphase des Neugeborenen post
partum den raschen Übergang auf die Energiegewinnung aus endogenen Substraten wie Glykogen und Fett und bringt die Gefahr
hypoglykämischer Reaktionen mit sich.

Gegen eine parenterale Anwendung von Glukose unter der Geburt
müssen demzufolge ernsthafte Bedenken geltend gemacht werden.
Sie beeinträchtigt die Glukosehomöostase und induziert hormonelle Reaktionen bei Mutter und Fetus. Weiterhin hemmt sie die
bedeutsame Energiegewinnung der Mutter aus Lipiden ohne selbst
hinreichend verwertbar zu sein. In Anbetracht der Verdoppelung
des Energiebedarfes im Verlauf der Geburt besteht die Möglichkeit eines Defizits. Die Nicht-Glukose-Kohlenhydrate und besonders eine Kombination aus Fruktose, Glukose und Xylit (2:1:1)
wurden demgegenüber besser verwertet und induzierten keine nach-
teiligen Stoffwechselwirkungen bei Mutter und Fetus.

Während die Serumnatriumspiegel in dieser Untersuchungsreihe er-
wartungsgemäß keine Veränderungen oder Unterschiede zeigten,
fielen die Kaliumspiegel im Verlauf der Geburt signifikant in
allen Gruppen um etwa 0,3 bis 0,4 mval/l ab (Abb. 7). Die höheren fetalen Kaliumwerte sind im Zusammenhang mit dem niedrigeren postpartalen pH-Wert zu sehen (Abb. 8). Die höchsten Kalium-

KALIUM
x̄ ± Sx̄
[mval/l]
o NaCl
■ Glukose
● Fruktose
▲ Xylit
FGX
9
8
7
6
5
4
3
p < 0,01
n.s.
Infusion
0
1h
2h
Partus
V. umb.
A. umb.

Abb. 7

pH
x̄ ± Sx̄
7,5
7,4
7,3
7,2
7,1
o NaCl
■ Glukose
● Fruktose
▲ Xylit
○ FGX
0
Partus
V. umb.
A. umb.
1/2h
1h
2h
3h

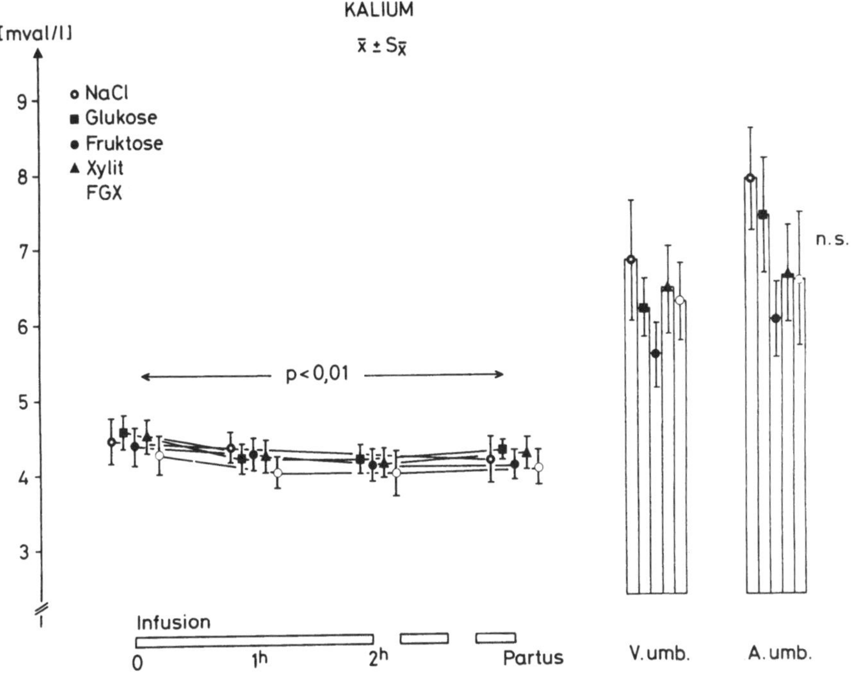

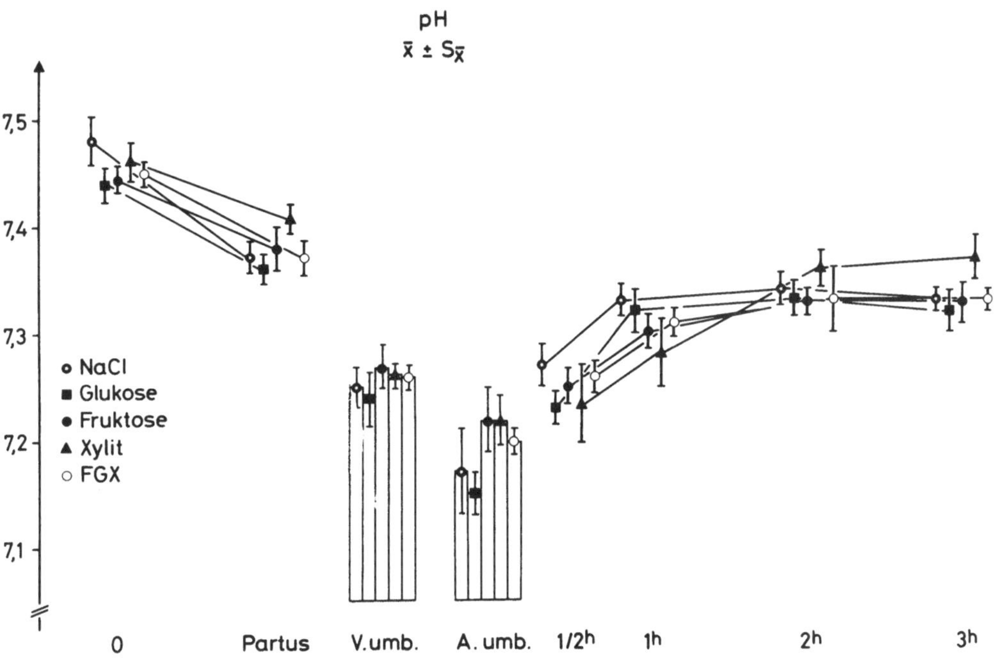

Abb. 8

spiegel wies sogar die Kontrollgruppe auf, die eine kaliumfreie
Lösung erhalten hatte, was einen Zusammenhang der fetalen Werte
mit der Kaliumzufuhr an die Mutter ausschließt und auf den ei-
genständigen fetalen Metabolismus hinweist. Dies wird bekräf-
tigt durch die negative Korrelation mütterlicher und fetaler
Kaliumwerte, die demgegenüber beim Natrium eine signifikante
Abhängigkeit aufwiesen. Der Abfall des mütterlichen pH-Wertes
bei allen Schwangeren im Verlauf der Geburt (Abb. 8) läßt sich
nur schwerlich mit der gleichlaufenden Abnahme des Kaliumspie-
gels vereinbaren, zumal über die Kohlenhydratlösungen noch Kalium zugeführt wurde. Diese Befunde lassen den Schluß zu, daß
während der Geburt ein hoher Kaliumbedarf besteht.

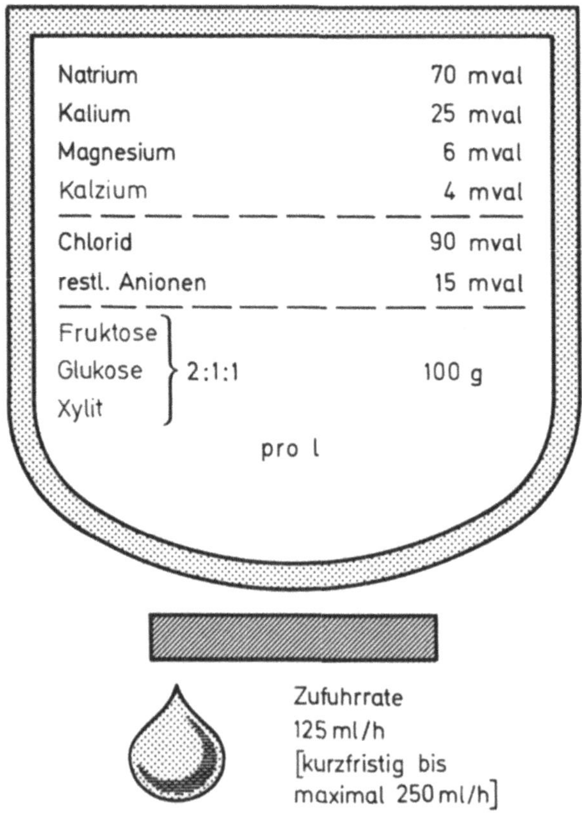

Abb. 9. Infusionslösung für Schwangere

Zusammenfassung

Wir haben eine ganze Reihe von Besonderheiten dargestellt, die
im Verlauf der Schwangerschaft und unter der Geburt für eine
Infusionstherapie relevant werden können. Es ist, wenn auch unter großem Aufwand, möglich und oft auch nötig, in solchen Fäl-

len eine exakte und individuelle Bilanzierung zu erstellen. Dennoch kann man in der klinischen Routine nicht auf eine Basislösung verzichten. Die wesentlichen Aspekte, die eine solche Lösung berücksichtigen muß, seien noch einmal kurz zusammengefaßt:

1. Keine Natriumrestriktion, jedoch überwiegen des Anteils an freiem Wasser.

2. Ausreichend hoher Kaliumgehalt.

3. Angebot von Kohlenhydratkalorien ohne Induzierung von Imbalancen im Energiestoffwechsel von Mutter und Fetus.

Die abgebildete Zusammensetzung einer Infusionslösung (Abb. 9) versucht, den genannten Gesichtspunkten gerecht zu werden. Diese Lösung darf aber keinesfalls zu dem irrigen Schluß führen, daß die Fülle der aufgezeigten Probleme sich auf diese wenigen einfachen Forderungen reduzieren ließe und mit dem Inhalt dieser Flasche gelöst sei. Sie kann nur die Basis sein für eine differenzierte Infusionstherapie, die sich an den besonderen Anforderungen der Schwangerschaft orientieren muß.

<u>Literatur</u>

1. BAILLIE, P., SAUNDERS, M., SCHER, J.: Induction of labour with prostaglandin F_2-alpha with reference to fluid balance. Sth. afr. med. J. <u>16</u>, Suppl. 13 (1974).

2. BREWER, D. W., AUBRY, R. H.: The physiology of pregnancy. Clinical pathologic correlations. Postgrad. Med. <u>53</u>, 221 (1973).

3. BROD, J., VICK, H.: Nephrologische Aspekte der Spätgestose. Z. Geburtsh. Perinat. <u>178</u>, 69 (1974).

4. DICK, W., JONATHA, W.-D., MILEWSKI, P., TRAUB, E.: Untersuchungen zum maternofetalen Gasaustausch während der Schlafgeburt mit kontrollierter Beatmung. In: Perinatale Medizin (eds. J. W. DUDENHAUSEN, E. SALING), p. 273. Stuttgart: Thieme-Verlag 1973.

5. EHRLICH, E. N., LINDHEIMER, M. D.: Sodium metabolism, aldosterone and the hypertensive disorders of pregnancy. J. Reprod. Med. <u>8</u>, 106 (1972).

6. FREINKEL, N., METZGER, B. E., NITZAN, M., MAVE, J. W., SHAMBAUGH, G. E., MARSHALL, R. T., SURMACZYNSKA, B. Z., NAGEL, T. C.: "Accelerated starvation" and mechanisms for the conservation of maternal nitrogen during pregnancy. Israel J. Med. Sci. <u>8</u>, 426 (1972).

7. FRIEDBERG, V.: Stoffwechsel in der Schwangerschaft. In: Gynäkologie und Geburtshilfe (eds. O. KÄSER, V. FRIEDBERG, K. G. OBER, K. THOMSEN, J. ZANDER), Bd. II, p. 190. Stuttgart: Thieme-Verlag 1967.

8. FRIEDBERG, V.: Die Nierenfunktion in der normalen und pathologischen Schwangerschaft. Wien. klin. Wschr. 82, 597 (1970).

9. FRIEDBERG, V.: Physiologie und Pathophysiologie der Schwangerschaft. In: Anästhesie in der Geburtshilfe und Gynäkologie. Schriftenreihe Klinische Anästhesiologie (eds. F. W. AHNEFELD, C. BURRI, W. DICK, M. HALMAGYI), Bd. 4, p. 97. München: Lehmanns-Verlag 1974.

10. FRIEDBERG, V., MARTIN, K., GERTEIS, R.: Veränderungen des Venendruckes und der Nierenfunktion bei Lagewechsel der Schwangeren. Geburtsh. Frauenheilk. 34, 809 (1974).

11. KÄSER, V.: Prophylaxe der Eklampsie und Therapie der Spätgestose. In: Anästhesie in der Gynäkologie und Geburtshilfe. Schriftenreihe Klinische Anästhesiologie (eds. F. W. AHNEFELD, C. BURRI, W. DICK, M. HALMAGYI), Bd. 4, p. 127. München: Lehmanns-Verlag 1974.

12. KYANK, H., SOMMER, K. H., SCHWARZ, R.: Lehrbuch der Geburtshilfe, p. 42. Leipzig: Thieme-Verlag 1976.

13. LEHMANN, V.: Veränderungen der Lungendiffusionskapazität als mögliche Ursache der Hyperventilation in der Schwangerschaft. In: Perinatale Medizin (eds. J. W. DUDENHAUSEN, E. SALING), p. 140. Stuttgart: Thieme-Verlag 1974.

14. LINDHEIMER, M. D., KATZ, A. J.: Sodium and diuretics in pregnancy. New Engl. J. Med. 288, 891 (1973).

15. LINDHEIMER, M. D., KATZ, A. J.: Pregnancy and the kidney. J. Reprod. Med. 11, 14 (1973).

16. MARSICO, S., VOLPE, A.: Gli elettroliti serici durante la gravidonza ed il puerperio in condizioni normali e patologiche. Ann. Ostet. Ginecol. Med. perinat. 93, 935 (1972).

17. METCALFE, J., UELAND, K.: Maternal cardiovascular adjustments to pregnancy. Prog. cardiovasc. dis. 16, 363 (1974).

18. MILEWSKI, P.: Metabolische Wirkungen parenteral zugeführter Kohlenhydrate bei Mutter und Fetus und ihre Bedeutung für die Infusionstherapie im Bereich der Geburtsmedizin. Habilitationsschrift, Ulm 1976.

19. MOAYER, M., TENHAEFF, D.: Das Verhalten der Elektrolyte in der Schwangerschaft und nach Schnittentbindungen. Med. Klin. 68, 925 (1973).

20. RETZKE, U., SCHWARZ, R.: Untersuchungen über die Osmoregulation in der normalen Schwangerschaft. Z. ärztl. Fortbild. (Jena) 64, 1309 (1970).

21. SEEDS, A. E.: Mechanisms of intrauterine water transfer in pregnancy. In: The Water Metabolism of the Fetus (eds. A. C. BARNES, A. E. GEEDS). Illinois: C. C. Thomas 1972.

22. SPELLACY, W. N.: Maternal and fetal metabolic interrelation-
    ships. In: Carbohydrate Metabolism in Pregnancy and the New-
    born (eds. H. W. SUTHERLAND, J. M. STOWERS). Edinburgh:
    Churchill Livingstone 1975.

23. STRAUSS, M. B.: Nutrition and pregnancy. J. Reprod. Med. $\underline{7}$,
    210 (1971).

24. VEDRA, B.: Homeostasis of the volume of extracellular fluid
    in pregnancy. In: EPH-Gestosis (eds. C. RIPPERT, E. T. RIPP-
    MANN). Bern-Stuttgart-Vienna: H. Huber 1974.

25. WEINBERGER, M. H., PETERSEN, L. P., HERR, M. J., WADE, M. B.:
    The effect of supine and lateral recumbency on plasma renin
    activity during pregnancy. Z. Clin. Endocrinol. Metabol. $\underline{36}$,
    991 (1973).

Basis- und Korrekturtherapie im Wasser-Elektrolyt- und Säuren-Basen-Haushalt bei schweren Verbrennungen und Hitzeschäden

Von H.-H. Mehrkens, F.W. Ahnefeld, R. Dölp und H. U. Haug

Ein ausgedehntes Verbrennungstrauma bewirkt innerhalb kürzester Zeit folgenschwere Veränderungen der gesamten normalen Organfunktionsabläufe des betroffenen Patienten (6, 9, 12, 14). Ausgehend von dem zunächst örtlich begrenzten Schaden entwickelt sich die "Verbrennungskrankheit", die in Abhängigkeit von der Intensität und der Einwirkungsdauer der thermischen Noxe zu einer akuten Lebensbedrohung führt (1, 2).

Im folgenden soll kurz auf die Pathophysiologie der Verbrennungskrankheit eingegangen werden.

Nach der Ausprägung des Verbrennungsschadens an der Haut unterscheiden wir:
a) Die Verbrennung I. Grades: Sie betrifft lediglich die oberste Hautschicht und ist gekennzeichnet durch eine Hyperämie.
b) Die Verbrennung II. Grades: Sie betrifft die Epidermis sowie die Koriumschicht und ist klinisch gekennzeichnet durch Blasenbildungen.
c) Die Verbrennung III. Grades: Sie umfaßt auch die tieferen Hautschichten bis in die Subkutis, eventuell auch noch tiefer gelegene Abschnitte und ist gekennzeichnet durch eine vollständige Gewebszerstörung.

Verfolgen wir die Entwicklung des primären thermischen Verbrennungsschadens in dem betroffenen Hautareal weiter (Abb. 1). Die Abbildung zeigt als Beispiel eine oberflächliche zweitgradige Verbrennung mit einer primären Nekrosezone, umgeben von einer Grenzzone. In diesem Grenzzonenbereich entscheidet sich das Ausmaß des Gesamtschadens. Die hier vorliegenden Zellschäden sind zunächst noch reversibel, bei einer unzulänglichen Therapie entstehen jedoch sekundär infolge der Mikrozirkulationsstörung hypoxische irreversible Veränderungen an den Zellen. Dieser Sekundärschaden addiert sich zu dem Primärschaden und beeinflußt maßgeblich das Ausmaß des Gesamtschadens.

Innerhalb kürzester Zeit nach einer Verbrennung kommt es zu erheblichen Veränderungen in den geschädigten Hautarealen. In tierexperimentellen Untersuchungen mit Rhesusaffen (8) konnte gezeigt werden, daß bereits nach 10 min maximale Verschiebungen im Wasser-, Natrium-, Albumin- und Erythrozytengehalt des verbrannten Hautgewebes eintreten. So nimmt der Wassergehalt um 75 %, der Natriumgehalt um 100 %, der Albumingehalt um 350 % und der Erythrozytengehalt um 150 % zu (Abb. 2). Derartige pathologische Veränderungen, verursacht durch die Gewebe- und Gefäßschädigung, machen deutlich, daß ein ausgedehntes thermisches Trauma zu nachhaltigen Funktionsstörungen im Gesamtorganismus führen muß. Die Ausbildung des Ödems spielt dabei im Ablauf des pathophysiologischen Geschehens eine wesentliche Rolle.

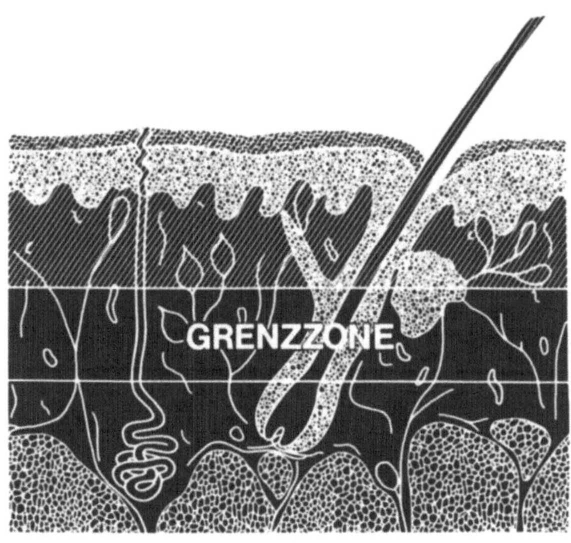

Abb. 1. Primärschaden - oberflächliche Verbrennung II. Grades.
Die Grenzzone wird entscheidend für das Ausmaß des Gesamtschadens

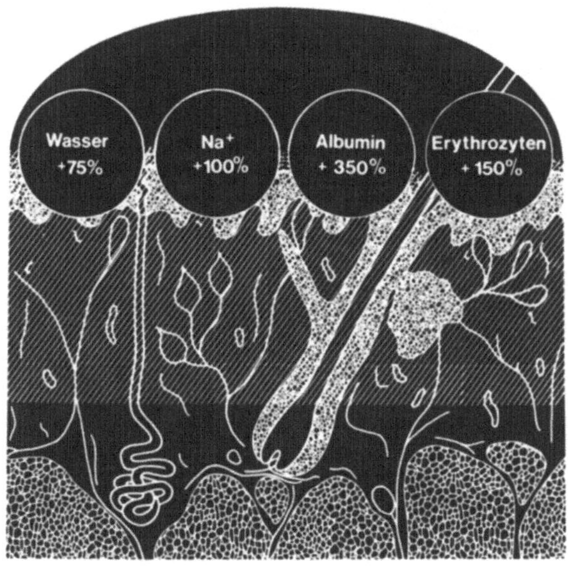

Abb. 2. Zusammensetzung des Ödems in der verbrannten Haut (Nach
Angaben von LEAPE (8))

Neben den funktionellen Verlusten in Form der Ödemflüssigkeit
kommt es durch Exsudation über die Wundflächen zu weiteren erheblichen Verlusten. So können z. B. bei einer ausgedehnten Ver-

brennung von 40 - 50 % der Körperoberfläche pro Tag ca. 5 l allein
an Wasser durch Verdunstung über die geschädigten Hautbezirke
verlorengehen. Beide Komponenten, das Ödem und die über die
Wundfläche verlorengehenden Flüssigkeitsmengen, sind die Ursachen für die entstehende Hypovolämie. Die Verluste an Plasma,
Erythrozyten, Wasser und Salzen setzen einen Circulus vitiosus
in Gang (Abb. 3): Der kolloidosmotische Druck fällt ab, extrazellulärer Natrium- und Wassergehalt werden vermindert, es
kommt zu Transmineralisationsvorgängen, d. h. Kalium verläßt
die Zelle im Austausch gegen Natriumionen, die Blutviskosität
steigt an. Störungen der Mikrozirkulation führen zu einer Min-
derversorgung der Zellen mit Sauerstoff und bedingen die Entwicklung einer metabolischen Azidose. Die genannten Volumenverluste bewirken zusammen mit den Schmerzen eine starke Katechol-
aminausschüttung, die eine Vasokonstriktion und damit eine
deutliche Steigerung des peripheren Gesamtwiderstandes zur Folge hat. Die einzelnen Faktoren im Ablauf des sehr komplexen
pathophysiologischen Geschehens greifen alle eng ineinander
und münden letztlich ohne eine den Erfordernissen entsprechende Therapie im Vollbild des Verbrennungsschocks, der sich in
der Exzessivität seiner Ausprägung mit den lang anhaltenden,
extremen Volumenverlusten und seiner schweren Beeinflußbarkeit
wesentlich von allen anderen Schockformen unterscheidet (2).

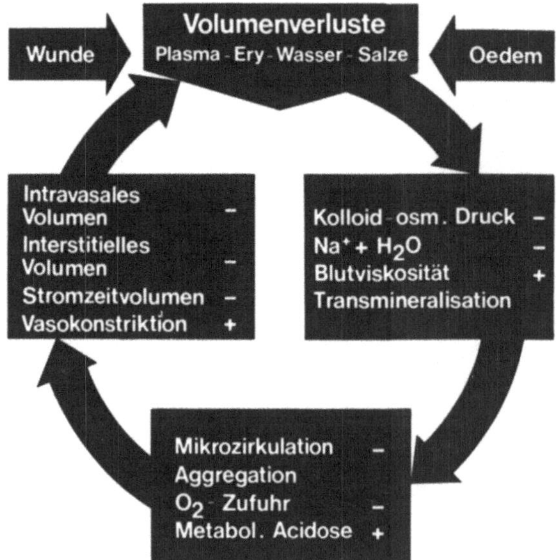

Abb. 3. Volumenverluste - Zusammenwirken der pathophysiologischen Faktoren in einem Circulus vitiosus

Ein ausgedehntes Verbrennungstrauma führt insgesamt gesehen zu
einer schweren und unter Umständen über Wochen und Monate anhaltenden katabolen Stoffwechsellage (1, 9, 14). Dabei hat sich

erst in der jüngeren Zeit die Erkenntnis durchgesetzt, daß bereits in der Frühphase, d. h. innerhalb der ersten Stunden nach der Verbrennung, der Energiebedarf des Organismus ganz erheblich anwächst. Die Ursache hierfür scheint in erster Linie in der adrenergen Regulationsstörung zu liegen (9, 15). Erst sekundär, d. h. nach ca. 12 - 24 h, treten weitere bedeutsame Faktoren, wie die Verdunstungswärme (pro 1 l Wasser werden 576 kcal verbraucht) und der gesteigerte Sauerstoffverbrauch hinzu (6, 7) (Abb. 4). Aus den genannten Erfordernissen resultiert schließlich ab dem zweiten bis dritten Tag ein rechnerischer Energiebedarf, der mehr als 5.000 kcal/24 h betragen kann (9, 14).

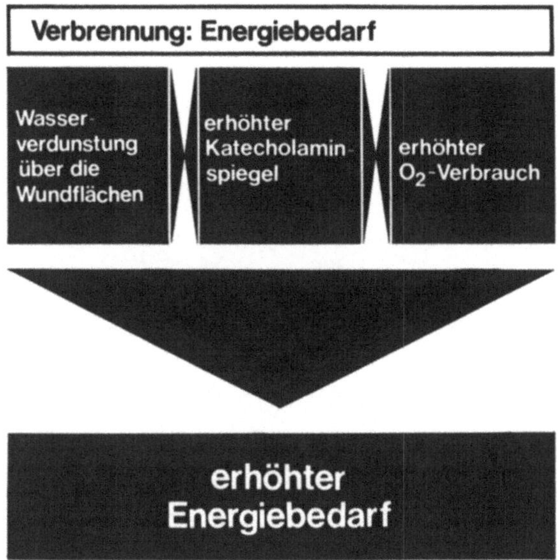

Abb. 4. Gesteigerter Energiebedarf durch erhöhten Katecholaminspiegel, Wasserverdunstung und erhöhten O2-Verbrauch

Für die klinische Praxis lassen sich aus den bisherigen Darstellungen zwei Grundprobleme herauskristallisieren:
1. Das Problem der Schocktherapie bzw. Schockprophylaxe und
2. das Problem des gesteigerten Energiebedarfes.

Unter Berücksichtigung der Tatsache, daß das Herzzeitvolumen, durch die genannten Faktoren beeinflußt, nach einer ausgedehnten Verbrennung bereits innerhalb 1 h um 40 - 50 % abfällt (2, 9), wird klar ersichtlich, daß eine zeitgerechte und den Erfordernissen angepaßte Substitutionstherapie von primärer und entscheidender Bedeutung sein muß. Statistiken aus großen amerikanischen Verbrennungszentren beweisen, daß unter Beachtung dieser Grundsätze die Gesamtmortalitätsrate selbst bei schweren Verbrennungen mit einer Ausdehnung von 40 - 60 % der Körperoberfläche drastisch gesenkt werden konnte (4). Es sind in den

Tabelle 1. Infusionsempfehlung für den ersten und zweiten Tag nach verschiedenen Autoren, berechnet am Beispiel eines 70 kg schweren Patienten mit einer 40%igen Verbrennungsfläche

| Autor | 1. Tag | | | 2. Tag | | |
	Flüssigkeit (ml)	Na^+ (mval)	Kolloide (g)	Flüssigkeit (ml)	Na^+ (mval)	Kolloide (g)
Ahnefeld/Allgöwer	8.400	924	224	4.200	462	112
Baxter	10.500	1.365	Ø	2.500	60	25
Evans	7.600	728	140	4.800	364	70
Pruitt	8.400	1.092	Ø	5.600	182	70

Berechnungsgrundlage:
70 kg Körpergewicht
40 % verbrannte Körperoberfläche

letzten 25 Jahren unterschiedliche Berechnungsformeln als Richt-
linie für die initiale Infusionstherapie erarbeitet worden, die
sich zum Teil in ihrer Zusammensetzung ganz erheblich unterscheiden (Tabelle 1).

In der dargestellten berechneten Zufuhrrate sind die von den
Autoren angegebenen Infusionsformeln zugrundegelegt; als ein
Beispiel auch die bei uns angewandten Richtlinien für eine
schwere Verbrennung mit einer Gesamtflüssigkeitszufuhr von 3 ml/
kg KG/% verbrannter Körperoberfläche innerhalb der ersten 24 h.
Von der Gesamtmenge werden 2/3 als Elektrolyt- und 1/3 als kolloidale Lösung infundiert. Bei einem Vergleich mit den amerikanischen Autoren BAXTER und PRUITT et al. (4, 13) fällt auf, daß
letztere im Gegensatz zu unseren Empfehlungen während der ersten
24 h keine Kolloide zur Volumensubstitution verabfolgen. Sie
argumentieren, daß die Zufuhr von Kolloiden infolge des Kapil-
larschadens in dieser Frühphase nicht sinnvoll sein kann, weil
sie - zumindest zum Teil - aus dem Intravasalraum in das Interstitium verlorengehen und dort eine zusätzliche negative Wirkung aufgrund ihrer onkotischen Aktivität ausüben dürften. Erst
wenn die Funktion der Kapillarmembran wiederhergestellt ist,
infundieren auch diese Autoren vorwiegend biologische Kolloide,
allerdings in einer wesentlich geringeren Dosierung.

Bei einem Vergleich der Gesamtinfusionsmengen für die ersten
48 h ergibt sich jedoch die auffallende Feststellung, daß die
Zufuhrraten an Flüssigkeit und Natrium bei den verschiedenen
Autoren nahezu identisch sind, unterschiedliche Dosierungen ergeben sich lediglich bei den Kolloiden. Ergänzend muß hinzuge-
fügt werden, daß bei uns die Infusion der kolloidalen und Elektrolytlösungen nicht nacheinander bzw. abwechselnd, sondern
stets simultan erfolgt.

Die auf der Basis der dargestellten Infusionsschemata erzielten
und im internationalen Schrifttum niedergelegten Ergebnisse dieser Therapie zeigen keine erkennbaren Abweichungen. Folglich kann
es nicht von entscheidender Bedeutung sein, ob Kolloide bereits
während der ersten 24 h oder erst später zum Einsatz kommen.
Weitere Schlüsse in diesen noch nicht endgültig abgeklärten Fragen hoffen wir aus einer zur Zeit bei uns laufenden tierexperimentellen Untersuchungsreihe ziehen zu können.

Zu den Erfordernissen der bedarfsgerechten Volumensubstitution
während der ersten Stunden nach einem ausgedehnten Verbrennungstrauma tritt im weiteren Verlauf der ersten 24 h das genannte
Problem des gesteigerten Energiebedarfes, der im Vergleich zu
anderen traumatischen Schädigungen ganz exzessive Ausmaße erreichen kann. Es ist kein anderes Trauma bekannt, das derartige Steigerungen der Stoffwechselraten zur Folge hat.

Der Beginn einer gezielten energetischen Substitution erscheint
nur sinnvoll unter der Voraussetzung einer effizienten Schockbehandlung, d. h. Azidose und Mikrozirkulationsstörungen müssen
bereits durch die Infusionstherapie erfolgreich überwunden sein.
In dieser Phase eines ausgeprägten "Postaggressionsstoffwech-
sels" sind als Energieträger Kohlenhydrate in Form einer kom-

binierten Drei-Zucker-Lösung aus Fruktose, Glukose und Xylit
geeignet, analog den Empfehlungen, wie wir sie aus unseren Untersuchungen an polytraumatisierten Patienten gewonnen haben
(10). Eine Indikation zur Verabfolgung von Fettlösungen sehen
wir in diesem frühen Behandlungsstadium nicht, da sie einerseits
negative Auswirkungen auf die Mikrozirkulation haben können und
zum anderen ihre energetische Ausnutzungsquote durchaus umstrit-
ten ist (5). Die Notwendigkeit der Zufuhr essentieller Fettsäuren zu einem späteren Zeitpunkt bleibt dabei außer Diskussion.

Die enorme Steigerungsrate im Energiebedarf führt zwangsläufig
zu der Überlegung, auf welche Weise eine wirkungsvolle Reduzierung der kalorischen Erfordernisse erreicht werden kann.

Wenn auch gezeigt werden konnte, daß es möglich ist, durch eine kombinierte parenterale und enterale Substitution eine Zufuhrrate von bis zu 8.000 kcal pro Tag zu erreichen (14), so
erscheint eine drastische Reduzierung dennoch sinnvoll und notwendig. Hierzu bieten sich zwei Möglichkeiten an (Abb. 5): Einmal konnte gezeigt werden, daß durch Erhöhung der Raumtemperatur auf 32 - 33 °C der Energiebedarf bei ausgedehnten Verbrennungen von über 40 % der Körperoberfläche deutlich zu reduzieren ist (9), eine solche Reduktion kann andererseits aber auch
durch andere Maßnahmen wie Sedierung, vegetative Blockade (15)
sowie darüber hinaus durch eine frühzeitige, temporäre Relaxie-
rung und künstliche Beatmung erreicht werden. Wir ziehen die Anwendung der flankierenden Maßnahmen in Form von Sedierung, ve-
getativer Blockade usw. vor, da sie uns effektiver erscheinen
und im übrigen leichter durchführbar sind. Dem Pflegepersonal
ist es kaum zuzumuten, für einen längeren Zeitraum bei einer
Raumtemperatur von 32 °C am Krankenbett zu arbeiten. Durch die
genannten Maßnahmen ist es möglich, den errechneten Energiebedarf um ca. 40 %, d. h. von etwa 5.000 kcal bzw. 50 - 70 kcal/
kg KG und Tag auf ca. 3.000 kcal bzw. 35 - 40 kcal/kg KG und
Tag, zu reduzieren.

Aufgrund der bisherigen Ausführungen können wir nunmehr das Ge-
samtkonzept für die initiale Behandlungsphase nach einem Ver-
brennungstrauma aufstellen (Abb. 6). Ausgehend von den beiden
Grundproblemen, der Schockbehandlung sowie dem gesteigerten
Energiebedarf, steht zunächst eine den Erfordernissen entsprechende Volumensubstitution mit Flüssigkeit und Elektrolyten im
Vordergrund, dazu tritt dann etwa von der zweiten Hälfte des
ersten Tages ab eine aufbauende energetische Substitution mit
Kohlenhydraten in Form einer Drei-Zucker-Lösung und Aminosäuren.
Als wichtige Ergänzungskomponente für die therapeutischen Grund-
pfeiler stehen zwischen beiden die "flankierenden Maßnahmen".

Für die Substitutionstherapie der ersten Stunden erscheinen uns
an dieser Stelle folgende Ergänzungen von entscheidender Bedeutung: Immer wieder wird übersehen, daß bereits innerhalb einer
Zeitspanne von ca. 1 h nach dem Trauma Flüssigkeitsverluste eintreten, die die Grenzen der körpereigenen Kompensationsmöglichkeiten überschreiten und die so hoch sind wie in keinem ver-
gleichbaren Zeitraum der Folgezeit. Gleichzeitig - und nicht
nur durch die Hypovolämie beeinflußt - werden weitere, nicht

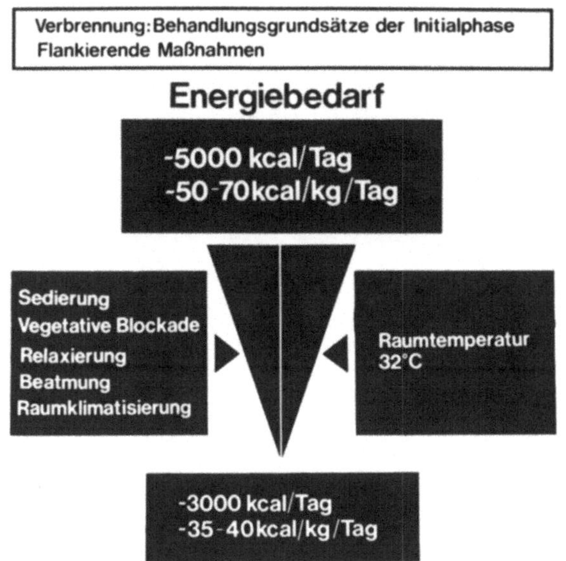

Abb. 5. Flankierende therapeutische Maßnahmen zur Senkung des gesteigerten Energiebedarfes

in allen Einzelheiten bekannte Mechanismen wirksam, die zu einem Abfall des Herzzeitvolumens um 30 - 50 % führen. Damit reduziert sich anteilmäßig auch das Stromzeitvolumen der Organe. Auswirkungen finden wir besonders an den Nieren. Die verminderte Filtrationsleistung führt zur Auslösung intrarenaler Mechanismen und zu einer Einschränkung der Nierenfunktion (11). Hierdurch wird die wesentliche Kompensationsmöglichkeit des Organismus im Säuren-Basen-Haushalt maßgeblich reduziert. Entscheidend ist daher der frühzeitige Beginn der Flüssigkeitssubstitution, und zwar in einem Ausmaß, das den tatsächlichen, initial also hohen Verlusten entspricht. Nur dann lassen sich die dargestellten Folgen vermeiden, zumindest jedoch vermindern, eine metabolische Azidose wird relativ selten beobachtet.

Bei einer unzureichenden initialen Therapie sehen wir dagegen regelmäßig
a) eine Oligurie mit geringer oder fehlender Natriumausscheidung und
b) eine metabolische Azidose, die bereits in der zweiten und dritten Stunde nach dem Trauma schwerste Grade einer zunehmenden Dekompensation aufweisen kann, wie wir in eigenen, früheren Untersuchungen zeigen konnten.

Patienten mit Starkstromverbrennungen sind dabei in besonderem Maße gefährdet. Die Azidose ihrerseits begünstigt wiederum die Entstehung einer intrazellulären Hypokalie und einer vorübergehenden extrazellulären Hyperkaliämie, Hämostasedefekte führen zu einer weiteren Verschlechterung der Zellfunktionen in den einzelnen Organsystemen und darüber hinaus wird schließlich aus der anwachsenden Glykolyserate ein zunehmender Energiemangel resultieren.

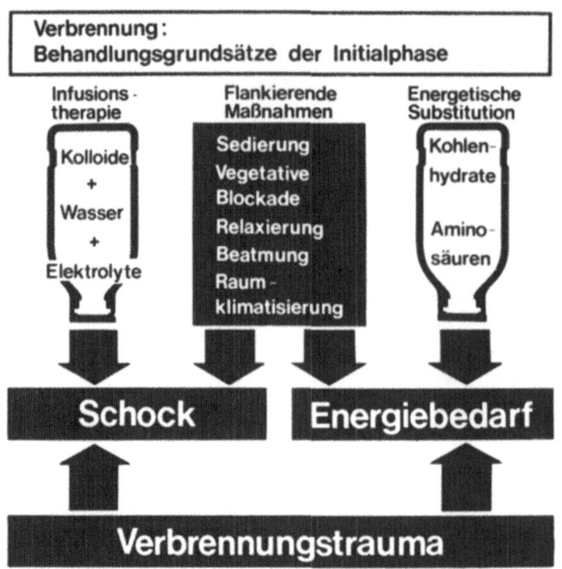

Abb. 6. Gesamtkonzept der Behandlungsgrundsätze für die Initialphase der Verbrennungskrankheit: Infusionstherapie - flankierende Maßnahmen - energetische Substitution

Die Basis der Therapie bei einer solchen metabolischen Störung
muß primär in einer Normalisierung der Perfusion durch entsprechende Infusionen bestehen. Erst in zweiter Linie kommt die Zufuhr von alkalisierenden Substanzen, wie z. B. 1-molare Natriumbikarbonatlösung, zur Anwendung. Auf der Grundlage der bekannten Berechnungsformel (Base excess x kg KG x O,3 = mval Natriumbikarbonat) wird lediglich etwa die Hälfte der ermittelten Na-
triumbikarbonatmenge infundiert, um erst nach einer Kontrolle
der Blutgasanalyse die weitere Zufuhrrate zu bestimmen; denn es
ist zu erwarten, daß sich unter der genannten Infusionstherapie
die Nierenfunktion zunehmend normalisiert und damit die körpereigenen Kompensationsmöglichkeiten durch eine vermehrte Ausscheidung von H-Ionen wieder wirksam werden.

Bevor auf der Basis dieser Behandlungsgrundsätze detaillierte
Infusionsempfehlungen für die initiale Behandlungsphase erstellt
werden, sollen zunächst noch die Überwachungskriterien, die gerade in der Frühphase nach einem Verbrennungstrauma von eminenter Bedeutung sind, Beachtung finden (Abb. 7). Zur Beurteilung
der Ausgangssituation und des Verlaufs erscheint es wichtig,
die aufgeführten Kontrolluntersuchungen gerade während der initialen Behandlungsphase in kurzen Abständen durchzuführen, um
die Therapie dem aktuellen und häufig schwer abschätzbaren Bedarf anpassen zu können. Bestimmungen des Hämatokrits, der Blut-
gase sowie der Elektrolytkonzentrationen im Serum und Urin,
darüber hinaus der Osmolalität und des zentralvenösen Druckes
sind von besonderer Bedeutung. Jedes Infusionsschema kann immer
nur als Faustregel dienen, es wird durch die kontinuierlich oder
in Intervallen erstellten klinischen und klinisch-chemischen Befunde in Form von Zwischenbilanzen adaptiert.

Definitive Diagnostik - Verlaufskontrolle

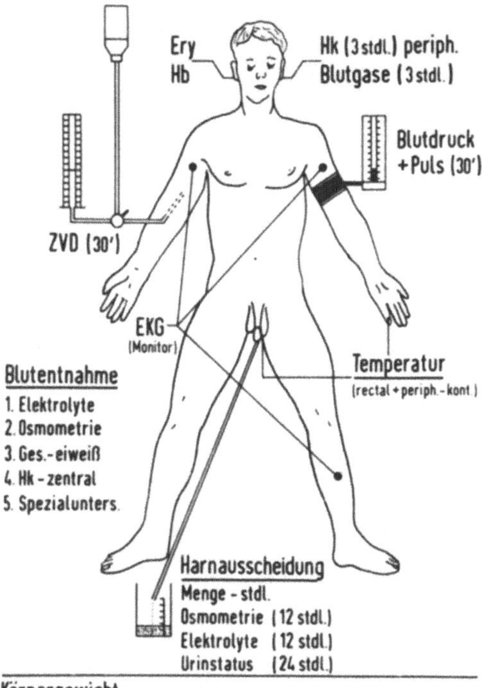

Abb. 7. Klinische und Laboruntersuchungen zur Überwachung und Verlaufsbeurteilung

Im folgenden werden die angesprochenen Infusionsempfehlungen für die initiale Behandlungsphase der ersten zwei Tage gegeben. Es wurde darauf hingewiesen, daß in der Frühphase, also in den ersten 24 h, die Schockbekämpfung sowie die Prophylaxe bzw. Korrektur bereits eingetretener metabolischer Veränderungen ganz im Vordergrund stehen. Wegen der besonders hohen Volumenverluste während der ersten Stunden nach dem Verbrennungstrauma wird etwa die Hälfte des für die ersten 24 h errechneten Gesamtbedarfes bereits in den ersten 8 h zugeführt. Bei einer Gesamtzufuhrrate von 3 ml/kg KG und % verbrannter Körperoberfläche ergibt sich für die ersten 8 h eine Gesamtzufuhrrate von 1,5 ml/ kg KG und % verbrannter Körperoberfläche (Abb. 8). Davon werden 1/3 als biologische Kolloide und 2/3 als Elektrolytlösung in den angegebenen Konzentrationen simultan über ein Y-Stück zugeführt. Somit ergeben sich für das genannte Berechnungsbeispiel eines 70 kg schweren Patienten mit einer 40%igen Verbrennungsfläche für die ersten 8 h nach dem Trauma eine Zufuhrrate von 1.400 ml biologische Kolloide und 2.800 ml Elektrolytlösung.

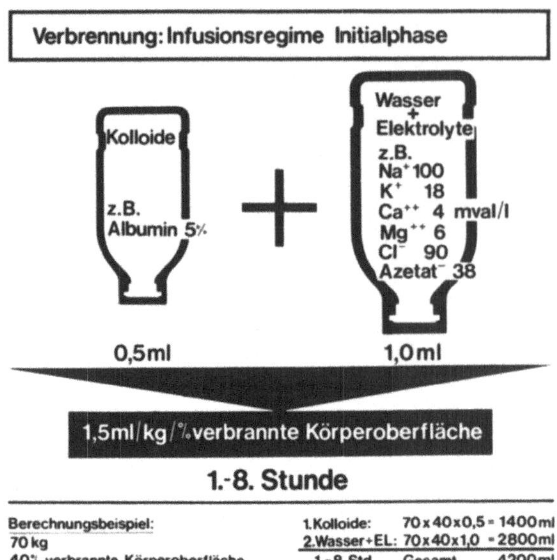

Abb. 8. Infusionsregime 1. bis 8. h mit Berechnungsbeispiel

Unter den genannten Voraussetzungen einer ausreichenden Schockbekämpfung ist in der Folgephase, die von der 9. bis zur 24. h
reicht, bereits der Beginn einer energetischen Substitution
sinnvoll und notwendig (Abb. 9). In dem dargestellten Infusionsregime beträgt die Gesamtzufuhrrate für die zweite Phase wiederum 1,5 ml/kg KG und % verbrannter Körperoberfläche. Während der
Kolloidanteil unverändert bleibt, kommt nunmehr eine 12%ige
Drei-Zucker-Lösung mit entsprechendem Elektrolytzusatz zur Anwendung. Für das Berechnungsbeispiel sind demnach 1.400 ml 5%ige
Albuminlösung und 2.800 ml der 12%igen Drei-Zucker-Lösung mit
Elektrolyten anzusetzen.

Als Alternative zu dem eben geschilderten Vorgehen sind die amerikanischen Empfehlungen zu nennen (Abb. 10): Während der ersten 24 h erhalten die Verbrennungspatienten lediglich Ringer-
Laktat-Lösungen, d. h. es werden insgesamt am ersten Tag 3 ml/
kg KG und % verbrannter Körperoberfläche infundiert, davon wird
wiederum die Hälfte in den ersten 8 h verabfolgt. Die Angaben
für die Empfehlungen schwanken in der Literatur zwischen 3 und
4 ml/kg KG und % verbrannter Körperoberfläche für die ersten
24 h (4, 13).

Da es bereits nach Ablauf der ersten 24 h zu einer teilweisen
Wiederherstellung der geschädigten Kapillarmembranen kommt (4,
12), werden sich die Volumenverluste während des zweiten Tages
entsprechend verringern, so daß als grobe Richtschnur für den
Gesamtflüssigkeitsbedarf die Hälfte der für die ersten 24 h errechneten Menge angesetzt werden kann (Abb. 11). Wie in der Abbildung dargestellt, werden am zweiten Tag insgesamt 1,5 ml/kg
KG und % verbrannter Körperoberfläche infundiert, davon wiederum
1/3 als kolloidale und 2/3 als Drei-Zucker-Lösung mit entspre-

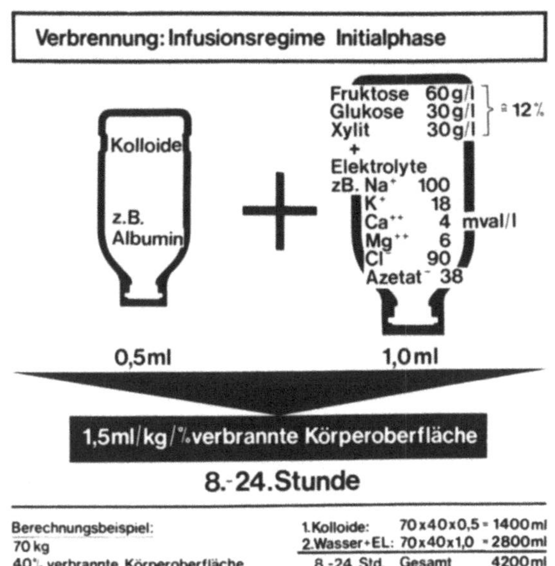

Abb. 9. Infusionsregime 9. bis 24. h mit Berechnungsbeispiel

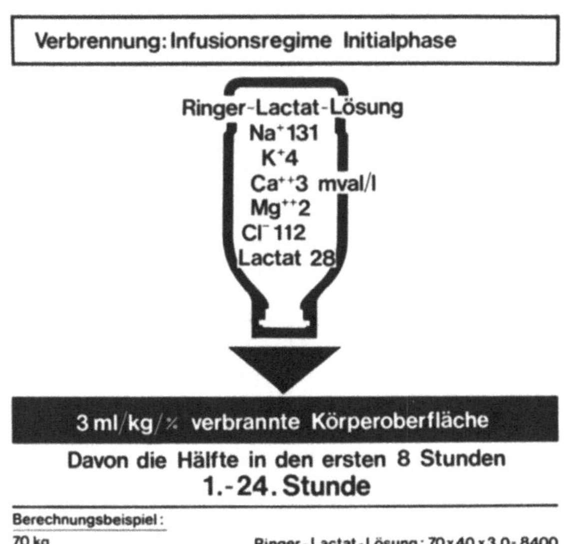

Abb. 10. Infusionsregime (amerikanische Alternative) 1. bis 24. h
mit Berechnungsbeispiel

chendem Elektrolytzusatz. Alternativ zur Drei-Zucker-Lösung kann
jetzt auch bereits eine kombinierte Kohlenhydrat-Aminosäuren-
Lösung mit gleichem Elektrolytgehalt eingesetzt werden. Damit

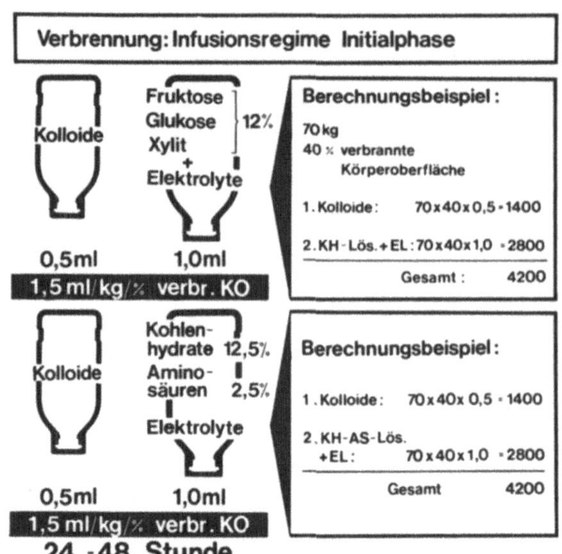

Abb. 11. Infusionsregime 24. bis 48 h. Zwei alternative Möglichkeiten mit Berechnungsbeispielen:
a) ohne Aminosäurensubstitution,
b) mit Aminosäurensubstitution

erreichen wir bei unserem Berechnungsbeispiel eine energetische
Substitution, die zwischen 1.400 und 1.800 kcal liegen kann.
Hierdurch ist der tatsächliche Bedarf zwar nicht gedeckt, dennoch
läßt sich die im Postaggressionsstoffwechsel vordergründige Glukoneogenese aus wertvollen Proteinbausteinen vermindern und die
katabole Situation in günstigem Sinne beeinflussen.

Nach 48 bis maximal 72 h ist die akute Phase der Verbrennungskrankheit abgeschlossen. Es setzen jetzt bereits die Reparationsvorgänge und damit die Rückresorption des ausgedehnten Ödems ein.
Die Flüssigkeits- und vor allen Dingen auch die Natriumzufuhr
müssen erheblich eingeschränkt werden. Die ausgeschiedene Urin-
menge, aber auch die Osmolalität im Serum und Urin bestimmen
auch jetzt die Menge und Zusammensetzung der zuzuführenden Infusionen.

In der sogenannten Spätphase, die am dritten bzw. vierten Tag
beginnt, treten nunmehr ganz die energetischen Probleme in den
Vordergrund. Eine detaillierte Empfehlung für die Infusions-
und Ernährungstherapie ist für diesen Zeitraum nicht mehr möglich. Es gelten die üblichen Grundsätze der parenteralen Ernährung, und die Zufuhrraten müssen dem individuellen Bedarf ange-
paßt werden. Eine wesentliche Erhöhung des Kalorien- und vor
allem des Stickstoffangebotes ist eine Conditio sine qua non,
um die Basis für die notwendigen Reparationsvorgänge zu schaf-
fen. Die erforderliche bedarfsadaptierte Ernährung kann in dieser Phase entweder ausschließlich auf parenteralem Wege erfolgen,
gen, es können aber bei den meisten Patienten zusätzlich han-

delsübliche Nährgemische oral bzw. über eine Magensonde gegeben werden.

Abschließend soll noch kurz die Soforttherapie der wichtigsten
Hitzeschäden angesprochen werden (<u>3</u>).

Wärmeabgabe und Wärmebelastung befinden sich normalerweise in
einem Gleichgewichtszustand (Abb. 12), der bedingt ist durch
ein ungestörtes Funktionieren von chemischer (aus metabolischen
Prozessen erzeugter Wärme) und physikalischer Wärmeregulation
(Wärmeabgabe an die Umgebung durch Strahlung, Konduktion, Kon-
vektion oder Perspiratio). Außer den dargestellten körpereigenen Faktoren spielen die Bekleidung und die Luftfeuchtigkeit
eine wichtige Rolle für die Erhaltung einer konstanten Körpertemperatur.

THERMISCHE HOMÖOSTASE

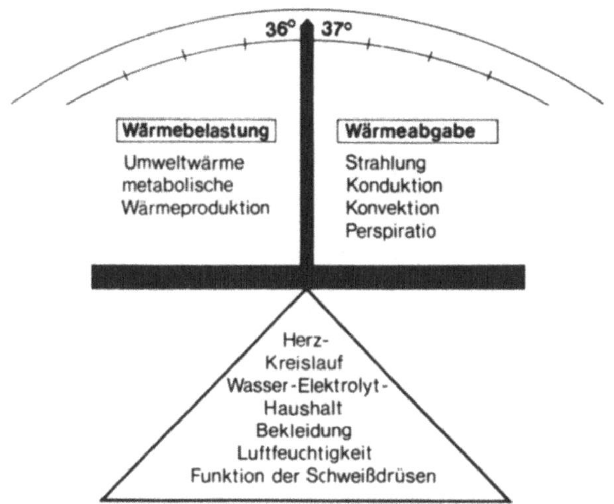

Abb. 12. Thermische Homöostase - Gleichgewicht der Wärmeregulation

Zu den Hitzeschäden sind zu rechnen:
1. Die Hitzeerschöpfung
Die Hitzeerschöpfung tritt nach extremer Hitzeexposition auf,
im Vordergrund der klinischen Symptomatik stehen Schocksympto-
me bei normaler oder leicht erhöhter Körpertemperatur. Begünsti-
gend können sich Alkohol und jede Art einer Dehydration auswirken. Als Sofortmaßnahmen sind eine Flachlagerung in einem küh-
len Raum sowie die Zufuhr einer Elektrolytlimonade zu empfehlen.
Als ärztliche Maßnahme kommt eine intravenöse Infusion von 1.000
bis 1.500 ml einer normotonen Elektrolytlösung in Frage. Das
Krankheitsbild läßt sich meist rasch und günstig beherrschen.
Prophylaktisch ist unter den entsprechenden klimatischen Bedin-

gungen die ausreichende Flüssigkeitszufuhr von hypotonen Salz-
lösungen zu empfehlen.

2. Der Hitzschlag

Er stellt praktisch eine Steigerungsform der Hitzeerschöpfung
dar. Durch längeren Einfluß hoher Temperaturen, intensiver Sonnenbestrahlung und geringer Luftbewegung kommt es als Folge einer unzureichenden Wärmeabgabe zu einer schwersten Störung der
Wärmeregulation. Kennzeichnende Merkmale dieses Krankheitsbil-
des sind eine Temperaturerhöhung auf über 40 $^{\circ}$C, eine spezifische Kreislaufsymptomatik, wobei der Blutdruck anfangs erhöht
ist, eine große Amplitude aufweist und sich erst mit zunehmender Dauer eine Schocksymptomatik entwickelt; außerdem tritt häufig eine Bewußtseinstrübung ein, die bis zur Bewußtlosigkeit
führen kann. An Sofortmaßnahmen sind zu ergreifen: Flachlagerung in kühler Umgebung, kaltes Wasserbad und kalte Umschläge,
kontinuierliche Kontrolle von Blutdruck, Puls und rektaler Temperatur (eine Abkühlung auf 38,5 $^{\circ}$C ist anzustreben). Ärztli-
cherseits ist eine intravenöse Dauerinfusion mit hypotoner Elektrolytlösung vorzunehmen, wenn möglich, sollte Sauerstoff gegeben werden, unter Umständen wird eine künstliche Beatmung erforderlich. Kontraindiziert bei diesem Krankheitsbild ist die
Gabe von Opiaten, Adrenalin und Sedativa.

3. Hitzekrämpfe

Dieses Krankheitsbild kann auftreten, wenn starke Schweißver-
luste infolge harter körperlicher Arbeit bei hoher Umgebungstemperatur ein Defizit an Kochsalz bewirken. Aufgrund des extrazellulären Flüssigkeits- und Kochsalzmangels kommt es zu starken Muskelzuckungen und Muskelkrämpfen. Als Sofortmaßnahme ist
die orale Zufuhr von 1 l isotoner oder leicht hypotoner Kochsalzlösung zu empfehlen. In schweren Fällen kann die intravenöse Zufuhr von 2 - 4 l physiologischer Kochsalzlösung erforderlich werden.

4. Der Sonnenstich

Er ist gekennzeichnet durch meningeale Reizerscheinungen infolge intensiver direkter Sonnenbestrahlung. Kleinkinder sind besonders gefährdet. Ein hochroter, heißer Kopf bei meist kühler
übriger Körperhaut, Unruhe, Übelkeit, Schwindel und Nackenstei-
figkeit sind die Leitsymptome für die Diagnose. Als Sofortmaßnahme sollte eine erhöhte Lagerung des Kopfes und das Einhüllen
in kalte, feuchte Tücher durchgeführt werden. Treten Zeichen eines erhöhten Hirndruckes auf, wird eine Klinikaufnahme mit an-
schließender osmodiuretischer Therapie unbedingt erforderlich.

5. Hitzeohnmacht

Als letztes in der Reihe dieser Krankheitsbilder sei schließlich noch die Hitzeohnmacht erwähnt. Sie tritt bei längerem
Stehen unter gleichzeitiger Hitzeeinwirkung ein und ist als
besondere Form der Ohnmacht anzusehen. Die Sofortmaßnahmen können im allgemeinen auf Flachlagerung in kühler Umgebung mit Anheben der Beine in Taschenmesserposition beschränkt bleiben.
Nur in ganz seltenen Fällen wird die intravenöse Injektion va-
sokonstriktorischer Substanzen erforderlich.

In unserem Beitrag haben wir Empfehlungen für die Basis- und
Korrekturtherapie zur Aufrechterhaltung oder Wiederherstellung
der Homöostase nach Verbrennungen und Hitzeschäden dargestellt.
Solche Empfehlungen bedürfen in den meisten Fällen der individuellen Adaptation. Sie wird nach den Grundlagen durchgeführt,
die für alle Störungen im Wasser-Elektrolyt- und Säuren-Basen-
Haushalt Gültigkeit haben.

<u>Literatur</u>

1. AHNEFELD, F. W.: Pathophysiologie und Klinik der Verbrennungen in heutiger Sicht. Hippokrates <u>43</u>, 323 (1972).

2. AHNEFELD, F. W., HAUG, H. U.: Verbrennungsschock. Chirurg
   <u>45</u>, 106 (1974).

3. AHNEFELD, F. W., HAUG, H. U., MEHRKENS, H. H.: Notfallthera-
   pie bei Hitze- und Kälteschäden. Notfallmedizin <u>2</u>, 403 (1976).

4. BAXTER, Ch. R.: Management of fluid volume and electrolyte
   changes in the early postburn period. Geriatrics <u>30</u>, 57 (1975).

5. DICK, W.: Individuelle Adaptation der "künstlichen" Ernäh-
   rung. In: Fortschritte in der parenteralen Ernährung. Schrif-
   tenreihe Klinische Anästhesiologie und Intensivtherapie (eds.
   F. W. AHNEFELD, H. BERGMANN, C. BURRI, W. DICK, M. HALMAGYI,
   E. RÜGHEIMER), Bd. 13, p. 225. Berlin-Heidelberg-New York:
   Springer-Verlag 1977.

6. GUMP, F. W., PRICE, J. B., KINNEY, J. M.: Blood flow and oxy-
   gen consumption in patients with severe burns. Surg. Gynec.
   Obstet. <u>130</u>, 23 (1970).

7. JELENKO, C., WHEELER, M. L., ANDERSON, A. P., CALLAWAY, D.,
   SCOTT, R. A.: Studies in burns. XII. Evaporative water loss
   is related to postburn hypermetabolism. J. Surg. Research
   <u>16</u>, 498 (1974).

8. LEAPE, L. L.: Initial changes in burns: tissue changes in
   burned and unburned skin of Rhesus monkeys. J. Trauma <u>10</u>,
   488 (1970).

9. LILJEDAHL, S. O.: Ernährung bei Verbrennungsschäden. In:
   Anaesthesiologie und Wiederbelebung, Bd. 103, p. 121. Berlin-
   Heidelberg-New York: Springer-Verlag 1977.

10. MEHRKENS, H. H., DÖLP, R., MILEWSKI, P., AHNEFELD, F. W.:
    The use of different carbohydrate solutions for total par-
    enteral nutrition in polytraumatised patients. Vortrag Welt-
    kongreß für Anästhesie, Mexico City, April 1976.

11. MENG, K., LOEW, D.: Mikropunktionsversuche über die Ursachen
    des akuten Nierenversagens beim experimentellen Verbrühungs-
    Schock. Arch. klin. Chir. <u>333</u>, 245 (1974).

12. MONCRIEF, J. A.: Burns. New Engl. J. Med. <u>288</u>, 444 (1973).

13. PRUITT, B. A., MASON, A. D., MONCRIEF, J. A.: Hemodynamic changes in the early postburn patient: the influence of fluid administration and of a vasodilator (Hydralazine). J. Trauma <u>11</u>, 36 (1971).

14. WILMORE, D. W., CURRERI, P. W., SPITZER, K. W., SPITZER, M. E., PRUITT, B. A.: Supranormal dietary intake in thermally injured hypermetabolic patients. Surg. Gynec. Obstet. <u>132</u>, 881 (1971).

15. WILMORE, D. W., LONG, J. M., MASON, A. D., SKREEN, R. W., PRUITT, B. A.: Catecholamines: Mediator of the hypermetabolic response to thermal injury. Ann. Surg. <u>180</u>, 653 (1974).

Entstehung und Korrektur von Störungen im Wasser-Elektrolyt- und Säuren-Basen-Haushalt beim Hirnödem

Von H. J. Reulen

I. Homöostase des Gehirns

Das Gehirn verfügt über sehr sinnvolle Einrichtungen zur Aufrechterhaltung seiner Homöostase. Damit bleibt es weitgehend
von den meisten im übrigen Organismus ablaufenden Störungen
des Wasser- und Elektrolythaushaltes bzw. des Säuren-Basen-
Haushaltes geschützt. So ist beispielsweise das Gehirn beim
peripheren Ödem kardialer, renaler oder hepatischer Genese
nicht beteiligt.

Die Homöostase wird durch zwei spezifische Systeme, nämlich die
Blut-Hirn-Schranke (BHS) und das Liquorsystem aufrechterhalten.
Die BHS stellt vereinfacht eine für Gase in beide Richtungen
permeable, für Elektrolyte, Protein und andere großmolekulare
Substanzen im Blut praktisch impermeable Membran dar (Abb. 1).
Mit dem Liquor im Ventrikel und Subarachnoidalraum verfügt das
Gehirn über ein eigenes Flüssigkeitskompartiment, welches mit
der interstitiellen Flüssigkeit im Gehirn in relativ raschem
Austausch steht und damit akute Veränderungen als Pufferung ab-
zufangen vermag.

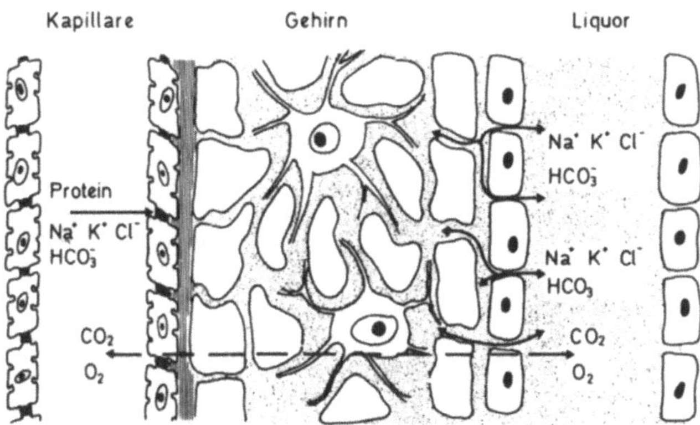

Abb. 1. Schematische Darstellung der verschiedenen Flüssigkeitskompartimente im Gehirn und ihre Beziehungen zueinander. O_2, CO_2
und andere gelöste Gase vermögen zwischen Kapillare, Gewebe und
Liquor frei zu permeieren. Die sogenannten "tight junctions" an
der Blut-Hirn-Schranke verhindern den freien Übertritt von Protein, Elektrolyten und anderen großmolekulären Substanzen zwischen Blut und Gehirn und umgekehrt. Hingegen besteht ein freier
Austausch dieser Substanzen zwischen Interstitium und ventriku-
lärem Liquor

110

Die Eigenregulation seiner Homöostase ist für das Gehirn von
eminenter Bedeutung, um die Konzentration der verschiedenen
Ionen und Substanzen in der extrazellulären Flüssigkeit und
im Liquor konstant zu halten. So bleibt z. B. die K^+-Konzen-
tration im Liquor auch bei sehr erheblichen Änderungen im Plasma praktisch unverändert. Dies ist deshalb von Bedeutung, da
die Aufrechterhaltung der elektrischen Aktivität der Neurone
an eine niedrige extrazelluläre K^+-Konzentration gebunden ist.
Die synaptische Übertragung der Impulse von Zelle zu Zelle erfolgt mittels Transmittersubstanzen, wie z. B. Acetylcholin,
Serotonin, Dopamin, GABA etc., und ist deshalb ebenfalls an
ein konstantes Milieu gebunden. Schließlich kommt der Konstanthaltung des Liquor-pH eine wichtige Rolle zu, da die extrazelluläre H^+-Konzentration sowohl für die zentrale Steuerung der
Atmung als auch für die Regulation der Hirndurchblutung verantwortlich ist. Eine Abnahme des Liquor-pH ist mit einer Zunahme
der Hirndurchblutung verbunden und umgekehrt führt eine Alkalose im Liquor zu einer Hirndurchblutungsabnahme (6).

II. Störung der Homöostase beim Hirnödem

Das in der Klinik am häufigsten anzutreffende Hirnödem ist das
sogenannte vasogene Ödem, welches auf einer primären Störung
der Blut-Hirn-Schranke beruht. Die verschiedenen Grundkrankhei-
ten können die Permeabilität der Blut-Hirn-Schranke in unterschiedlicher Weise verändern (Abb. 2). Bei traumatischen Ver-
letzungen des Gehirns kommt es zur mechanischen Destruktion.
Bei der Hypertension und vermutlich auch bei entzündlichen Erkrankungen öffnen sich die sogenannten "tight junctions" und
bei Hirntumoren können Tumorzellen Endothelzellen ersetzen.
Die Tumorkapillaren selbst besitzen keine Blut-Hirn-Schranke
(9).

Mechanismus der Ausbreitung: Mit der Schädigung der Gefäße kommt
es zum Abstrom einer plasmaähnlichen Flüssigkeit in den Extrazellulärraum (EZR) des Gehirns. In der Anfangsphase ist das
Ödem auf die unmittelbare Umgebung der Läsion beschränkt. Von
hier breitet es sich zunehmend in der weißen Substanz des Mark-
lagers aus. Die graue Substanz wie Kortex, basale Ganglien etc.
bleibt von dieser Ödemform weitgehend ausgeschlossen. Dieser
Ausbreitungsmodus und seine Dynamik läßt sich in vivo erstmals
mit der neuen Methode der Computertomographie vorzüglich sichtbar machen. Aufgrund der Flüssigkeitseinlagerung verringert
sich die Dichtezahl in der weißen Substanz und die Ödemzone erscheint dunkler. Man sieht in Abb. 3 die typische fingerförmi-
ge Ausbreitung des Ödems in der Umgebung eines Hirntumors, wobei die drei Finger in die Capsula interna, in die Capsula ex-
terna sowie in die weiße Substanz des Temporallappens reichen.
Auch die Folgeerscheinungen eines Ödems sowie eines erhöhten
intrakraniellen Druckes, wie z. B. die Mittellinienverlagerung
(3. Ventrikel, Pinealis), Verlagerung und Kompression der Seitenventrikel, lassen sich mit dieser Methode vorzüglich darstellen.

Die Ausbreitung der Ödemflüssigkeit in den extrazellulären Kanälen erfolgt aufgrund eines langsamen Strömungsvorganges ent-

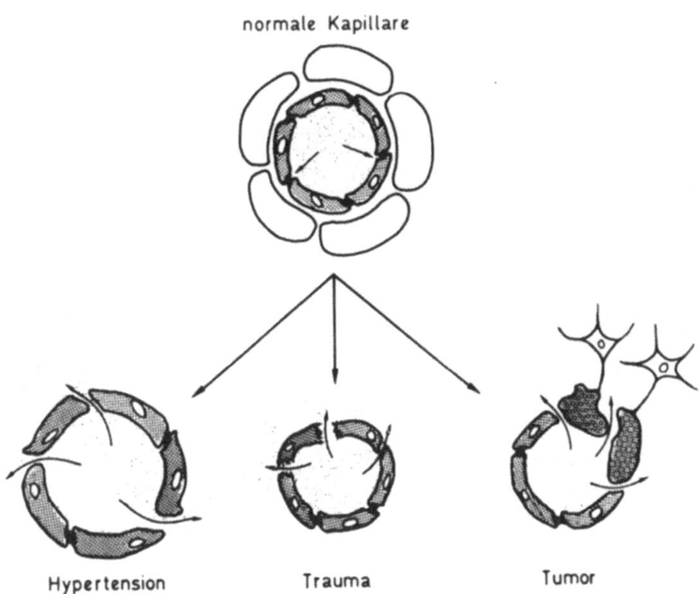

Abb. 2. Schematische Darstellung der Blut-Hirn-Schranke und ihre Schädigung bei verschiedenen Störungen

lang kleiner gerichteter hydrostatischer Druckgradienten (9). Der interstitielle Flüssigkeitsdruck ist im Bereich der Läsion um etwa 8 - 15 mm Hg erhöht gegenüber dem Flüssigkeitsdruck im normalen Gewebe sowie im Liquor. Dieser lokale Anstieg des Gewebsdruckes im Ödem ist das Resultat zweier sich opponierender Kräfte. Die aus den Gefäßen unter dem Kapillardruck in den EZR ausströmende Flüssigkeit stößt auf den Gewebswiderstand des umgebenden Hirngewebes, bedingt durch die engen extrazellulären Räume und die dichtmaschige Vernetzung der Gewebsstruktur. Wenn der jetzt ansteigende lokale Flüssigkeitsdruck den Gewebswiderstand überwindet, dann erweitert sich der Extrazellulärraum und die Flüssigkeit vermag sich auszubreiten.

Rückbildung des Ödems: Wie bildet sich nun das Ödem wieder zurück, d. h. wie wird die pathologische Flüssigkeitsakkumulation aus dem Gewebe entfernt? Diese entscheidende Frage blieb über lange Zeit ungeklärt. Erst in neuerer Zeit konnte dieser Mechanismus aufgedeckt werden. Die Ödemfront erreicht nach einer gewissen Zeit das Ventrikelependym. Hier erfolgt der Übertritt aus den extrazellulären Kanälen in den Liquor und von dort schließlich, im Rahmen der Liquorresorption, der Übertritt in venöse Blutleiter (9). Der Übertritt in den Liquor ist aber auf solche Areale beschränkt, wo weiße Substanz an die Ventrikel angrenzt. Computertomogramme des peritumoralen Ödems lassen meist erkennen, wie einer der "Ödemfinger" den Ventrikel berührt. Einige der in der Ödemflüssigkeit enthaltenen Substanzen werden vermutlich direkt in die Kapillaren reabsorbiert.

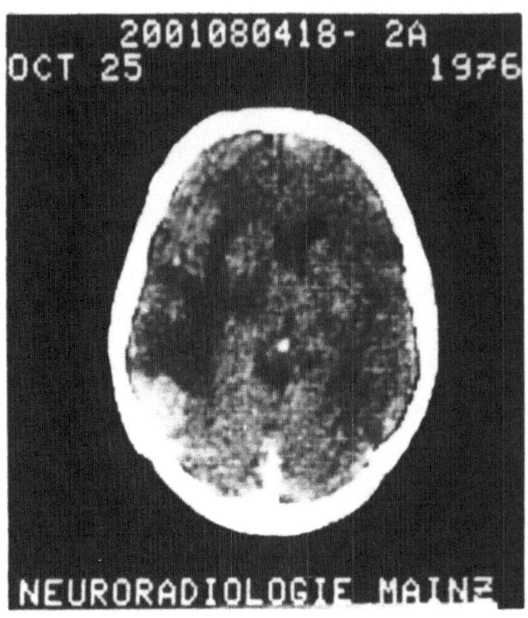

Abb. 3. Das Computertomogramm zeigt einen links parieto-okzipitalen Tumor und das sogenannte perifokale Ödem. Es umgibt den Tumor und breitet sich in der weißen Substanz aus. Die Seitenventrikel sind komprimiert und verlagert

Der Abstrom der Ödemflüssigkeit wird durch den Druckgradienten zwischen Ödem und Liquor begünstigt. Dies macht verständlich, daß ein starker Anstieg des intrakraniellen Druckes einmal durch die Kompression der Ventrikel bzw. des Subarachnoidalraumes und zum anderen durch die Aufhebung der Druckgradienten zu einer Störung oder sogar Blockierung der Ödemrückbildung führen kann. Der nachgewiesene günstige Effekt von Diuretika - Lasix[R] oder Hydromedin[R] - beruht vermutlich auf ihrer Eigenschaft, die Liquorproduktionsrate zu drosseln. Mit der resultierenden ICD-Senkung wird die Clearance der Ödemflüssigkeit verbessert und die Ventrikel können sich wieder entfalten (7).

Mit der Öffnung der BHS und dem extrazellulären Ödem kommt es zu einer Störung der Homöostase. Folge sind Störungen der zentralnervösen Funktion, d. h. fokale neurologische Ausfälle, Veränderungen im EEG und schließlich eine Abnahme des Bewußtseinsniveaus.

III. Auswirkungen des Ödems im Liquor und übrigen Extrazellulärraum

Im zweiten Teil des Beitrages sollen die Säuren-Basen-Veränderungen im Liquor beim Ödem und ihre Auswirkungen auf das extraneurale System behandelt werden. Bei vielen Patienten mit schwerem Hirnödem entwickelt sich selektiv im Hirngewebe und im Li-

quor eine Laktazidose, d. h. eine Laktatvermehrung im Gewebe
und Liquor, welche für die Abnahme des Liquorbikarbonates und
den Abfall des Liquor-pH verantwortlich ist (Abb. 4). Es handelt sich also um eine lokalisierte metabolische Azidose, die
sich aber wegen der Existenz der BHS nicht im übrigen Extrazellulärraum des Körpers ausbreiten kann. Ursache ist das schwere Ödem, welches regional in den betroffenen Hirnarealen oder
auch global bei gesteigertem Hirndruck zu einer Durchblutungs-
minderung und einer Hypoxie der ödematösen Areale führt.

Da die zentrale Atemsteuerung in der Medulla oblongata vom Liquor-pH abhängig ist, kann jetzt trotz normaler Säuren-Basen-
Verhältnisse im übrigen Körper eine "Fehlsteuerung" der Atmung
auftreten. Es entwickelt sich dann bei den meist bewußtseinsgetrübten oder komatösen Patienten ein schweres Hyperventilations-
syndrom, welches wiederum für die respiratorische Alkalose verantwortlich ist (Abb. 4). Die Hyperventilation darf hier als
Versuch des Organismus aufgefaßt werden, über eine Senkung des
CO_2 im arteriellen Blut und damit sekundär auch im Liquor die
Gewebs- und Liquorazidose zu kompensieren.

Als Regel darf gelten, daß die Liquorazidose mit ihren Folgen
um so ausgeprägter ist, je akuter eine Schädigung des Gehirns
erfolgt und je ausgedehnter sie ist. Sie findet sich fast regelmäßig bei schweren Schädel-Hirn-Verletzungen, nach zerebro-
vaskulären Insulten, bei Hirntumoren, aber auch bei anderen Zuständen mit zerebralem Koma und Hirnödem. Bis zu einem gewissen
Grade kann die Liquorazidose prognostisch verwendet werden. Ein
Liquor-pH unter 7,10 wird im allgemeinen nicht überlebt; zum
anderen vermag die Richtungsänderung des Liquor-pH im Verlaufe
eines zerebralen Komas wichtige Aufschlüsse zu liefern.

IV. Korrektur des Hirnödems

Die Therapie des vasogenen Hirnödems hat sich in den letzten
Jahren (10) mehr und mehr auf den Einsatz von Steroiden konzentriert, wobei heute Dexamethason am häufigsten angewandt wird.
Ohne Zweifel hat dieses Medikament - neben der Einführung des
OP-Mikroskops und der mikroneurochirurgischen Technik - einen
wesentlichen und entscheidenden Anteil an der so raschen Entwicklung in der Neurochirurgie gehabt.

Seine Wirkung bei Hirntumoren und Hirnabszessen ist heute unbestritten und oft dramatisch. Innerhalb 12 - 24 h können be-
wußtlose Patienten wieder ansprechbar werden und eine Hemipa-
rese oder Sprachstörung kann sich wieder zurückbilden. Operationen, die früher wegen exzessivem Hirndruck und drohender
Mittelhirneinklemmung bei sehr kritischem Zustand der Patienten durchgeführt werden mußten, können heute hinausgeschoben
werden bis der intrakranielle Druck unter Kontrolle und der Patient in besserem Zustand ist. Bei den genannten Grundkrankhei-
ten haben elektronenmikroskopische und biochemische Untersuchungen auch einen Rückgang des Ödems nachgewiesen. Hier ist eine
Dosierung von 16 - 32 mg Dexamethason/die (6stündlich 4 bzw.
8 mg Decadron^R) ausreichend. Es genügt im allgemeinen eine

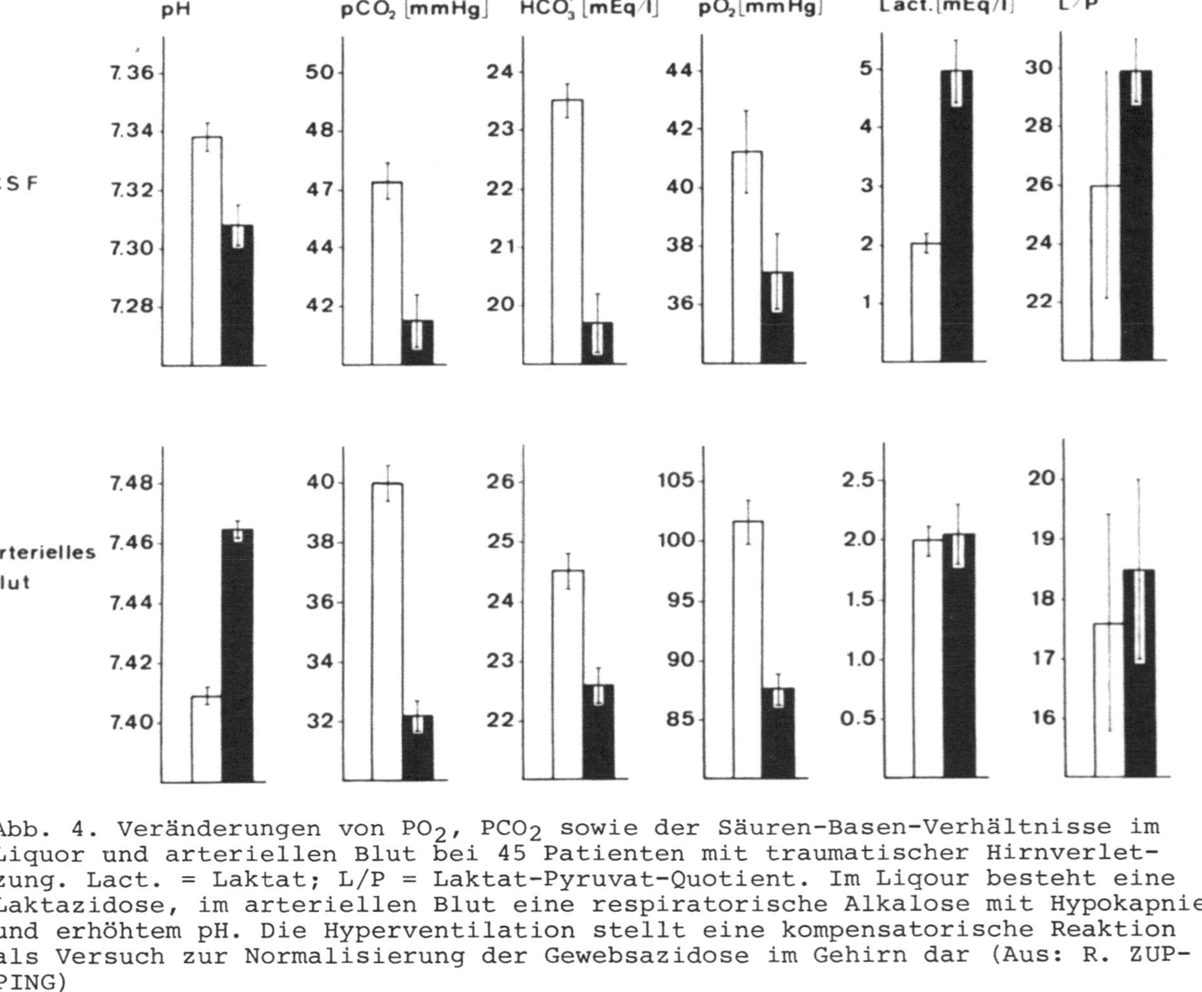

Abb. 4. Veränderungen von PO$_2$, PCO$_2$ sowie der Säuren-Basen-Verhältnisse im Liquor und arteriellen Blut bei 45 Patienten mit traumatischer Hirnverletzung. Lact. = Laktat; L/P = Laktat-Pyruvat-Quotient. Im Liqour besteht eine Laktazidose, im arteriellen Blut eine respiratorische Alkalose mit Hypokapnie und erhöhtem pH. Die Hyperventilation stellt eine kompensatorische Reaktion als Versuch zur Normalisierung der Gewebsazidose im Gehirn dar (Aus: R. ZUPPING)

Tabelle 1. Schema einer Therapieempfehlung beim Hirnödem (Erwachsene)

| Grundkrankheit | Dexamethason[1] | | Furosemid | ICD Messung notwendig | Apparative Hyperventilation (PCO_2 = 30 mm Hg) | Hypertone Lösungen |
	Dosis	Dauer				
A. Operable Hirntumoren (Gliome, Meningeome, Metastasen etc.)	Initial 12 mg i.v., dann 6stündlich 4 - 8 mg i.m.	Präoperativ 3 - 5 Tage postoperativ 5 - 7 Tage abhängig von Bewußtseinslage, dann Dosisabbau	3 x 40 mg/ die	(+)	-	-
B. Hirntumoren mit exzessivem Hirndruck, bewußtlos	Initial 50 - 100 mg i.v., dann 2stündlich 8 mg: bei Ansprechbarkeit des Patienten Dosisreduktion auf 4 - 8 mg		Evtl. 500 mg Infusion, dann 3 x 40 mg/ die	+	+	Bei Anstieg des ICP über 35 - 40 mm Hg
C. Inoperable Hirntumoren	Zunächst Normaldosierung zur Besserung der Symptome, dann individuelle Einstellung auf eine orale Erhaltungsdosis zwischen 2 und 6 mg		---	-	-	-
D. Hirnabszeß	Vorgehen wie bei A oder B		---			
E. Schwere Schädel-Hirn-Traumen	Initial 100 mg i.v., dann 2stündlich 8 mg (Beginn so früh wie möglich nach dem Trauma)	6 - 9 Tage Volldosis, dann Dosisabbau	?	+	+	Bei Anstieg des ICP über 35 - 40 mm Hg

[1]gleichzeitige Gabe von Gelusil Lac^R oder Phosphalugel^R notwendig

3- bis 5tägige präoperative Vorbehandlung und eine 5- bis 7tägige Nachbehandlung (Tabelle 1).

Im Gegensatz zu früher sind wir heute der Meinung, daß die Kombination von Dexamethason und Diuretika, wie z. B. Lasix[R] oder Hydromedin[R], den antiödematösen Effekt verbessert. Darauf haben computertomographische Untersuchungen eindeutig hingewiesen (7, 9).

Mit der niedrigen Dexamethasondosierung wird allerdings bei Schädel-Hirn-Traumen kein sicherer Effekt gesehen. Zwei kürzlich abgeschlossene Studien zeigen, daß bei schweren Schädel-Hirn-Verletzungen mit einer sehr hohen Dosis eine signifikante Senkung der Mortalität erzielt werden kann (1, 2). Als Initialdosis werden möglichst rasch nach dem Trauma 100 mg Decadron[R] i.v. injiziert. Anschließend werden 2stündlich 8 mg für 6 bis 9 Tage, abhängig von der Besserung des Bewußtseinszustandes, verabreicht. Dann wird diese Dosis über 3 bis 4 Tage abgebaut.

Die Einstellung zu der Therapie mit hypertonen Lösungen hat sich seit der Einführung der Steroide grundlegend gewandelt. Auch die Möglichkeit zur fortlaufenden Überwachung des intrakraniellen Druckes hat dazu beigetragen. Sorbit 20 % und Mannit 20 % sollten gezielt dann eingesetzt werden, wenn die Steroidtherapie in Verbindung mit einer apparativen Hyperventilation ohne Effekt bleibt und der intrakranielle Druck über 35 - 40 mm Hg ansteigt. Damit lassen sich Druckspitzen gezielt koupieren. In diesem Zusammenhang soll daran erinnert werden, daß die hypertonen Lösungen das Ödem selbst kaum beeinflussen; die Reduktion des Hirnvolumens beruht im wesentlichen auf einem Wasserentzug aus gesunden Hirnarealen.

V. Zusätzliche Störfaktoren

Das ödematöse Gehirn befindet sich in einem äußerst labilen Zustand hinsichtlich seiner Durchblutung und O_2-Versorgung. Wenn jetzt bei solchen bewußtseinsgetrübten oder bewußtlosen Patienten zusätzliche Störungen des Wasser-Elektrolyt-Haushaltes oder auch des Säuren-Basen-Haushaltes hinzutreten, die bei einem normalen Gehirn ungefährlich sind, so kann beim ödematösen Gehirn sehr leicht die schmale Grenze zur irreversiblen Schädigung überschritten werden. Diese Patienten sind deshalb in besonderem Maße auf eine exakte Kontrolle und Bilanzierung der genannten Systeme angewiesen. Dies soll an einigen Beispielen aufgezeigt werden.

a) Störungen des Wasser- und Elektrolythaushaltes:
Sowohl eine Überwässerung mit hypotoner Flüssigkeit (hypotone Hyperhydration) als auch ein starker Natriumverlust (hypotone Dehydration) vermögen zu einer Hyponatriämie zu führen (Tabelle 2). Ersteres, die sogenannte "Wasserintoxikation", kann im Gefolge übermäßiger peroraler Wasserzufuhr, bei Überinfusion mit hypotonen Lösungen, bei exzessivem Freiwerden von endogenem Wasser nach einem Trauma, bei erhöhter Adiuretinaktivität etc. auftreten. Die Situation wird durch eine gleichzeitige Oligurie/

Tabelle 2. Ursachen einer Verdünnungshyponatriämie bzw. Mangelhyponatriämie

Hypotone Hyperhydration (Wasserintoxikation, Verdünnungshyponatriämie)	Hypotone Dehydration (Mangelhyponatriämie)
1. Übermäßige perorale Wasserzufuhr	1. Ungenügende Natriumzufuhr nach Erbrechen, Durchfällen, Schwitzen
2. Überinfusion mit hypotonen Lösungen	2. Starker Natriumverlust bei a) zerebralem Salzverlustsyndrom, b) chronischer Niereninsuffizienz (Salzverlustniere), c) längerer Diuretikabehandlung, d) Nebennierenrindeninsuffizienz
3. Exzessives Freiwerden von endogenem Wasser nach Trauma	
4. Erhöhte Adiuretinaktivität	
5. Intensive Magenspülung mit Wasser	

Anurie begünstigt. Eine Mangelhyponatriämie wird z. B. beim zerebralen Salzverlustsyndrom, bei chronischer Niereninsuffizienz
mit Salzverlust, nach chronischer Diuretikabehandlung, bei Ne-
bennierenrindeninsuffizienz etc. beobachtet.

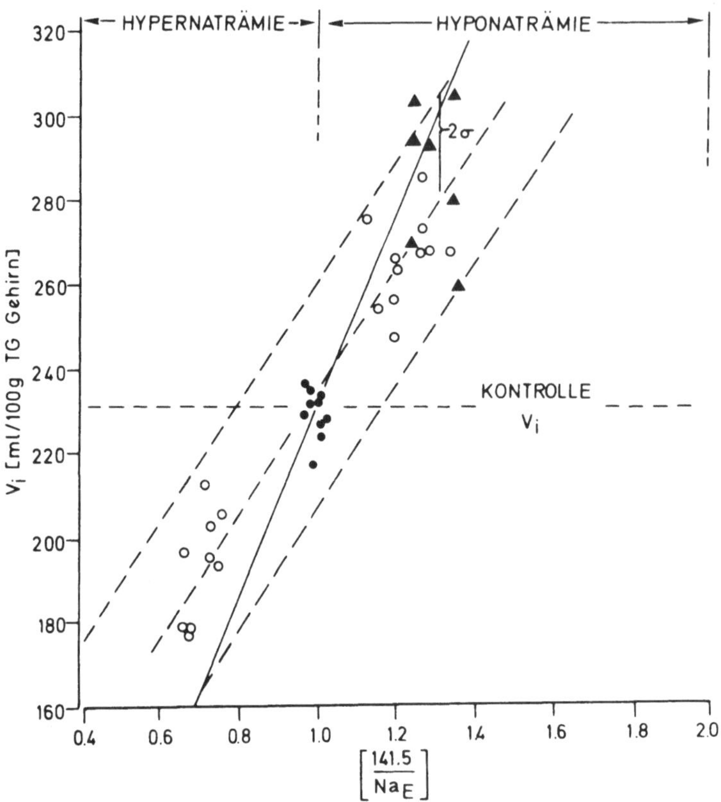

Abb. 5. Wirkung von akuten Änderungen des extrazellulären Na-
trium (Na$_E$) auf das intrazelluläre Volumen (V$_i$) des Gehirns.
Hyponatriämie $\frac{141,5}{Na_E} > 1,0$;   Hypernatriämie $\frac{141,5}{Na_E} < 1,0$
(Aus: M. A. HOLLIDAY, M. N. KALAYCI, J. HARRAH)

Pathophysiologisch ist der entscheidende Mechanismus die Hyponatriämie bzw. der damit verbundene Abfall der Serumosmolarität (Abb. 5). Damit entwickelt sich zwischen Blut einerseits
und dem Gehirn sowie Liquor andererseits ein osmotisches Dis-
äquilibrium. Da die BHS für Elektrolyte nur gering durchlässig
ist, erfolgt ein Wassereinstrom in das Hirngewebe bis ein osmotisches Gleichgewicht erreicht ist. Eine solche Wasserver-
schiebung kann bereits bei einer Senkung der Serumosmolarität
um ca. 30 - 35 mosmol bzw. einem Abfall des Serumnatriums auf
115 - 125 mmol/l auftreten. Rasche Änderungen des Serumnatriums
sind verständlicherweise gefährlicher, da dann dem Gehirn weni-

ger Zeit bleibt, Elektrolyte und andere osmotisch aktive Partikel aus dem Gehirn in das Blut abzugeben. Bereits beim Gesunden, vor allem bei Kindern, kann eine Hyponatriämie eine Hirnschwellung verursachen. Liegt aber schon eine zerebrale Schädigung vor, so kann sich in kurzer Zeit eine äußerst bedrohliche Situation entwickeln. Dies soll anhand der Druck-Volumen-Beziehung des intrakraniellen Raumes erläutert werden (Abb. 6). Bei normalem intrakraniellem Druck kann das Hirnvo-

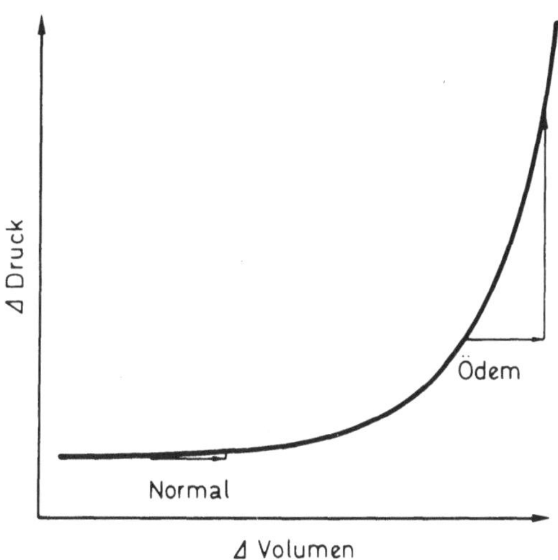

Abb. 6. Darstellung der Druck-Volumen-Beziehung des intrakraniellen Raumes. Gezeigt ist die unterschiedliche Auswirkung einer Wasserintoxikation beim gesunden und beim vorgeschädigten Gehirn

lumen bis zur Ausschöpfung der sogenannten Reserveräume - ca. 10 % - vergrößert werden, ohne daß der Druck wesentlich ansteigt. Mit zunehmendem intrakraniellem Druck führt jedoch die gleiche Volumenzunahme zu einem disproportionalen Anstieg des intrakraniellen Druckes (ICP). Das bedeutet, daß beim Gesunden eine Wasserintoxikation nicht zu einer wesentlichen Steigerung des intrakraniellen Druckes führen muß. Sind aber die Reservemöglichkeiten durch ein Ödem bereits ausgeschöpft und ist der ICP schon erhöht, so wird bei einer zusätzlichen Wasserintoxikation das System schnell dekompensieren. Zur Korrektur der Wasserintoxikation werden hypertonische Lösungen, wie z. B. 20 % Mannit oder 40 % Sorbit, bis zur Normalisierung der Serumosmolarität infundiert. Eine Mangelhyponatriämie wird durch Verabreichung einer entsprechenden Menge Natrium korrigiert.

b) Störungen des Säuren-Basen-Haushaltes:
Da der Liquor praktisch kein Eiweiß enthält, ist er lediglich sehr schwach über das Bikarbonat-Kohlensäure-System, d. h. über die Relation CO_2/HCO_3^- gepuffert. Wie eingangs betont, vermag CO_2 sehr rasch zwischen Blut und Liquor zu äquilibrieren, wäh-

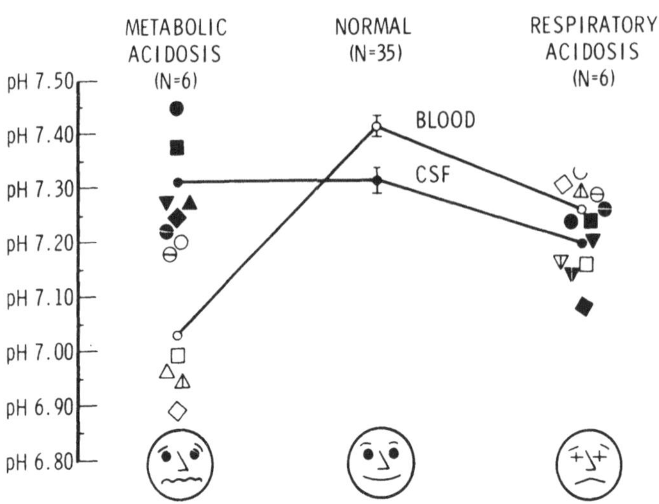

Abb. 7. Unterschiedliche Wirkungen von metabolischer und respiratorischer Azidose auf den Liquor-pH und den Bewußtseinszustand (Aus: J. B. POSNER, F. PLUM)

rend Veränderungen des HCO_3^- im Blut erst innerhalb von Stunden bis Tagen von gleichen Änderungen im Liquor gefolgt werden. Demnach besteht ein fundamentaler Unterschied zwischen den Auswirkungen von respiratorischen und metabolischen Störungen auf das Säuren-Basen-System im Liquor. Abb. 7 zeigt schematisch die unterschiedlichen Auswirkungen einer metabolischen und respiratorischen Azidose auf Liquor-pH und Hirnfunktion, d. h. den Bewußtseinszustand (8). Patienten mit akuter oder chronischer metabolischer Azidose können zwar krank wirken, bleiben jedoch in ihrem Bewußtsein unverändert, zumindest solange der Liquor-pH normal bleibt. Hingegen kommt der respiratorischen Azidose beim gesunden Gehirn und in verstärktem Maße bei Patienten mit einer Hirnschädigung große klinische Bedeutung zu. Solche Patienten können sich in ihrem Bewußtseinszustand ernsthaft verschlechtern, wenn sich eine Hyperkapnie entwickelt. Die in den geschädigten Hirnarealen bereits vorliegende Vasodilatation wird durch die respiratorische Azidose verstärkt. Darüber hinaus kommt es auch zu einer Erweiterung der Gefäße in den gesunden Hirnarealen. Die resultierende Zunahme des Blutvolumens führt zu einer weiteren Schwellung des Gehirns und - wie aus der in Abb. 6 gezeigten intrakraniellen Druck-Volumen-Kurve hervorgeht - sehr rasch zu einem kritischen Anstieg des intrakraniellen Druckes, zur weiteren Massenverschiebung und zur Mittelhirneinklemmung.

Die ungünstigste Konstellation stellt die Kombination einer respiratorischen Azidose mit einer arteriellen Hypertension dar. Infolge der zerebralen Vasoparalyse kann jetzt der arterielle Druck bis in das Kapillarbett durchbrechen und löst damit einen verstärkten Flüssigkeitsabstrom ins Gewebe, d. h. eine verstärkte Ödembildung aus.

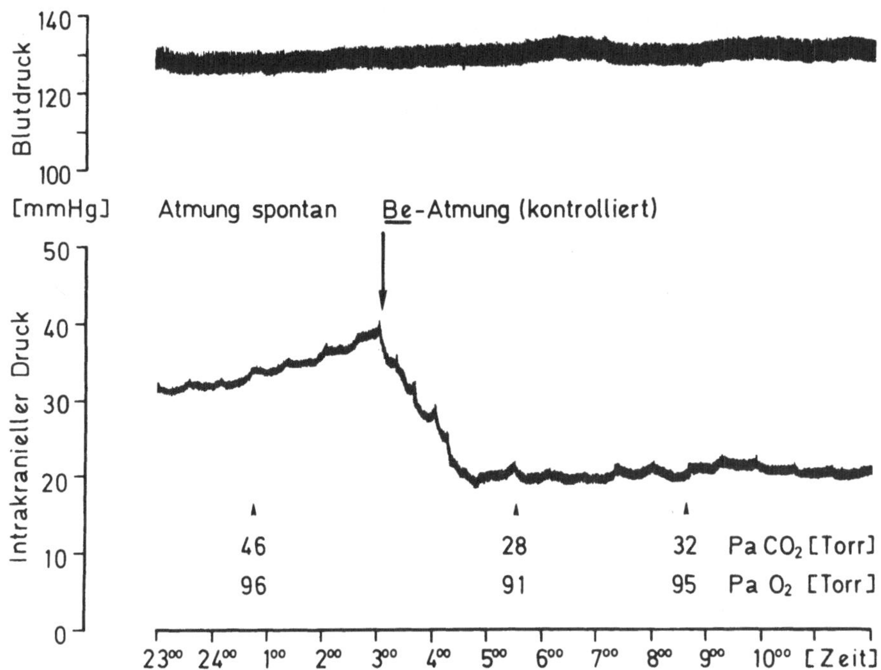

Abb. 8. Wirkung der apparativen Hyperventilation auf den intrakraniellen Druck

In konsequenter Weise kann die respiratorische Alkalose therapeutisch eingesetzt werden. Damit können verschiedene Effekte
erzielt werden. Darüber hinaus kann die Laktazidose in den
ödematösen Arealen günstig beeinflußt werden und schließlich
wird eine Umverteilung der Durchblutung mit einer besseren Perfusion gerade der geschädigten Areale diskutiert. Dies ist als
"inverses Steel-Syndrom" oder als Robin-Hood-Syndrom bezeichnet
worden. Einmal wird die Dilatation der Hirngefäße aufgehoben,
die Hirndurchblutung reduziert und damit der intrakranielle
Druck gesenkt (Abb. 8). Dabei wird das Atemminutenvolumen mittels assistierter oder kontrollierter Beatmung erhöht, so daß
der arterielle PCO_2 auf einen Wert um 30 mm Hg absinkt. Eine
Senkung des PCO_2 unter 20 - 25 mm Hg sollte wegen der Gefahr
der zerebralen Hypoxie vermieden werden. Klinisch wird die Maßnahme mit Erfolg bei der Behandlung schwerer Schädel-Hirn-Traumen, in der postoperativen Phase nach Hirnoperationen etc. eingesetzt (3).

<u>Literatur</u>

1. FAUPEL, G., REULEN, H. J., MÜLLER, D., SCHÜRMANN, K.: Double-
   blind-study on the effects of steroids on severe closed head
   injury. In: Dynamics of Brain Edema (eds. H. M. PAPPIUS, W.
   FEINDEL), p. 337. Berlin-Heidelberg-New York: Springer 1976.

2. GOBIET, W.: Die Behandlung des akuten traumatischen Hirnödems. Notfallmedizin 2, 98 (1976).

3. GORDON, E., ROSSANDA, E.: The importance of the cerebrospinal fluid acid-base status in the treatment of uncon-
   scious patients with brain lesions. Acta anaesth. scand.
   12, 51 (1968).

4. HALMAGYI, M.: Veränderungen des Wasser- und Elektrolythaushaltes durch Osmotherapeutika. In: Anaesthesiologie und
   Wiederbelebung, Bd. 46. Berlin-Heidelberg-New York: Springer 1970.

5. HOLLIDAY, M. A., KALAYCI, M. N., HARRAH, J.: Factors that
   limit brain volume changes in response to acute and sus-
   tained hyper- and hyponatremia. J. clin. Invest. 47, 1916
   (1968).

6. LASSEN, N.: Brain extracellular pH: the main factor con-
   trolling cerebral blood flow. J. clin. Lab. Invest. 22,
   247 (1968).

7. MEINIG, G., AULICH, A., WENDE, S., REULEN, H. J.: The effect of dexamethasone and diuretica on peritumor brain edema:
   Comparative study of tissue water content and CT. In: Dynamics of Brain Edema (eds. H. M. PAPPIUS, W. FEINDEL), p. 301.
   Berlin-Heidelberg-New York: Springer 1976.

8. POSNER, J. B., PLUM, F.: Spinal-fluid pH and neurologic
   symptoms in systemic acidosis. New Engl. J. Med. 277, 605
   (1967).

9. REULEN, H. J.: Vasogenic brain edema: New aspects in its
   formation, resolution and therapy. Brit. J. Anaesth. 48,
   741 (1976).

10. REULEN, H. J., HADJIDIMOS, A., HASE, U.: Steroids in the
    treatment of brain edema. In: Advances in Neurosurgery (eds.
    K. SCHÜRMANN, M. BROCK, H. J. REULEN, D. VOTH), vol. 1,
    p. 92. Berlin-Heidelberg-New York: Springer 1973.

11. ZUPPING, R.: Cerebral acid-base and gas metabolism in brain
    injury. J. Neurosurg. 33, 498 (1970).

Entstehung und Korrektur von Störungen im Wasser-Elektrolyt- und Säuren-Basen-Haushalt bei Erkrankungen des Herz-Kreislauf-Systems

Von H.-P. Schuster

<u>Grundlagen</u>

In diesem Beitrag sollen Störungen des Wasser-Elektrolyt- und
Säuren-Basen-Haushaltes besprochen werden, die in Störungen des
Herz-Kreislauf-Systems ihre Ursache haben und darüber hinaus
klinische Bedeutung besitzen, insofern sie die Gesamtsituation
des Patienten entscheidend beeinflussen. Ausgespart bleiben dabei die Zusammenhänge zwischen Wasser-Elektrolyt- und Säuren-
Basen-Haushalt und Kreislauffunktion, bei denen Störungen des
Herz-Kreislauf-Systems Folge primärer Störungen des Wasser-Elektrolyt-Haushaltes sind (Beispiel: Störungen der Herz-Kreislauf-
Funktion bei Kaliummangel) und ebenso Zustände, bei denen Veränderungen des Wasser-Elektrolyt-Gleichgewichtes als Symptome
mit möglicherweise pathogenetischer oder differentialdiagnosti-
scher Bedeutung bei Erkrankungen des Herz-Kreislauf-Systems auftreten, jedoch keinen entscheidenden Einfluß auf den aktuellen
klinischen Ablauf des akuten Krankheitszustandes haben (Beispiel:
Störungen des Natrium-Kalium-Gehaltes bei Hypertonien).

Herz-Kreislauf-Versagen verursacht Störungen des Wasser-Elektro-
lyt- und Säuren-Basen-Haushaltes durch Retention von Natrium
und Wasser und durch Minderperfusion der Gewebe (Abb. 1). Die
Hypoperfusion führt zu metabolischer Azidose, die Natrium- und
Wasserretention zu Hyperhydration. Die Hyperhydration kann bei
gleichmäßiger Steigerung des Natrium- und Wasserbestandes im
Extrazellulärraum als isotone Hyperhydration auftreten, sie
kann bei überwiegender Steigerung des Wasserbestandes mit Überschuß an freiem Wasser auch als hypotone Hyperhydration vorkom-
men. Die Fälle von hypotoner Hyperhydration, gekennzeichnet
durch Hyponatriämie und Hypoosmolalität, sind insgesamt selte-
ner. Sie werden jedoch mit fortschreitender und zunehmend schwerer Herzinsuffizienz zunehmend häufiger beobachtet. Sie signa-
lisieren immer ein schweres klinisches Bild mit schlechter Prognose (<u>10</u>).

Klinisch erscheint das Versagen der Herz-Kreislauf-Funktion unter dem Bild der Herzinsuffizienz oder dem Bild des kardiogenen
Schocks. Der kardiogene Schock ist immer ein akutes Ereignis,
die Herzinsuffizienz kann akut oder chronisch auftreten. Die
akute massive Herzinsuffizienz ist sicher ebenso bedrohlich wie
der kardiogene Schock. Ordnet man die Störungen des Wasser-Elek-
trolyt- und Säuren-Basen-Haushaltes diesen beiden klinischen Er-
scheinungsformen des Kreislaufversagens zu, so dominieren bei
der Herzinsuffizienz die Veränderungen des Wasser-Elektrolyt-
Haushaltes mit Ausbildung einer Hyperhydration, beim Schock die
Entgleisung des Säuren-Basen-Haushaltes mit Entstehung einer
metabolischen Azidose. Eine metabolische Azidose kann aber auch
bei akuter Herzinsuffizienz klinisch bedeutsam werden. Anderer-

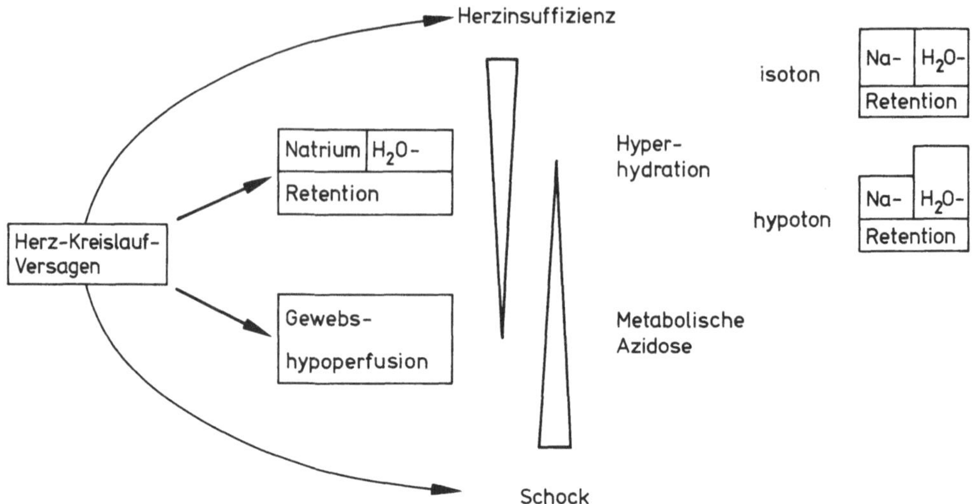

Abb. 1. Übersicht über die Störungen des Wasser-Elektrolyt- und Säuren-Basen-Haushaltes bei Herz-Kreislauf-Versagen

seits ist der kardiogene Schock häufig mit Störungen des Natrium-Wasser-Haushaltes kombiniert. Dabei findet sich mehrheitlich eine Steigerung des Flüssigkeitsbestandes wie bei der Stauungsinsuffizienz. Im kardiogenen Schock kann jedoch auch eine Hypovolämie vorliegen, deren Erkennung für die Therapieführung entscheidend ist.

Hyperhydration bei Herz-Kreislauf-Versagen

Herzinsuffizienz als Problem der Hyperhydration - Ist diese Betrachtungsweise erlaubt oder stellt sie nur eine unsinnige Überspitzung der Systematik ohne relevanten klinischen Bezug dar? Die Betrachtung und Behandlung des herzinsuffizienten Patienten unter den Kategorien der Wasser- und Elektrolytdisbalance ist durchaus sinnvoll (4). Die Kette Hyperhydration - Lungenstauung - Lungenödem - respiratorische Insuffizienz - Hypoxie ist die wahre Schädigungskette, die bei hydropischer Herzinsuffizienz zum Tode führt. Die Beseitigung der Hyperhydration ist das Ziel der Therapie. Allerdings ist die Betrachtung des herzinsuffizienten Patienten als Patient mit korrekturbedürftigen Störungen des Wasser-Elektrolyt-Haushaltes nur unter der Voraussetzung erlaubt, daß die auslösende kardiale Grunderkrankung stets in die Betrachtung mit einbezogen wird.

Die Pathogenese der Hyperhydration ergibt sich aus der Pathophysiologie der Herzinsuffizienz (Abb. 2). Durch die gesteigerte Rückresorption von Natrium und Wasser wird die zur Ödembildung erforderliche Flüssigkeit bereitgestellt. Der erhöhte Kapillardruck, der aus dem gesteigerten Venendruck und dem gesteigerten extrazellulären Flüssigkeitsvolumen resultiert, führt zur Sequestration der retinierten Flüssigkeit aus dem Gefäßsystem, er ist der lokale ödembildende Faktor.

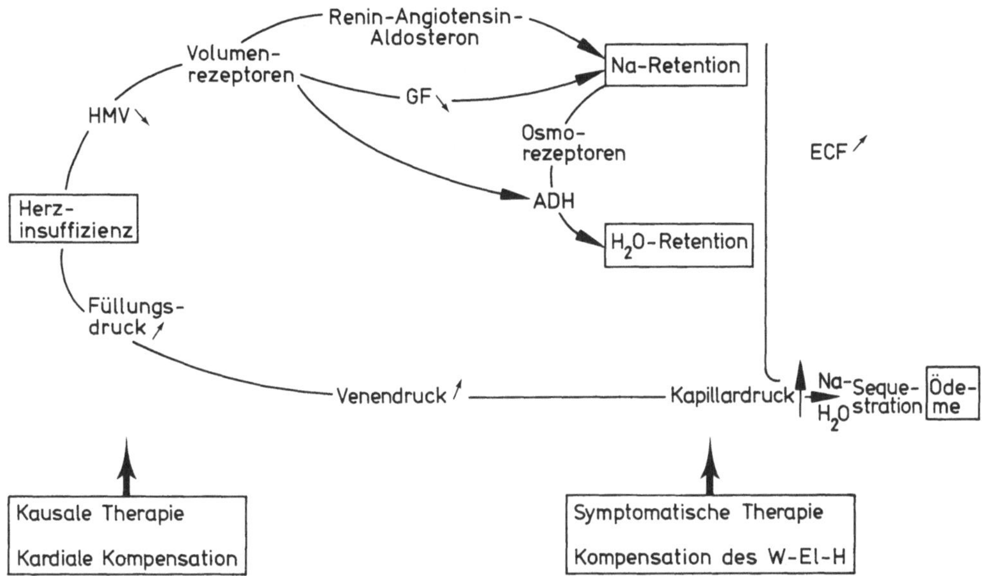

Abb. 2. Pathogenese der Hyperhydration und Ödeme bei Herzinsuffizienz

Aus der Betrachtung der Pathogenese der Hyperhydration ergeben sich im Hinblick auf die Therapie vier wichtige Aspekte.

1. Die Hyperhydration ist in erster Linie Folge des Vorwärtsversagens des Herzens, d. h. der Verminderung des Herzauswurfvolumens und damit des effektiv zirkulierenden Blutvolumens (6, 19). Die Erscheinungen des Rückwärtsversagens des Herzens prägen die klinische Symptomatik mit gestauten Halsvenen, erhöhtem Venendruck, Lungenstauung und Ödemen und führten daher zur Bezeichnung Stauungsinsuffizienz. Sie bilden jedoch nur einen untergeordneten Faktor der Genese der Hyperhydration.

2. Der pathogenetisch entscheidende Schritt des Vorwärtsversagens ist die Natriumretention. Die Wasserretention folgt der Natriumretention passiv zur Aufrechterhaltung eines normalen osmotischen Druckes in der Extrazellulärflüssigkeit (5). Die dominierende Rolle des Natriums gilt für die Phase der Entstehung der Hyperhydration durch gesteigerte Natriumretention (gemäß klinischer Terminologie die Phase der kardialen Dekompensation) ebenso wie für die Phase der Beseitigung der Hyperhydration durch gesteigerte Natriumelimination (gemäß der klinischen Terminologie die Phase der spontanen oder therapeutisch induzierten Rekompensation).

3. An der Natriumretention ist ein Hyperaldosteronismus neben der Einschränkung des Glomerulumfiltrates wesentlich beteiligt (6).

4. In einigen Fällen ist das normale Verhältnis von Natrium und

Wasser in der Extrazellulärflüssigkeit aufgehoben. Der Wasseranteil in der Extrazellulärflüssigkeit übersteigt den Natriumanteil. Der Überschuß an freiem Wasser verdünnt den extrazellulären Natriumbestand, so daß trotz gesteigertem Natriumbestand eine Hyponatriämie besteht. Man bezeichnet diesen bereits eingangs erwähnten Zustand der hypotonen Hyperhydration als Verdünnungshyponatriämie oder Dilutionssyndrom (9). Verdünnungshyponatriämie ist streng zu unterscheiden von einer Hyponatriämie bei vermindertem Natriumbestand infolge Natriumverlust (hypotone Dehydration). Auch diese Störung kann bei Herzinsuffizienz beobachtet werden, jedoch nur als Folge einer falschen Therapie oder als Folge zusätzlicher, von der Herzinsuffizienz unabhängiger Natriumverluste.

Die Verdünnungshyponatriämie ist Folge der fortgeschrittenen Dekompensation, nicht deren Ursache. Eine Verdünnungshyponatriämie im Ablauf einer Herzinsuffizienz kann folgende Ursachen haben (25):
- Digitalisentzug oder Digitalisintoxikation,
- fieberhafter Infekt,
- operativer Eingriff,
- Terminalstadium der Herzinsuffizienz,
- wirkungsvolle Salurese ohne entsprechende Wasserausscheidung.

Es fällt auf, daß alle diese Situationen mit einer akuten Verschlechterung der Herzförderleistung und Abnahme des zirkulierenden Blutvolumens verbunden sind. Charakteristischerweise stehen die Patienten unter natriumarmer Diät. In der Pathogenese der Verdünnungshyponatriämie spielt eine pathologisch gesteigerte ADH-Sekretion sicher eine Rolle (25). Sie wird über Volumenrezeptoren im arteriellen Kreislaufschenkel vermittelt (15). Eine weitere Ursache ist die starke Beeinträchtigung der Nierenfunktion und damit der Fähigkeit zur Elimination freien Wassers im distalen Tubulus (14). Auch Veränderungen der intrarenalen, von der Glomerulumfiltration und der aktiven Natriumrückresorption unabhängigen Mechanismen des Natriumtransportes mögen eine Rolle spielen (20). In den Abb. 3 und 4 sind zwei typische Beispiele einer Verdünnungshyponatriämie bei Herzinsuffizienz dargestellt. Einmal war die Ursache eine Unterdigitalisierung; durch intravenöse Zufuhr höherer Digitalisdosen konnte der Zustand korrigiert werden (Abb. 3 (Aus 25)). Im anderen Falle war die Ursache eine diuretikainduzierte Salurese, die nicht von entsprechender Wasserelimination begleitet war. Die Korrektur erfolgte durch strikte Reduktion der Zufuhr an freiem Wasser (Abb. 4, eigene Beobachtung).

Bei herzinsuffizienten Patienten wurde postoperativ eine Hyponatriämie bei gesteigertem Natriumbestand als Folge einer Wasserretention im Überschuß zu Natrium beobachtet, die stärker ausgeprägt und anhaltender war, als im postoperativen Streßzustand Herzgesunder (26).

Jede Herzinsuffizienz wird von einer Abnahme des Gesamtkaliumbestandes begleitet. Dies ist Teil der Pathophysiologie der Herzinsuffizienz, es ist ein Symptom ohne wesentliche klinische Bedeutung, das sich bei Verschwinden der kardialen Insuffizienz

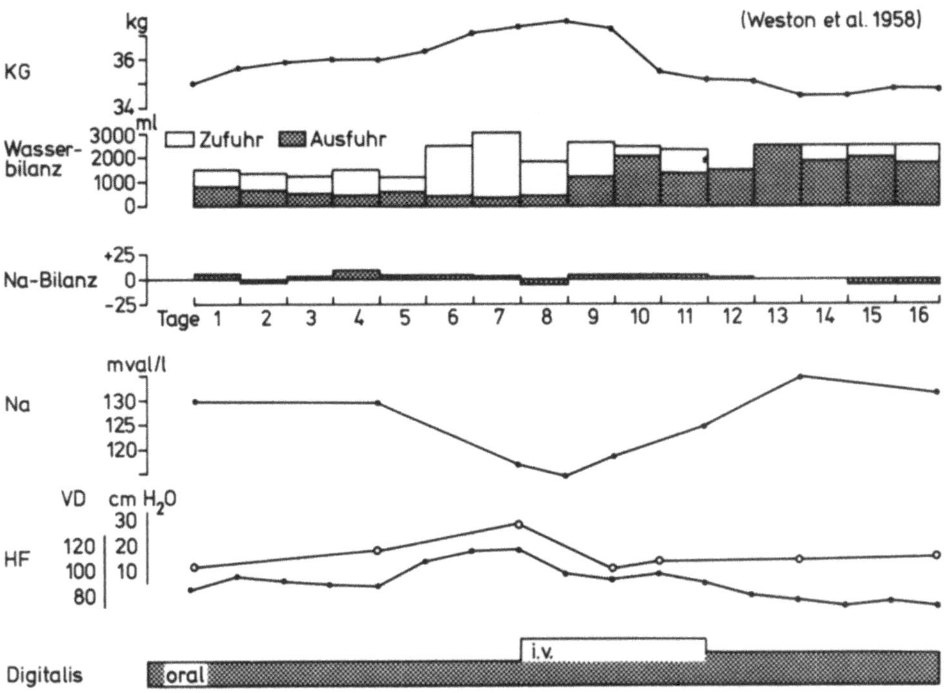

Abb. 3. Entwicklung einer Verdünnungshyponatriämie bei unzureichender Digitaliszufuhr. Bei ausgeglichener Natriumbilanz steigt
das Körpergewicht aufgrund einer positiven Wasserbilanz bei Einschränkung der Diurese an, der Serumnatriumspiegel nimmt ab. Als
Ausdruck der zunehmenden Herzinsuffizienz kommt es zu einer Steigerung des Venendruckes und der Herzfrequenz. Nach intravenöser
Digitalisierung nimmt die Diurese zu, das Körpergewicht geht auf
den Ausgangswert zurück, der Serumnatriumspiegel erreicht wieder
Normwerte, Venendruck und Herzfrequenz fallen wieder ab (Aus 25)

spontan korrigiert. Ganz anders sind Kaliummangelzustände bei
Herzinsuffizienz aufzufassen, die durch Kaliumverlust infolge
anhaltendem Erbrechen, Durchfall oder forcierter Diuretikathe-
rapie entstehen. Diese echten Kaliummangelzustände, die über
die Verminderung des Kaliumbestandes bei unkomplizierter Herzinsuffizienz hinausgehen, können den Zustand der Herzinsuffizienz dramatisch verschlechtern. Solche Kaliumverluste können
über eine Digitalisintoxikation auch an der Entstehung des prognostisch ungünstigen Dilutionssyndroms beteiligt sein.

Für die Therapie der Hyperhydration bei Herzinsuffizienz ergeben sich zwei Ansatzpunkte (siehe Abb. 2). Der erste Ansatzpunkt
ist die kausale Therapie der kardialen Grundstörung mit dem Ziel
der kardialen Rekompensation unter Normalisierung von Herzminutenvolumen und Füllungsdrucken. Der zweite Ansatzpunkt ist die
symptomatische Therapie mit dem Ziel der Wiederherstellung eines regulären Wasser- und Elektrolytbestandes. In akuten Fällen
sind immer beide Therapiemöglichkeiten gleichzeitig auszunutzen.

128

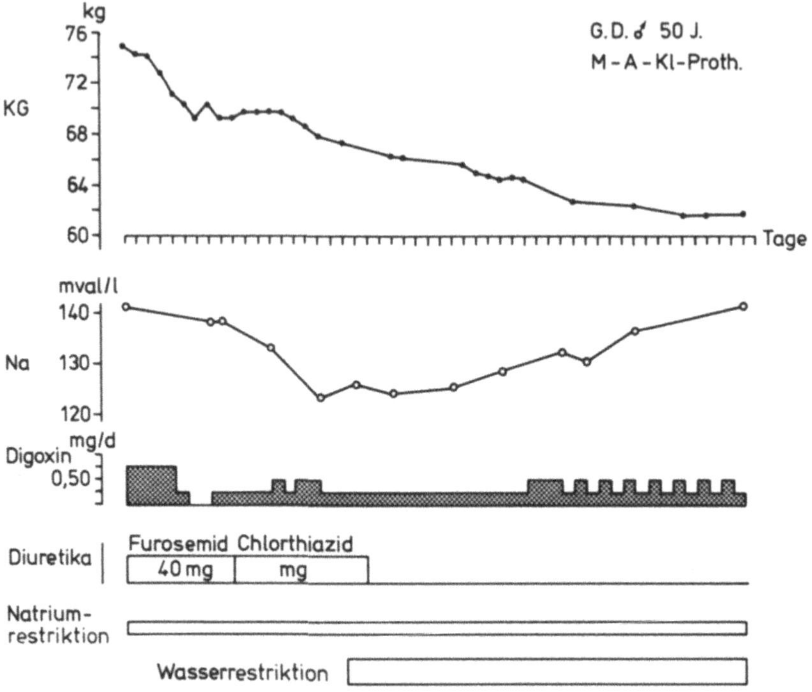

Abb. 4. Entwicklung einer Verdünnungshyponatriämie bei einem Patienten mit Herzinsuffizienz unter Diuretikagabe. Unter der Zufuhr von Saluretika bei Natriumrestriktion sinkt das Körpergewicht ab, gleichzeitig sinkt jedoch der Serumnatriumspiegel als Ausdruck einer inadäquaten Wasserelimination im Vergleich zur saluretikainduzierten Natriumelimination. Dabei zeigt der Patient zum Zeitpunkt der Hyponatriämie noch immer deutliche Zeichen einer Hyperhydration. Nach Absetzen der Saluretika und zusätzlicher strenger Wasserrestriktion unter Beibehaltung der Natriumrestriktion fällt das Körpergewicht weiterhin ab und erreicht, bei gleichzeitigem Anstieg des Serumnatriumspiegels in den Normbereich, am Ende der Beobachtungszeit das Normalgewicht. Der Patient befindet sich in Euhydration

Die symptomatische Therapie beruht auf Maßnahmen der Natriumelimination und Natriumrestriktion (Tabelle 1).

Natriumelimination wird durch Saluretika erreicht. Bei mangelhaftem Ansprechen auf Saluretika ist die Kombination mit einem Aldosteronantagonisten indiziert. In schweren Fällen kann man, um in Anbetracht des verzögerten Wirkungseintritts der Aldosteronantagonisten keine Zeit zu verlieren, gleich mit der kombinierten Therapie beginnen. In schwersten Fällen kann eine Hämodialyse angezeigt sein (16). Die Hämodialyse führt zum Wasserentzug, sie korrigiert Elektrolytstörungen, und man erreicht unter allgemeiner Besserung in der Regel ein Wiederansprechen auf Diuretika. Die Dialyse ist indiziert bei begleitenden Nierenerkrankungen, bei schwersten Elektrolytstörungen, zur Vor-

Tabelle 1. Therapie der Hyperhydration bei Herzinsuffizienz

---

1. Behandlung des kardialen Grundleidens

2. Natriumelimination

   Saluretika

   Aldosteronantagonisten

   Dialyse: Begleitende Nierenerkrankung
            schwere Elektrolytstörung
            dringlicher Herzkatheter oder Operation
            rapide Verschlechterung

3. Natriumrestriktion

4. Bei Verdünnungshyponatriämie:
   Wasserrestriktion

   Digitalisierung überprüfen
   Körpertemperatur normalisieren

   Natriumzufuhr nur bei Wasserintoxikation

---

bereitung auf eine dringliche Herzkatheterisierung oder Herz-
operation und bei rapider Verschlechterung. In einzelnen Fällen, die auf Diuretika resistent waren, wurde ein Entzug von
Natrium und Wasser auch durch osmotische Diarrhö mit Sorbit
oder Mannit erreicht (13).

Natriumrestriktion bedeutet Drosselung der Natriumzufuhr. Als
salzarme Diät bezeichnet man eine tägliche Aufnahme von weniger
als 3 g Natriumchlorid, entsprechend weniger als 50 mval Natrium.
Streng salzarme Diät bedeutet eine tägliche Aufnahme von weniger als 1 g Kochsalz, entsprechend weniger als 17 mval Natrium.

Bei Vorliegen einer Verdünnungshyponatriämie muß die Zufuhr an
freiem Wasser drastisch gedrosselt werden. Die zugeführten Mengen sollen 500 - 1.000 ml nicht überschreiten. Weiterhin muß
die Digitalisdosierung überprüft und eine Digitalisintoxikation
ausgeschlossen werden. Die Körpertemperatur ist zu normalisieren. Eine Natriumzufuhr zur Korrektur der Hypoosmolarität ist
in der Regel verboten. Sie bessert den Zustand nicht, sie ist
vielmehr gefährlich und kann eine schwere Dekompensation mit
Lungenödem hervorrufen. Nur in Fällen mit deutlichen zerebralen
Veränderungen wie Desorientiertheit, Apathie oder Krämpfen muß
der Serumnatriumspiegel durch vorsichtige Gabe einer hypertonen
Kochsalzlösung angehoben werden. Einfacher ist in diesen schweren Fällen die Korrektur durch Hämodialyse.

Die Infusionstherapie beim Patienten mit manifester Herzinsuffizienz richtet sich nach dem Kompensationsgrad (Tabelle 2).
Die Infusionstherapie bei Patienten mit rekompensierter Herzinsuffizienz, bei denen Ödeme oder andere Zeichen einer Vermehrung der extrazellulären Flüssigkeit nicht mehr nachweisbar
sind, sollte nach den Regeln der Natriumrestriktion erfolgen.

Tabelle 2. Infusionstherapie bei manifester Herzinsuffizienz
Natrium-, H_2O-Zufuhr

	Natrium	H_2O
Rekompensierte Herzinsuffizienz	40 - 50 mval	30 ml/kg (2.000 ml)
Dekompensierte Herzinsuffizienz mit Ödemen	0 - 20 mval	15 - 20 ml/kg (1.000 - 1.500 ml)
Dekompensierte Herzinsuffizienz mit Verdünnungshyponatriämie	0	10 - 15 ml/kg (500 - 1.000 ml)

Der Natriumbestand des Organismus kann bei Herzinsuffizienz auch
ohne sichtbare Ödeme erhöht sein.

Ist beim herzinsuffizienten Patienten im Stadium der kardialen
Dekompensation mit Ödemen eine Infusionstherapie erforderlich,
so kann natriumfreie Lösung infundiert werden. Die Infusionstherapie kann natriumfrei erfolgen, solange sich noch Zeichen des
gesteigerten extrazellulären Flüssigkeitsvolumens nachweisen
lassen. Die tägliche Wasserzufuhr ist mit 15 - 20 ml/kg, also
etwa 1.000 - 1.500 ml anzunehmen. Bei dekompensierter Herzinsuffizienz mit Verdünnungshyponatriämie wird außer der Natriumzufuhr auch die Wasserzufuhr gedrosselt und sollte maximal 10 -
15 ml/kg, entsprechend 500 - 1.000 ml/Tag, betragen.

In jedem Falle verlangt die Infusionstherapie des Herzinsuffizienten eine Korrektur des Basisbedarfes. Als korrigierten Basisbedarf bezeichnen AHNEFELD und DÖLP (1) den auf die aktuelle
pathophysiologische Situation adaptierten Bedarf (Tabelle 3).
Für den postoperativen Zustand wurde aufgrund von Bilanzuntersuchungen ein korrigierter Basisbedarf herausgearbeitet. Beim
Herzinsuffizienten ist eine weitere Korrektur anzubringen, die
die eingeschränkte renale Eliminationsfähigkeit für Natrium und
Wasser berücksichtigt. Ähnlich ausgedehnte Untersuchungen wie
für den postoperativen Zustand allgemein liegen für die spezielle Situation der Herzinsuffizienz bisher nicht vor. Aufgrund
früherer Messungen (26) können folgende Empfehlungen gegeben
werden: Der Basisbedarf ist für Wasser mit 30 ml/kg, entsprechend etwa 2.000 ml, anzusetzen, solange keine abnormen Verluste
bestehen und eine entsprechende Diurese vorliegt. Der Tagesbedarf an Natrium ist im Bereich der salzarmen Diät anzunehmen
und auf 40 - 50 mval Natrium anzusetzen. Der wahre Bedarf des
Einzelpatienten muß dann durch tägliche Bilanzierung und Überwachung der Parameter der Extrazellulärflüssigkeit ermittelt
werden. Ergeben sich Zeichen der Retention oder handelt es sich
um schwer gefährdete Patienten, so muß die Zufuhr auf das Niveau
der streng salzarmen Diät, also auf eine Natriumzufuhr von 0 -
20 mval/die und auf eine Wasserzufuhr von 15 - 20 ml/kg reduziert werden.

Tabelle 3. Bilanzierungsschema bei Herzinsuffizienz. Siehe Text

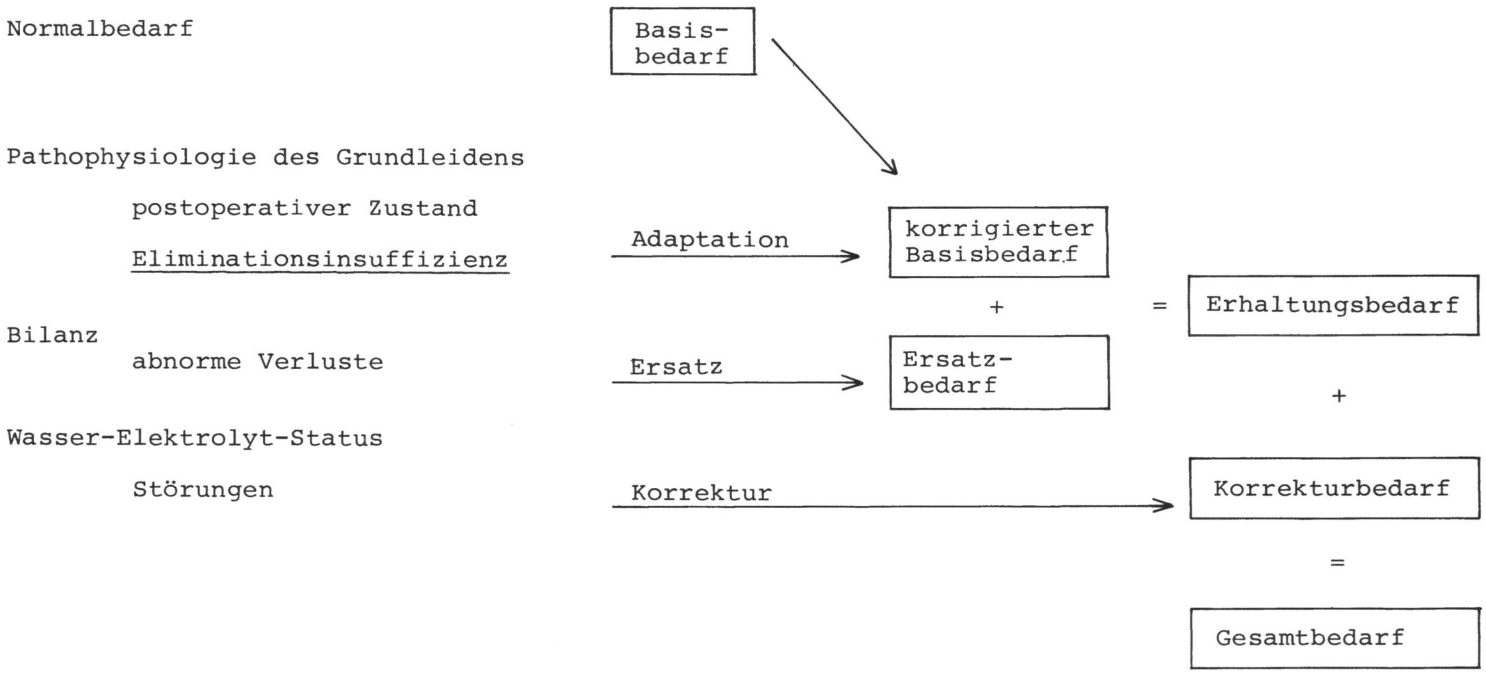

Metabolische Azidose bei Herz-Kreislauf-Versagen

Der kardiogene Schock ist charakterisiert durch einen akuten
und kritischen Abfall des Herzzeitvolumens mit Erniedrigung des
arteriellen Blutdruckes und reflektorischer Steigerung des peripheren Widerstandes. Abnahme des Durchströmungsvolumens, Abnahme des Strömungsdruckes und Steigerung des Strömungswider-
standes bedingen eine Minderperfusion der Kapillaren. In den
Geweben entsteht Sauerstoffmangel und im anaeroben Stoffwechsel häuft sich Laktat im Überschuß an. Es entsteht eine metabolische Azidose (21).

Für die Therapie ist die entscheidende Frage die nach dem Stel-
lenwert der Azidose. Ist die Azidose lediglich ein Symptom oder
hat sie eine eigene pathogenetische Bedeutung im Gesamtablauf
des Herz-Kreislauf-Versagens? Ist die Puffertherapie der Azidose lediglich eine Kosmetik des Säuren-Basen-Status oder trägt
sie zur Behebung des Herz-Kreislauf-Versagens bei?

Allgemein geht man davon aus, daß die Azidose depressorisch auf
das Herz-Kreislauf-System wirkt. Sie erniedrigt weiterhin das
Herzminutenvolumen und drosselt die Sauerstoffzufuhr im Sinne
eines Circulus vitiosus. Untersuchungen der letzten Jahre haben gezeigt, daß diese Hypothese nur einen Teilaspekt des wah-
ren Geschehens erfaßt. Ohne Frage kann eine schwere Azidose einen Kreislaufstillstand auslösen (7), ohne Frage kann in einzelnen Fällen eine Wiederbelebung nur nach Puffertherapie erfolgreich sein (22) und ohne Frage kann die Pufferbehandlung
in der Schocktherapie von kritischer Bedeutung sein.

Untersuchungen der Auswirkungen der Azidose auf Atmung und Kreislauf haben jedoch gezeigt, daß die Azidose durchaus auch kompensatorische Mechanismen in Gang setzt, die sich auf das kardio-
respiratorische System im Sinne einer Verbesserung der Sauerstoffversorgung auswirken (Abb. 5). Es konnte experimentell und
klinisch nachgewiesen werden, daß eine Azidose das Herzzeitvolumen steigert und die Korrektur einer metabolischen Azidose
keineswegs regelmäßig eine Verbesserung des Herzauswurfvolumens
bewirkt (2, 8). Dagegen normalisiert sich der Säuren-Basen-Status in der Regel spontan, wenn es gelingt, das Herzzeitvolumen
wieder zu steigern. Es spricht vieles dafür, daß die Herzminu-
tenvolumensteigerung bei Azidose als biologischer Kompensationsmechanismus aufzufassen ist.

Ein sicherer Kompensationsmechanismus ist die Rechtsverschie-
bung der Sauerstoffbindungskurve bei Azidose. Dadurch wird die
Sauerstoffabgabe im Gewebe verbessert, weil bei einem gegebenen
PO_2 die Sättigung des Hämoglobins mit Sauerstoff niedriger, die
Sauerstoffabgabe an die Zellen also höher ist. Dieser Effekt
ist erwünscht, denn der Sauerstoffmangel der Zelle ist der kritische Faktor im Ablauf des Schocks. Normalisierung des pH durch
Puffersubstanzen bedeutet eine Aufhebung des günstigen Effektes
auf die Sauerstoffbindungskurve. Weiterhin wurde beobachtet,
daß bei einer leichten Azidose die Neigung zu ventrikulären Extrasystolen und Tachykardien unterdrückt wird (24).

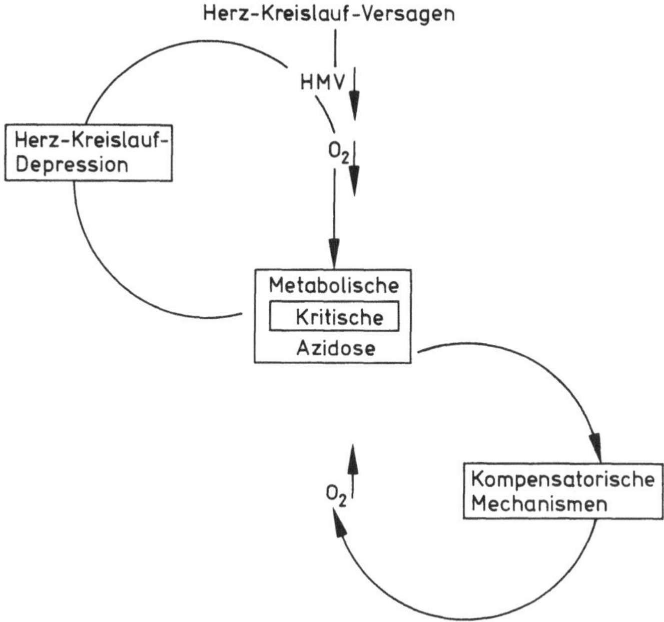

Abb. 5. Stellung der metabolischen Azidose im Ablauf des Herz-Kreislauf-Versagens. Siehe Text

Eine Gefahr der Pufferbehandlung mit Natriumbikarbonat ist die Steigerung der Serumosmolarität, die bedrohliche Ausmaße annehmen kann (17). Bei Überkompensation entsteht eine Alkalose, die die Sauerstoffbindungskurve nach links verschiebt, so daß es sogar zu einer Verschlechterung der Sauerstoffabgabe im Gewebe kommt. Ausgeprägte Alkalosen können darüber hinaus Kammerflimmern hervorrufen (23). Alkalosen können zu zerebralen Störungen mit Krämpfen führen, als deren Ursache die Abnahme der Hirndurchblutung und eine paradoxe Liquorazidose (3) angesehen werden. Untersuchungen an Intensivpatienten haben gezeigt, daß eine Alkalose die Prognose des kritisch Kranken deutlich verschlechtert (18, 27).

Wenn nun einerseits eine schwere Azidose kardiodepressorisch wirkt und ein Herz-Kreislauf-Versagen im Sinne eines Circulus vitiosus verschlechtern kann und wenn andererseits eine Azidose kompensatorische Mechanismen zur Verbesserung der Sauerstoffversorgung auslöst, so muß ein kritischer pH-Wert existieren, der über schädliche oder nützliche Auswirkungen entscheidet. Im Hinblick auf die Therapie ist der Begriff der metabolischen Azidose durch den der kritischen metabolischen Azidose zu ersetzen. Unterschreitet der pH-Wert den kritischen Wert, so ist eine Puffertherapie indiziert. Bleibt der pH-Wert über dem kritischen Niveau, so erbringt eine Puffertherapie bestenfalls eine Kosmetik des Säuren-Basen-Status, möglicherweise sogar negative Auswirkungen. Über die Höhe dieses kritischen pH-Wertes beim Herz-Kreislauf-Versagen des Menschen herrscht jedoch keineswegs Einigkeit. Von Arbeitsgruppen, die sich intensiv mit

dem Problem beschäftigt haben, wird als kritischer Wert ein pH
von 7,20 angegeben (2), der jedoch keineswegs allgemein akzep-
tiert wird. Insgesamt ist man mit der Gabe von Natriumbikarbonat bei metabolischer Azidose wesentlich zurückhaltender geworden.

Zusammenfassend können folgende Regeln zur Behandlung der metabolischen Azidose bei Herz-Kreislauf-Versagen empfohlen werden:

1. In der Behandlung des akuten Kreislaufstillstandes ist Natriumbikarbonat zur Blindpufferung immer indiziert, wenn der
   Kreislaufstillstand länger als 3 min andauert, da dann stets
   mit einer kritischen Azidose zu rechnen ist. Die Dosierung
   von Natriumbikarbonat zur Blindpufferung wird mit 1 mval/kg
   KG bis zu maximal 100 mval niedriger angegeben als früher.

2. Im Schock wird eine Blindpufferung nur für den kardiogenen
   Schock bei Myokardinfarkt empfohlen. Die Dosierung erfolgt
   wie beim Kreislaufstillstand.

3. Die gezielte Pufferung soll den arteriellen pH-Wert auf einen Wert von 7,35 anheben. Dieser Wert liegt sicher oberhalb
   des kritischen Bereiches, die günstigen Wirkungen einer leichten metabolischen Azidose bleiben erhalten und die Gefahren
   einer Alkalose werden vermieden. Grundlage der Dosierung ist
   die bekannte Formel:
   mval Natriumbikarbonat = 0,3 x kg Körpergewicht x Basenexzeß.
   Die Wirkung dieser Dosis muß jedoch überprüft werden. Die be-
   nötigte Bikarbonatdosis kann wesentlich höher sein, als durch
   diese Formel wiedergegeben wird. Einmal kann beim akuten Krank-
   heitszustand die Produktion an überschüssiger Säure anhalten
   (12), zum anderen konnte gezeigt werden, daß der Verteilungsraum für Bikarbonat von dem Grad der Azidose abhängt (11).
   Je niedriger die Bikarbonatkonzentration im Plasma, desto
   größer der Verteilungsraum für Bikarbonat.

Die Erkenntnis über die Bedeutung der Azidose für Prognose und
Therapie schwerer Krankheitszustände ist fester Bestandteil unseres ärztlichen Wissens und Handelns geworden. Auf dieser si-
cheren Grundlage ist es an der Zeit, unsere Einschätzung der
Azidose etwas zu revidieren. Dazu sollten das Konzept einer kritischen Azidose und der wiederholte Hinweis auf die Gefahr einer Alkalose dienen.

<u>Literatur</u>

1. AHNEFELD, F. W., DÖLP, R.: Der Basisbedarf im Wasser- und
   Elektrolytstoffwechsel zur Erhaltung der Homöostase. In:
   Infusionstherapie I. Klinische Anästhesiologie (eds. F. W.
   AHNEFELD, C. BURRI, W. DICK, M. HALMAGYI), Bd. 3, p. 58.
   München: Lehmanns Verlag 1973.

2. ANDERSEN, M. N., BORDER, J. R., MOURITZEN, C. V.: Acidosis, catecholamines and cardiovascular dynamics: when does acidosis require correction? Ann. Surg. 166, 344 (1967).

3. BERENYI, K. J., WOLK, M., KILLIP, T.: Cerebrospinal fluid acidosis complicating therapy of experimental cardiopulmonary arrest. Circulation 52, 319 (1975).

4. BROD, J.: Pathogenesis of cardiac oedema. Brit. med. J. I, 222 (1972).

5. BUCHBORN, E.: Adiuretin und Serumosmolarität. Klin. Wschr. 34, 953 (1956).

6. BUCHBORN, E., KOCZOREK, K. R., WOLFF, H. P.: Aldosteron, Glomerulusfiltrat und Natriumretention. Klin. Wschr. 37, 73 (1959).

7. CAMARATA, S. J., WEIL, M. H., HANASHIRO, P. K., SHUBIN, H.: Cardiac arrest in the critically ill. I. A study of predisposing causes in 132 patients. Circulation 44, 688 (1971).

8. CLOWES, G. H., SABGA, G. A., KOMITAXIS, A., TONIN, R., HUGHES, M., SIMEONE, F. A.: Effects of acidosis on cardiovascular function in surgical patients. Ann. Surg. 154, 524 (1961).

9. DANOWSKI, T. S., FERGUS, E. B., MATEER, F. M.: The low salt syndrome. Ann. intern. Med. 43, 643 (1955).

10. FRIEDBERG, Ch. K.: Fluid and electrolyte disturbances in heart failure and their treatment. Circulation 16, 437 (1957).

11. GARELLA, S., DANA, C. L., CHAZAN, J. A.: Severity of metabolic acidosis as a determinant of bicarbonate requirements. New Engl. J. Med. 289, 121 (1973).

12. GILSTON, A.: Clinical and biochemical aspects of cardiac resuscitation. Lancet II, 1039 (1965).

13. JAMES, J. W., EVANS, R. A.: Use of oral mannitol in the oedematous patient. Brit. med. J. I, 463 (1970).

14. KRUMLOVSKY, F. A.: Hyponatriämie. Internist 17, 114 (1976).

15. LEAF, A., MAMBY, A. R.: An antidiuretic mechanism not regulated by extracellular fluid tonicity. J. clin. Invest. 31, 60 (1952).

16. MAILLOUX, L. U., SWARTZ, C. D., ONESTI, G., HEIDER, C., RAMIREZ, O., BREST, A. N.: Peritoneal dialysis for refractory congestive heart failure. J. amer. med. Ass. 199, 873 (1967).

17. MATTAR, J. A., WEIL, M. H., SHUBIN, H., STEIN, L.: Cardiac arrest in the critically ill. II. Hyperosmolal states following cardiac arrest. Amer. J. Med. 56, 162 (1974).

18. MAZZARA, J. T., AYRES, S. M., GRACE, W. J.: Extreme hypocapnia in the critically ill patient. Amer. J. Med. 56, 450 (1974).

19. MERRILL, A. J.: Edema and decreased renal blood flow in patients with chronic congestive heart failure: incidence of "forward failure" as the primary cause of edema. J. clin. Invest. 25, 389 (1946).

20. NITTER-HAUGE, S., BRODWALL, E. K., ROOTWELT, K.: Renal function studies in hyponatremic cardiac patients with edema (dilution syndrome). Amer. Heart J. 87, 33 (1974).

21. RACKWITZ, R., JAHRMÄRKER, H., THEISEN, K., HALBRITTER, R., OTTER, H. P., HAIDER, M.: Pathogenese und Therapie der Azidose bei Reanimation. Intensivmedizin 12, 1, (1975).

22. SMITH, H. J., ANTHONISEN, N. R.: Results of cardiac resuscitation in 254 patients. Lancet I, 1027 (1965).

23. STREISAND, R. L., GOURIN, A., STUCKEY, J. H.: Respiratory and metabolic alkalosis and myocardial contractility. J. thorac. cardiovasc. Surg. 62, 431 (1971).

24. WEIL, M. H., HOULE, D. B., BROWN, E. B., CAMPBELL, G. S., HEATH, C.: Influence of acidosis on the effectiveness of vasopressor agents. Circulation 16, 949 (1957).

25. WESTON, R. E., GROSSMAN, J., BORIN, E. R., HANENSON, I. B.: The pathogenesis and treatment of hyponatremia in congestive heart failure. Amer. J. Med. 25, 558 (1958).

26. WILSON, G. M., EDELMAN, I. S., BROOKS, L., MYRDAN, J. A., HARKEN, D. E., MOORE, F. D.: Metabolic changes associated with mitral valvuloplastic. Circulation 9, 199 (1954).

27. WILSON, R. F., GIBSON, D., PERCINEL, A. K., ALI, M. A., BAKER, G., LeBLANC, L. P., LUCAS, C.: Severe alkalosis in critically ill surgical patients. Arch. Surg. 105, 197 (1972).

Entstehung und Korrektur von Störungen im Wasser-Elektrolyt- und Säuren-Basen-Haushalt bei gastrointestinalen Erkrankungen (einschließlich Leber)

Von W. Base, B. Dragosics und F. Wewalka

Um die Rolle des Gastrointestinaltraktes bei Wasser- und Elektrolytstoffwechselstörungen zu präzisieren, wären intensive physiologische Vorbemerkungen über den Resorptionsvorgang in den verschiedenen Darmabschnitten notwendig. Da dies so genau nicht geschehen kann, seien einige physiologische Vorbemerkungen gemacht.

I. Physiologische Vorbemerkungen

Täglich werden Elektrolyte gelöst in 8 l Wasser in den Gastrointestinaltrakt sezerniert und teilweise reabsorbiert. Dies ist im Verhältnis zur gesamten extrazellulären Flüssigkeit von ca. 16 l (entsprechend 24 % des Körpergewichtes) außerordentlich viel.

Flüssigkeitsverluste aus dem Gastrointestinaltrakt führen daher zu einer Verminderung des Gesamtkörperwassers. Die Serumnatrium- und -chloridspiegel zeigen anfangs nur geringe Veränderungen, da der Organismus in der Lage ist, die intestinalen Verluste zu kompensieren. Nicht im selben Ausmaß bestehen diese Kompensationsmechanismen für K^+.

Ein höhergradiger Flüssigkeits- und Elektrolytverlust aus dem Gastrointestinaltrakt kann eine Hyponatriämie hervorrufen. Diese Hyponatriämie bedingt eine verminderte renale Natriumausscheidung. Wenn allerdings bei schweren gastrointestinalen Flüssigkeitsverlusten und daraus resultierenden Hyponatriämien Werte von mehr als 50 mval/l Na^+ im Harn zu finden sind, sollte eine geschädigte Nierenfunktion angenommen werden. Bezüglich des Kaliums sei vorangestellt, daß ca. 60 mval K^+ im Extrazellulärraum vorhanden sind und täglich ca. 40 - 60 mval K^+ durch die Niere ausgeschieden werden. 98 % des Gesamtkörperkaliums von ca. 3.500 mval sind intrazellulär lokalisiert, 80 - 90 % sind austauschbar.

Bei den einzelnen wichtigen gastrointestinalen Zuständen überschneiden einander Störungen des Wasser- und Elektrolythaushaltes sowie des Säuren-Basen-Gleichgewichtes, so daß eine Besprechung nach Krankheitsbildern gerechtfertigt erscheint.

II. Gastrointestinale Erkrankungen

1. Als klassisches Beispiel des akuten Wasserverlustes ist die schwere akute Diarrhö anzusehen, die zur hypertonen oder isotonen Dehydration führt. Hochgradige Wasserverluste, wie bei schwerer akuter Enteritis, bei Typhus oder auch bei der Chole-

ra, gehen zu Lasten der Flüssigkeit des extra- wie auch des intrazellulären Raumes.

Speziell für die Cholera wurde die Aktivität einer sekretorischen Natriumpumpe, die im Bürstensaum der Dünndarmzellen lokalisiert ist, aufgedeckt. Die Endotoxine der Choleravibrionen greifen an diesem Mechanismus an. AMP und Adenylzyklase spielen dabei eine wesentliche Rolle (1). Da die natriumabhängige Zucker- und Aminosäurenresorption unbeeinträchtigt ist, gelingt es, durch orale Zufuhr von Glukose- und Natriumchloridlösungen die enteralen Wasser- und Elektrolytverluste bis auf ca. 20 % zu reduzieren (13). Es wird vermutet, daß fulminante Diarrhöen durch E. coli, Durchfälle bei Pankreasadenom, Verner-Morrison-Syndrom oder bei Karzinoiden einem ähnlichen Mechanismus unterliegen (5).

Die Reihenfolge der pathophysiologischen Vorgänge bei Durchfällen sind Verminderung der extrazellulären Flüssigkeit, damit die Verminderung des Blut- und Plasmavolumens und letztlich die Verminderung des Glomerulumfiltrates der Niere. Dabei spielen die vorhandenen Volumenrezeptoren und hormonelle Mechanismen wie das Angiotensin-Aldosteron-System und ADH eine Rolle. Daraus resultiert sekundär eine renaltubuläre Retention von Natriumchlorid und eine Wasserretention.

Bei einer hypertonen Dehydration nach sogenannter osmotischer Diarrhö kann die Hypernatriämie bis 170 mval/l ansteigen (Cholera). Gleichzeitig sind als Zeichen der Bluteindickung eine Erhöhung des Hämatokrits, des Gesamteiweißes, der Osmolarität und des Hämoglobins zu erwarten. Therapeutisch empfiehlt sich ein entsprechender Flüssigkeitsersatz, wenn möglich unter Venendruckkontrolle. Bei der hypertonen Dehydration kommt vor allem die Infusion von freiem Wasser (Glukose- oder Lävuloselösungen) in Frage. Zusätzlich können auch Elektrolytlösungen in Form von Ringer-Laktat verabreicht werden. Isotone Kochsalzlösungen enthalten zu viele Chloridionen und können dadurch die Gefahr einer hyperchlorämischen Azidose hervorrufen. Patienten mit Hypoproteinämie oder Hypalbuminämie gelten als besonders volumenempfindlich. Der kompensatorische Einstrom von Flüssigkeit aus dem interstitiellen Gewebe ist erschwert. Man sollte daher in solchen Fällen gleichzeitig auch Blut oder Plasmaproteine sowie Humanalbuminlösungen verabreichen. Plasmaexpander wie Dextrane sollten bei Schock wegen der Möglichkeit einer intravasalen Gerinnungsstörung nicht verwendet werden, auch sonst sollte ihre Applikationsmenge nicht über 1.500 ml/Tag hinausgehen.

2. Ein Beispiel für isotone Hydration ist die übermäßige Wasserretention mit Ödem- und Aszitesneigung. Sofern chronische Lebererkrankungen betroffen sind, sollten sie später besprochen werden. Unter den Magen- und Darmerkrankungen sei hier das Syndrom der exsudativen Enteropathie erwähnt. Der hochgradige Plasmaproteinmangel bewirkt Ödemneigung mit entsprechender Oligurie und Gewichtsanstieg. Neben den Serumproteinen sind Hämatokrit, Erythrozyten, Hämoglobin, vielfach auch Chloride, manchmal auch Natrium herabgesetzt. Im speziellen Fall der exsudativen Enteropathie wird man mit Gaben von Humanalbumin (in 5-

bis 20%iger Lösung) oder Plasmaproteinlösungen eine Erhöhung
des kolloidosmotischen Druckes herbeizuführen trachten. Hypertone Glukose- bzw. Natriumchloridlösungen sind ebenso kontraindiziert wie Mannitlösungen, da die letztgenannten Substanzen
die Kapillarmembran durchdringen und vermehrt Wasser in den interstitiellen und intraalveolären Raum einschleppen und auf diese Weise die Neigung zum Lungenödem verstärken.

Als besondere therapeutische Maßnahme für die exsudative Enteropathie, vor allem jene Formen, die mit Störungen im Lymph-
abfluß einhergehen, hat sich der Ersatz des Nahrungsfettes
durch Fette mit mittelkettigen Fettsäuren bewährt (17). Diese
Fettsäuren werden resorbiert und gelangen direkt über die Pfort-
ader an die Leber. Es gelingt dadurch, die Plasmaproteinwerte
zu erhöhen und die Applikation von Plasmaproteinen einzusparen.
Über welchen Mechanismus dies funktioniert, steht noch nicht
eindeutig fest, doch kommt es möglicherweise durch eine Verminderung der Lymphproduktion zu einem geringeren Übertritt von
Plasmaproteinen in den Darm und damit zu einer Verlängerung der
Halbwertszeit dieser Proteine.

3. Bei den chronischen Durchfallerkrankungen (Tabelle 1) wie
Enteritis, Malabsorptionssyndrom (z. B. Zöliakie), Colitis
ulcerosa und Morbus Crohn (soweit dieser nicht unter die exsudative Enteropathie fällt) steht der Kationenverlust im Vordergrund.

Tabelle 1. Hypokaliämie bei gastrointestinalen Affektionen

Chronische Diarrhöen

Gastroenteritis
Malabsorption
Morbus Crohn
Colitis ulcerosa
Zollinger-Ellison-Syndrom
Verner-Morrison-Syndrom
Karzinoid
Laxanzienabusus

Während normalerweise mit dem Stuhl täglich 2,5 - 5 mval Na^+
und 10 - 15 mval K^+ verlorengehen, können die Werte bei schweren Diarrhöen täglich 200 - 250 mval Na^+ und 25 - 60 mval K^+
erreichen. Dabei manifestiert sich langfristig ein Mangel von
Na^+ und K^+ im Blut. Bei Zöliakie werden geringgradige Hyponatriämien (unter 135 mval/l) in 35 % der Fälle, Hypokaliämien
(unter 3,5 mval/l) in 16 - 30 % der Fälle gefunden. Vielfach
werden Symptome dieser Erkrankung wie Asthenie, Müdigkeit und
Vergrößerung des Bauchumfanges auf die Hypokaliämie bezogen.
Wenngleich eine kausale Therapie möglich ist, empfiehlt sich
eine Kaliumsubstitution (2, 6). Eine Kaliumverminderung bei
Morbus Crohn oder Colitis ulcerosa ist von der Schwere und
Krankheitsdauer abhängig.

Ein Bikarbonatverlust führt zusätzlich zu einer metabolischen
Azidose. Daß bei diesen Erkrankungen trotz Durchfall Störungen
des Säuren-Basen-Gleichgewichtes nicht ausgeprägt sind, ist
meistens darauf zurückzuführen, daß wahrscheinlich die renale
Bikarbonatretention (metabolische Alkalose) durch den starken
Kaliumverlust zustandekommt und durch die enteralen Bikarbonatverluste wieder ausgeglichen wird.

4. Ein Kaliummangel wird oft als Folge einer verminderten Absorption im Darm, wie nach häufigen Einläufen, Darmspülungen
oder Laxanzienabusus bei chronischer Obstipation beobachtet.
Weitere klinische Symptome des Kaliummangels ergeben sich aus
den verschiedenen Funktionen des Kaliums. Da Kalium als wichtige Energiequelle für die neuromuskuläre Erregung dient und eine wesentliche Rolle im Kohlenhydrat- und Proteinstoffwechsel
spielt, führt Kaliummangel zu Muskelschwäche, Initiativlosig-
keit und EKG-Veränderungen. Im EKG finden wir die klassischen
Befunde der Abflachung der T-Zacken, Senkung der ST-Strecken
sowie das Auftreten einer U-Welle, die mit der T-Zacke ver-
schmilzt. Zu beachten ist die erhöhte Glykosidempfindlichkeit
des Herzens. Neben der Atonie der Skelettmuskulatur sind die
Hyporeflexie und die Darmatonie charakteristisch.

Tabelle 2. Hypokaliämie

Ileus
Villöses Adenom
Erbrechen (Pylorusstenose)
Anorexia nervosa
Ileostomie
Pankreasfistel
Gallenwegsfistel
Cholera
Carbenoxolontherapie

5. Im besonderen Fall des paralytischen Ileus (Tabelle 2) - der,
wie man sieht, auch durch eine Hypokaliämie hervorgerufen sein
kann -, nicht selten auch beim Obstruktionsileus, kommt es zu
hochgradigen Störungen der Wasser- und Elektrolytsekretion und
-rückresorption, so daß sich im Darminneren übermäßig viel Flüssigkeit ansammelt. Die Folge ist meist eine isotone Dehydration
mit Verminderung des Plasmavolumens und der Gefahr des Kreislaufschocks, insbesondere durch Verkleinerung des Extrazellulärraumes. Erkenntlich ist dies am Anstieg des Hämoglobins, des
Hämatokrits und des Gesamteiweißes, bei meist normal bleiben-
dem Serumnatrium. Unter den wesentlichen Maßnahmen zur Behebung
des Ileus ist der Versuch des Absaugens der Flüssigkeit eventuell mit einer Müller-Abbott-Sonde zu erwähnen, gleichzeitig
aber auch die entsprechende Flüssigkeitstherapie mit dem Ziel,
das Plasmavolumen wieder aufzufüllen. Da die Hypokaliämie einen
paralysierenden Einfluß auf die Darmtätigkeit ausübt, ist der
Kaliumsubstitution ein besonderes Augenmerk zu schenken.

6. Zu einer besonders ausgeprägten Hypokaliämie kann es bei
verschiedenen speziellen gastrointestinalen Erkrankungen kommen (Anorexia nervosa, villöses Adenom, Karzinoid). Aus der
Kaliumkonzentration des Serums allein sollten nicht allzu weit-
gehende Schlüsse gezogen werden. Zusätzliche Bestimmung von Natriumchlorid und Kalzium, Phosphat und eventuell Magnesium sowie den Parametern des Säuren-Basen-Gleichgewichtes sind erforderlich. Zu messen ist auch die renale Kaliumausscheidung, die
bei enteralem Kaliumverlust außerordentlich niedrig ist und unter 20 mval in 24 h liegt.

Das therapeutische Vorgehen wird oft von der aktuellen Elektro-
lytsituation bestimmt. Bei Vorliegen einer Hypokaliämie wird
die Kaliumsubstitution am vordringlichsten sein (10). Bei leich-
tem oder mittelschwerem Mangel an Kalium wird ein oraler Ausgleich durch Nahrungsmittel möglich sein, zu denen vor allem
getrocknete Früchte (Aprikosen, Datteln, Rosinen), die Gabe von
Bananen und Kartoffeln wesentlich beitragen kann. Als weitere
perorale Therapie kommen Kaliumsalze und in erster Linie Kaliumchlorid in Frage, das zur Beseitigung einer hypochlorämischen
metabolischen Alkalose dient. Als Dosis werden 40 - 80 mval/24 h
als ausreichend angesehen. Kaliumdragées, die mit magensaftre-
sistentem Überzug versehen sind, können Dünndarmulzera hervorrufen. Organische Kaliumsalze und Kaliumbikarbonat sind bei al-
kalotischer Stoffwechselstörung ungeeignet, sie verstärken sogar die alkalotische Stoffwechsellage und erschweren die Normalisierung des Serumkaliums. Sie kommen nur dann in Frage, wenn
bei Hypokaliämie eine metabolische Azidose vorliegt, wie dies
bei einem höhergradigen Bikarbonatverlust durch den Darm möglich ist (z. B. beim Verner-Morrison-Syndrom, bei villösem Adenom oder bei höhergradigem Verlust an Pankreas- oder Darmsekreten). Hier ist eine Substitution mit $KHCO_3$ in größeren Mengen
erforderlich, doch sollte die 24-Stunden-Menge nicht mehr als
200 mval betragen.

Bei höhergradiger Hypokaliämie (weniger als 3 mval/l) wird eine i.v. Dauertropftherapie notwendig sein, wobei die Dosis von
20 mval/h nicht überschritten werden sollte (Cave Herzkomplika-
tion). Die 24-Stunden-Menge sollte nicht mehr als 200 mval betragen.

Die Höhe des Bikarbonatspiegels kann als Parameter für die Substitution eines Kaliumverlustes benützt werden. Selbst bei normalem Kaliumspiegel muß die Kaliumsubstitution solange fortge-
führt werden, bis der erhöhte Bikarbonatspiegel normalisiert
ist.

7. Schwere Elektrolytstörungen entwickeln sich bei Erbrechen
durch Pylorusobstruktion (8). Der Verlust an Magensaft mit H^+,
Na^+, K^+ und Cl^- führt zu einer klassischen metabolischen hypochlorämischen Alkalose und Hypokaliämie. Durch die hochgradige
Dehnung des Magens sind die Flüssigkeitsverluste meist sehr
groß. Als Folge des Verlustes an Cl^- kommt es zu einem Anstieg
des Bikarbonates und einer Erhöhung des pH. Es entwickelt sich
eine paradoxe Azidurie.

Meist liegen komplexere Situationen vor, und es ist gleichzeitig eine erhöhte Katabolie vorhanden. Das verminderte Plasmavolumen führt letztlich zu einem Anstieg des Reststickstoffes.

Ein Ausgleich des Säuren-Basen-Haushaltes und des Elektrolyt-
gleichgewichtes ist vor der kausalen Therapie unbedingt notwendig.

Die typischen Befundkonstellationen eines solchen Patienten
sind hoher Hämatokrit, Na^+ um ca. 130 mval/l, K^+ ca. 2 mval/l,
Bikarbonat rund 35 mval/l und pH um 7,50. Das therapeutische
Vorgehen in einer solchen Situation besteht in der Infusion
von 2 - 3 l isotoner Salzlösung mit 40 - 60 mval Kaliumchlorid
pro Liter. Die isotone NaCl-Lösung hat in diesem Fall ein Hauptanwendungsgebiet. Darüber hinaus ist der ständig verlorengehen-
de Anteil der Extrazellulärflüssigkeit zu ersetzen, z. B. mit
5%iger Dextrose oder Lävulose. Wichtig ist, daß die Elektrolytsubstitution solange erfolgt, bis das pH und der Bikarbonatspiegel im Serum normalisiert sind. Ähnliche Elektrolyt- und
Säuren-Basen-Störungen finden sich beim Zollinger-Ellison-Syndrom.

8. Eine besondere Form von Elektrolytstörungen, die oft mit Hypokaliämie einhergeht, finden wir bei dem Krankheitsbild, das
man allgemein <u>Anorexia nervosa</u> bezeichnet. Hier treffen verminderte Kaliumzufuhr, häufiges Erbrechen und Durchfälle durch
Laxanzienabusus zusammen. Wir fanden unter 16 Fällen mit Anorexia
nervosa vier Patientinnen mit Werten unter 3,4 mval/l K^+, einmal sogar 1,9 mval/l K^+. In diesem Fall mit ausgeprägtem Erbrechen waren auch eine Hypochlorämie von 68 mval/l und eine metabolische Alkalose vorhanden. Es ist wie bei allen Elektrolytstörungen eine frühzeitig einsetzende parenterale Substitution
und Ernährung vorteilhaft.

9. Dem Magnesiumstoffwechsel wird leider zuwenig Beachtung ge-
schenkt. Insbesondere bei Maldigestionsstörungen und Resorp-
tionsstörungen sowie bei chronischem Alkoholabusus werden Hypo-
magnesiämien beobachtet. Besonders schwerer Magnesiummangel
kommt beim Delirium tremens vor. In der extrazellulären Flüssigkeit sind nur 15 mval des gesamten Magnesiumbestandes des
Körpers von 2.000 mval enthalten, die tägliche Resorptionsquote
beträgt 20 - 40 mval (<u>7</u>).

III. Lebererkrankungen

Bei den chronischen Lebererkrankungen, vor allem bei der Zirrhose ist eine abnorme Retention von Wasser und Natrium während des
Verlaufes in nahezu jedem Fall anzutreffen. Bisher konnten zwei
Faktoren, die wichtig für die Pathogenese dieser Retention sind,
nachgewiesen werden, nämlich der Hyperaldosteronismus und in
späteren Stadien der Erkrankung die verminderte renale Perfusion.
Werden zur Bekämpfung des Hyperaldosteronismus Spironolaktone in
einer ausreichenden Dosierung verabreicht, ist die Aszitesbil-
dung in vielen Fällen reversibel. Voraussetzung ist allerdings
das frühzeitige Einsetzen dieser Therapie. Früher wurde eine

Natriumausscheidung von weniger als 10 mval/Tag als Kriterium
für die Therapie genommen. Wir gehen derzeit unabhängig von der
Natriumausscheidung vor. Bei entsprechend hoher Dosierung steigt
während dieser Behandlung durch die Retention von K^+ der Serumkaliumspiegel an. Wir konnten bei 21 Zirrhotikern mit Aszites
unter einer Spironolaktontherapie mit der relativ hohen Dosierung von 400 mg/Tag - bei praktisch unveränderten Natriumwerten -
einen Anstieg des Serumkaliums von 4,21 mval/l $\pm$ 0,72 auf
4,81 mval/l $\pm$ 0,55 innerhalb von 14 Tagen beobachten (Tabelle 3).
Nur in einem Fall mit einem Ausgangswert von 5,1 mval/l K^+ stie-
gen die Werte auf 6,2 mval/l an. Normalerweise haben erst dar-
überliegende Werte krankhafte Bedeutung. Eine solche Hyperkaliämie läßt sich durch Dosisreduktion der Spironolaktone beseitigen. Allerdings ist zu beachten, daß während einer Therapie des
Zirrhotikers mit Aldosteronantagonisten keine zusätzlichen Ka-
liumpräparate verabreicht werden dürfen. Außerdem ist die Ver-
ordnung anderer kaliumsparender Diuretika wie Triamteren und
Amilorid kontraindiziert.

Tabelle 3. Dekompensierte Leberzirrhosen: 400 mg/die Spironolaktone, n = 21

	Vor Therapiebeginn	Nach 14tägiger Therapie
Serumkalium	4,21 mval/l $\pm$ 0,72	4,81 mval/l $\pm$ 0,55
Serumnatrium	141,9 mval/l $\pm$ 4,4	139,4 mval/l $\pm$ 4,8

Ist eine Ausschwemmung des Aszites mit Spironolakton auch in
höherer Dosierung und einer zusätzlichen intermittierenden
Saluretikatherapie nicht zu erreichen, empfiehlt sich die Zufuhr von Humanalbumin und Plasmaeiweiß, da meist eine hochgradige Hypalbuminämie besteht. In letzter Zeit hat sich als günstiger Ausweg die i.v. Reinfusion des eingedickten filtrierten
Aszites erwiesen (11). Voraussetzung für einen länger anhaltenden Therapieerfolg ist eine Eindickungsquote von 1:4.

In der Folge soll nicht auf die verschiedenen hepatorenalen
Wechselbeziehungen eingegangen werden, da es sich oft um nicht
eindeutig definierte Zustände handelt. Beispielsweise wurde
erst nach der Entdeckung des Hepatitis-B-Antigens geklärt, daß
bei der vorwiegend membranös proliferierenden Form der Glomerulonephritis bei Kindern Ablagerungen des HBsAg an der Glomeru-
lummembran gefunden werden. Somit besteht in diesem Fall ein
kausaler Zusammenhang mit der Hepatitis B. Auch die selten vor-
kommende akute Anurie am Beginn einer akuten Hepatitis B wurde
durch Ansammlung von Komplexen im Glomerulum erklärt. Wir be-
schränken uns im weiteren auf Zustände ohne organisch faßbare
Schädigung der Nieren.

1. Ein Zustandsbild, das vor allem im fortgeschrittenen oder
terminalen Stadium der Leberzirrhose vorkommt, ist gekennzeichnet durch Oligurie, Hyponatriämie und später Reststickstoff-
steigerung und Hyperkaliämie (9). Man bezeichnet es nach VESIN

als funktionelles Nierenversagen bei Leberzirrhosen (15). Trotz
der hochgradigen renalen Störung könnte eine solche Niere noch
für Transplantationszwecke benützt werden. Die Prognose dieses
funktionellen Nierenversagens ist unterschiedlich, im allgemeinen ungünstig: Etwa 50 % der Zirrhosepatienten bieten ein solches renales Versagen, bei 11 % ist es als Todesursache anzusehen.

Günstiger und meist reversibel ist das funktionelle Nierenversagen, wenn es durch gastrointestinale Blutungen oder durch
verschiedene Diuretika ausgelöst wird. Allein die Verminderung
des Plasmavolumens kann eine derartige Komplikation hervorrufen (16). Im terminalen Stadium der Zirrhose läßt sich eine auslösende Ursache selten ermitteln. Neuerdings werden Endotoxine
im Blut, die man bei fortgeschrittenen Zirrhosen sehr häufig
antrifft, für das funktionelle renale Versagen, für das Öffnen
von arteriovenösen Anastomosen, für das Auftreten von Gefäß-
sternchen und die Hypotonie bei Zirrhosen verantwortlich gemacht (12).

Das fortgeschrittene Stadium des funktionellen Nierenversagens
ist charakterisiert durch eine Verminderung des Glomerulumfiltrates und der renalen Perfusion. Als therapeutisches Prinzip
gilt die Erhöhung des Plasmavolumens und der Versuch einer an-
schließenden Diurese. Für die Plasmaexpansion, die sich sehr
schwierig gestalten kann, werden Humanalbumin, Plasmaproteinlösungen, eventuell Plasmaexpander empfohlen. Nur in wenigen
Fällen läßt sich durch Restriktion der Wasserzufuhr die Hyponatriämie verbessern. Mannitinfusionen haben sich als unwirk-
sam erwiesen. Die Gabe von Natriumchlorid sollte vermieden werden, da kein eigentlicher Natriummangel besteht.

Trotz der in dieser Situation manchmal schlechten Verträglich-
keit von Diuretika wird allgemein Furosemid zur Diurese nach
Plasmaexpansion verwendet, da es auch bei einem Glomerulumfiltrat von weniger als 5 ml/min eine Diurese erzeugen kann. Die
initiale Dosis beträgt 200 mg; wenn sich keine Diurese ein-
stellt, oder es zum Anstieg des zentralen Venendruckes kommt,
wird diese Dosis verdoppelt. So stieg in Einzelfällen die Natriumausscheidung im Harn von Null auf 100 - 400 mval/Tag, während die Harnmenge von unter 500 ml in 24 h auf 2.000 - 4.500 ml
anstieg (14). In Fällen von extremer Hyperkaliämie wird neben
der Kaliumrestriktion in der Nahrung zur Anwendung enteraler
kaliumbindender Ionenaustauscher geraten.

2. Die Entstehung der hepatischen Enzephalopathie bei Zirrhosen
wird mit dem Ammoniumion in Verbindung gebracht, da nachweislich
die Überproduktion von Ammoniak im Darm bei intestinalen Blutungen, die fehlende Entgiftung durch die Leber bei ausgeprägten
Gefäßkurzschlüssen und ein erhöhter Eiweißzerfall bei fieber-
haften Zuständen eine entscheidende Rolle spielen. Im Tierver-
such erweist sich Ammoniak als toxisch und kann bei fortgeschrittener Lebererkrankung leicht Verwirrtheitszustände auslösen. Auch die Verabreichung einzelner Diuretika, wie z. B.
Acetacolamid oder Chlortalidon, führen durch Verminderung der
Ausscheidung des Ammoniaks zur Hyperammoniämie. Ähnliche Verwirrtheitszustände sind auch bei Kaliummangel bekannt.

Neuerdings werden jedoch rein zerebrale Mechanismen, wie das
Auftreten falscher Transmittoren, wie Octopamine oder Tyramine
als Folge eines verminderten Abbaues von Tyrosin, Phenylalanin,
Tryptophan und Methionin als unmittelbare Ursache der Verwirrtheitszustände angesehen (3). Als therapeutisches Prinzip gilt
in erster Linie nach wie vor die Sterilisation des Darmes mit
schwer resorbierbaren Antibiotika, die Verabreichung von Laktu-
lose zur Unterdrückung der ammoniakproduzierenden Darmbakterien
und die Restriktion der Eiweißzufuhr. In letzter Zeit wird allerdings versucht, das geänderte Aminosäurenmuster im Serum auszugleichen (4).

Eine Kombination des funktionellen renalen Versagens und der
hepatischen Enzephalopathie ist nicht selten. Wahrscheinlich
gibt es für die Enzephalopathie noch andere Auslösemechanismen.
Störungen des Säuren-Basen-Gleichgewichtes und höhergradige Hypokaliämien sollen ausgeglichen werden.

3. Komatöse Zustände im Rahmen einer akuten fulminanten Hepatitis gehen ebenfalls mit Elektrolytstoffwechselstörungen,
meist Hypokaliämie, Hypophosphatämie und extremer Alkalose einher. Der massive Zerfall der Leber führt zur Hyperaminoazid-
ämie und Hyperaminoazidurie sowie zum Auftreten bisher meist
nicht genau definierter toxischer Substanzen, die Schwefel und
Phenole enthalten.

Es würde hier zu weit führen, die verschiedenen modernen Metho-
den aufzuzählen, mit denen man versucht, Patienten im akuten
Leberkoma zu retten. Bisher haben die verwendeten Methoden, wie
Peritonealdialyse, Blut- und Plasmaaustausch, Hämoperfusion über
Tierkohle, Kreuzperfusion mit Pavianen, Perfusion von Schweine-
lebern und selbst Lebertransplantationen nur in Einzelfällen
Erfolge gebracht. Gelingt es aber die Leberfunktion wieder in
Gang zu bringen, normalisieren sich die Elektrolytstoffwechsel-
störung und der Säuren-Basen-Haushalt spontan. Auf diesem Gebiet
wird intensiv weitergeforscht.

<u>Literatur</u>

1. BANNWELL, J. G., SHERR, H.: The effect of bacterial endotoxins
   on the gastrointestinal tract. Gastroenterology 65, 467 (1973).

2. CAMERON, D. G., BENSLEY, E. H., WOOD, D.: Latent steatorrhoe.
   Ann. intern. Med. 37, 553 (1952).

3. DAVIDSON, Ch. S.: Hepatic coma. In: Gastroenterology III (ed.
   H. I. BOCKUS), p. 435. Philadelphia: W. B. Saunders 1976.

4. FERENCI, P., FUNOVICS, J., WEWALKA, F.: Versuche zur parenteralen Ernährung dekompensierter Zirrhosen. In: Fortschritte
   in der parenteralen Ernährung. Schriftenreihe Klinische Anästhesiologie und Intensivtherapie (eds. F. W. AHNEFELD, H.
   BERGMANN, C. BURRI, W. DICK, M. HALMAGYI, E. RÜGHEIMER), Bd.
   13, p. 123. Berlin-Heidelberg-New York: Springer 1977.

5. FIELD, M.: Intestinal secretion. Gastroenterology $\underline{66}$, 1063 (1974).

6. FRENCH, J. M., HAWKINS, C. F., COOK, W. T.: Clinical experiences with glutenfree diet in idiopathic steatorrhoe. Gastroenterology $\underline{38}$, 592 (1960).

7. HÄNZE, S.: Störungen des Magnesiumhaushaltes. In: Innere Medizin in Praxis und Klinik (eds. H. HORNBOSTEL, W. KAUFMANN, W. SIEGENTHALER), 6.30. Stuttgart: Thieme-Verlag 1973.

8. HAUBRICH, W. S.: Complications of peptic ulcer disease. In: Gastroenterology I (ed. H. I. BOCKUS), p. 752. Philadelphia: W. B. Saunders 1974.

9. HECKER, R., SHERLOCK, S.: Electrolytes and circulatory changes in terminal liver failure. Lancet $\underline{II}$, 1121 (1956).

10. KAUFMANN, W., HAJDUK, K.: Störungen des Kaliumhaushaltes. In: Innere Medizin in Praxis und Klinik (eds. H. HORNBOSTEL, W. KAUFMANN, W. SIEGENTHALER), II/6.16. Stuttgart: Thieme-Verlag 1973.

11. LEVY, V. G., OPOLON, P., PAULEU, N., CAROLI, I.: Treatment of ascites by reinfusion of concentrated peritoneal fluid - review of 318 procedures in 210 patients. Postgrad. med. J. $\underline{51}$, 564 (1975).

12. LIEHR, H., GRÜN, M., BRUNSWIG, D., SAUTTER, Th.: Endotoxinämie bei Leberzirrhose. In: Ergebnisse der Gastroenterologie (eds. F. STELZNER, F. WEWALKA, M. CLASSEN), p. 186. Gräfelfing: Demeter-Verlag 1976.

13. RIECKEN, E. O.: Aktiver Transport an der Darmmucosa. Verh. dtsch. Ges. f. inn. Med. $\underline{81}$, 764 (1975).

14. RODES, J., BOSCH, J., ARROYO, V.: Clinical type and drug therapy of renal impairment in cirrhosis. Postgrad. med. J. $\underline{51}$, 492 (1975).

15. VESIN, P.: Late functional renal failure in cirrhosis with ascites: Pathophysiology, diagnosis and treatment. In: Aktuelle Probleme der Hepatologie (ed. G. A. MARTINI), p. 98. Stuttgart: Thieme-Verlag 1962.

16. VESIN, P., TRAVERSO, H.: Functional renal failure in cirrhosis of the liver and liver carcinoma. Postgrad. med. J. $\underline{51}$, 489 (1975).

17. WEWALKA, F.: Exsudative Enteropathie. In: Innere Medizin in Praxis und Klinik (eds. H. HORNBOSTEL, W. KAUFMANN, W. SIEGENTHALER), III/15.87-92. Stuttgart: Thieme-Verlag 1973.

Entstehung und Korrektur von Störungen im Wasser-Elektrolyt- und Säuren-Basen-Haushalt bei endokrinologischen Erkrankungen

Von K. D. Hepp

<u>Die Wirkung von Hormonen auf den Wasser- und Elektrolythaushalt</u>

Eine große Anzahl von Hormonen haben direkte oder indirekte Wirkungen auf den Elektrolyt- und Wasserhaushalt. Die beiden wichtigsten direkt wirksamen Hormone sind das antidiuretische Hormon (ADH) des Hypophysenhinterlappens und das Aldosteron aus der Nebennierenrinde, welches eine natriumretinierende Wirkung hat. Unter physiologischen Bedingungen kontrollieren diese beiden Hormone das Gleichgewicht von Wasser und Elektrolyten im Organismus. Die in der Tabelle 1 aufgeführten anderen Hormone können jedoch unter pathologischen Bedingungen eine wichtige Bedeutung erlangen.

Aus der Vielzahl der im Rahmen des Stoffwechsels und der Endokrinologie möglichen Störungen im Wasser-Elektrolyt- und Säuren-Basen-Haushalt sollen hier die beiden häufigen und für die Intensivmedizin besonders wichtigen Störungen, Hyperkalzämiesyndrom und diabetisches Koma, herausgegriffen werden.

<u>Das Hyperkalzämiesyndrom und die hyperkalzämische Krise</u>

Während maligne Erkrankungen in erster Linie die Ursachen für ein Hyperkalzämiesyndrom sind (Tabelle 2), ist der akute Zustand der hyperkalzämischen Krise mit Kalziumanstiegen auf über 8 mval/l in der überwiegenden Mehrzahl der Fälle durch den primären Hyperparathyreoidismus bedingt. Vor allen differentialdiagnostischen Erwägungen sollte jedoch in der Klinik ein Artefact bei der Abnahme (z. B. durch Stauung bei der Blutentnahme oder Transport in Röhrchen mit Korkstopfen) ausgeschlossen werden. Häufig werden Hyperkalzämien im Grenzbereich zwischen 5,5 und 6 mval/l übersehen, in dem jedoch etwa ein Drittel der Fälle mit primärem Hyperparathyreoidismus liegen.

<u>Symptomatik</u>
Die wichtigsten Symptome des Hyperkalzämiesyndroms sind in Tabelle 3 aufgeschlüsselt. Im Vordergrund steht meist eine Polyurie, bedingt durch ein mangelndes Ansprechen der Niere auf ADH bei der Hyperkalzämie, die mit einer Polydipsie verbunden ist. Es kommt gleichzeitig zu einer Exsikkose und Anurie, wenn nicht rechtzeitig ausreichend infundiert wird. Ein solcher Flüssigkeitsmangel kann auch durch die gastrointestinale Symptomatik mit Erbrechen verstärkt werden. Vielfältig sind die Störungen neurologischer und psychiatrischer Art, die nicht unbedingt mit der Höhe des Kalziumspiegels übereinstimmen müssen. Im allgemeinen kommt es jedoch bei Werten über 8 mval/l zur Bewußtseinstrübung. Weitere Zeichen sind Adynamie, Verminderung des Muskel-

Tabelle 1. Hormonwirkung auf Wasser- und Elektrolythaushalt

Hormon	Mechanismus	Effekte
ADH	erhöht Permeabilität des Sammelrohres für Wasser und Harnstoff und damit Rückresorption	Harnvolumen $\downarrow$ Harnkonzentration $\uparrow$ Überschuß: Wasserretention Natriumdiurese $\uparrow$, Aldosteron $\downarrow$
Aldosteron	erhöht Natriumrückresorption im distalen Nephron	NaCl-Ausscheidung $\downarrow$ konserviert Extrazellulärflüssigkeit. Kalium, Ammonium und Säureäquivalente im Urin $\uparrow$ Überschuß: Ödem, Hochdruck, Hypokaliämie, Alkalose.
Kortisol	erhöht Natriumrückresorption im distalen Nephron erhöht GFR Korrektur des sekundären Hyperaldosteronismus	Natriumausscheidung $\downarrow$ Kalium, Ammonium und Säureäquivalente im Urin $\uparrow$, Wasserdiurese $\uparrow$ korrigiert Natriumausscheidung
Östrogene	aldosteronähnlich	Natriumretention
Progesteron	aldosteronantagonistisch	Natriumausscheidung $\uparrow$ Kaliumausscheidung $\downarrow$
Androgene	aldosteronähnlich (?)	Wasser- und Elektrolytretention
STH	anabole Stoffwechselwirkung	Wasser- und Elektrolytretention für Wachstum
T_3, T_4	erhöhen Schlagvolumen, Nierendurchblutung und tubuläre Rückresorption von Natrium	Hyperthyreose: Ödeme (kardial) Myxödem: Wasserretention, Hyponatriämie

Hormon	Mechanismus	Effekte
Parathormon	vermindert proximale tubuläre Rück-resorption von Phosphat, Natrium und HCO_3^- erhöht Knochenresorption	Posphat-, Bikarbonat-, Natriumaus-scheidung ↑ Kalziumausscheidung bei Hyper-kalzämie ↑
Kalzitonin	vermindert proximale tubuläre Rück-resorption von Phosphat, Natrium, Kalzium und Magnesium	Phosphat-, Natrium-, Kalzium-, Magnesiumausscheidung ↑ (pharmakologischer Effekt)
Katecholamine	1. Effekt auf Zirkulation 2. α-Effekt, Hemmung der Vasopressin-wirkung 3. β-Effekt: ADH-Wirkung	Wasserdiurese ↑ Natriumdiurese ↑
Prostaglandine	PGE_1: hemmt ADH-Wirkung, erhöht GFR	Urinvolumen ↑ Wasser- und Natriumausscheidung ↑

Tabelle 2. Ursachen des Hyperkalzämiesyndroms (Nach LAFFERTY:
Medicine **45**, 247 (1966))

---

70 % Maligne Erkrankungen

    55 % Knochenmetastasen und Myelome

    15 % Pseudohyperparathyreoidismus

20 % Primärer Hyperparathyreoidismus

10 % Übrige Ursachen:
    Vitamin D-Intoxikation
    Vitamin A-Intoxikation
    Morbus Boeck
    Thyreotoxikose
    Nebennierenrindeninsuffizienz
    Akromegalie
    Milch-Alkali-Syndrom
    Immobilisierung

---

tonus, Obstipation, Akkommodationsstörungen, Schwerhörigkeit bis
zu Lähmungserscheinungen in der hyperkalzämischen Krise. Im EKG
findet sich eine Verkürzung der QT-Zeit bei Bradykardie, allerdings ist dies nicht die Regel. Dieser Befund kann auch durch
Rhythmusstörungen und Zeichen einer Hypokaliämie verschleiert
werden.

Wichtige Anzeichen für eine Kalziumintoxikation sind einmal die
Entwicklung von Somnolenz und Koma und ferner Polyurie mit be-
ginnender Niereninsuffizienz.

Therapie
Die Therapie der Hyperkalzämie hat zwei Ziele:

1. Nach Möglichkeit eine Beseitigung der Ursachen, z. B. operativ oder zytostatisch.

2. Eine symptomatische Therapie, die in jedem Fall bei Kalzium-
   werten um 6 mval/l beginnen müßte, da eine Hyperkalzämie jederzeit in eine hyperkalzämische Krise übergehen kann. Eine
   Erhöhung über 7,5 bis 8 mval/l erfordert ein sofortiges ak-
   tives Eingreifen. Die symptomatische Therapie hat drei An-
   griffspunkte (Tabelle 4):
   1. Steigerung der Kalziumausscheidung.
   2. Die Hemmung des Kalziumumsatzes im Knochen.
   3. Verminderung der Kalziumresorption im Darm.
   Zur akuten Senkung des Kalziumspiegels geben DAMBACHER und
   HAAS folgendes Vorgehen an (3): Zunächst wird versucht, mit
   0,9%iger NaCl-Lösung die Diurese in Gang zu bringen, wobei
   gleichzeitig durch das Natriumion die Kalziumrückresorption
   in der Niere gehemmt wird. Innerhalb von 5 bis 10 h werden
   jeweils 3.000 ml zusammen mit etwa 100 mg Prednison verabreicht. Wenn bis zum Ablauf des zweiten Tages keine deutliche Senkung des Serumkalziums erreicht wird, dann sollte die

Tabelle 3. Symptomatik des Hyperkalzämiesyndroms (Nach ZIEGLER et al.: Dtsch. med. Wschr. 98, 276 (1973))

Hyperkalzämiesyndrom (Serumkalzium 5,5 - 8 mval/l)

Renal	Gastrointestinal	Kardial	Neurologisch	Psychisch
Polyurie	Anorexie	QT-Verkürzung	Adynamie	Müdigkeit
Polydipsie	Erbrechen	Rhythmusstörungen	Hyporeflexie	Schlappheit
Hyposthenurie	Obstipation	Digitalis-überempfindlichkeit	Myopathisches Bild	Verstimmung
Exsikkose				Gedächtnis-
Hyperkalziurie			Liquoreiweiß $\uparrow$	störungen
Kaliumverlust				
Metabolische Alkalose				

Hyperkalzämische Krise (Serumkalzium > 8 mval/l)

Renal	Gastrointestinal	Kardial	Neurologisch	Psychisch
Oligurie	Anorexie	QT-Verkürzung	Adynamie	Verwirrtheit
Azotämie	Erbrechen	Rhythmusstörungen	Hyporeflexie	Aggression
		Digitalis-überempfindlichkeit	Liquoreiweiß $\uparrow$	Somnolenz
				Koma

Tabelle 4. Therapie des Hyperkalzämiesyndroms (Nach DAMBACHER
und HAAS: Notfallmedizin 1, 33 (1975))

Steigerung der Kalziumausscheidung

0,9 % NaCl-Infusion
Sulfatinfusion
Furosemid
Kalzitonin

Hemmung des Knochenumsatzes

Phosphatinfusion
Orale Phosphattherapie
Kortikosteroide (zytostatische Wirkung bei Malignomen?)
Zytostatika (Mithramycin[R])
Kalzitonin

Verminderung der enteralen Kalziumabsorption

Orale Phosphattherapie?
Phytat per os
Zellulosephosphat per os
Kortikosteroide (Vitamin D-Antagonismus)

Infusionsmenge auf täglich 5 bis 6 l gesteigert werden, soweit dies der Kreislauf zuläßt. In den meisten Fällen empfehlen die Autoren bereits am dritten Tag eine Infusion von
Phosphat (z. B. Soerensen Phosphat-Puffer, 1 l innerhalb
von 6 bis 8 h). Phosphat sollte nur in Notfallsituationen
verabreicht werden, da es zu einer Ausfällung von Kalzium-
phosphat kommen kann, was zu metastatischen Verkalkungen in
Lunge, Niere und Herz führt.

Eine weitere Maßnahme ist die Verabreichung von Furosemid
in hohen Dosen (bis zu 80 mg alle 2 h), jedoch sollte dies
nur unter strenger Elektrolytkontrolle durchgeführt werden.
Als Ultima ratio kann die extrakorporale Hämodialyse auf
speziell dafür eingerichteten Abteilungen durchgeführt werden. Hierbei hängt der Erfolg vor allem vom Kalziumgehalt
der Dialysierflüssigkeit ab. Nach der Erfahrung von DAMBACHER
und HAAS ist die Dialyse jedoch den vorher beschriebenen In-
fusionsmaßnahmen nicht überlegen (3).

Wenn es einmal gelungen ist, das Kalzium in den ungefährli-
chen Bereich unter 6 mval/l zu senken, dann kann dieses Ergebnis durch verstärkte orale Flüssigkeitszufuhr, diureti-
sche Maßnahmen, Kortikosteroide, Furosemid und oral zugeführtes Phosphat bis zum Einsetzen der kausalen Therapie aufrechterhalten werden.

Das diabetische Koma

Die häufigste schwere Entgleisung des Wasser- und Elektrolythaushaltes im Bereich von Stoffwechsel und Endokrinologie ist

die diabetische Ketoazidose. Das ketoazidotische Koma des Diabetikers ist mit einer Mortalität von etwa 10 % belastet und gehört immer noch zu den ernsten internistischen Notfällen, die rasches und kompetentes Handeln erfordern. Neben dem ketoazidotischen Koma finden sich beim Diabetiker noch zwei weitere Komaformen, die mit Elektrolytstörungen einhergehen: das hyperosmolare, nichtketotische Koma und die Laktazidose.

Der Begriff "Coma diabeticum" wird in der Literatur unterschiedlich angewandt und bezieht sich nicht immer auf den Bewußtseinszustand des Patienten. Zur Erleichterung der Definition wird er vielfach auf Fälle bezogen, deren Standardbikarbonat auf weniger als 9 mval/l abgesunken ist, was als prognostisch ungünstig anzusehen ist. Im Hinblick auf die besondere Bedeutung der Pathophysiologie des diabetischen Komas für die Diagnostik und Therapie sind die Grundzüge im folgenden näher beschrieben.

Pathophysiologie
Allgemein wird eine mangelhafte Insulinwirkung an den Zellen der Zielorgane Leber, Muskel und Fettgewebe als Ursache angenommen. Während es sich beim juvenilen Typ des Diabetes um einen absoluten Insulinmangel handelt, besteht beim Erwachsenendiabetes ein humoraler oder zellulärer Antagonismus gegen die Wirkung des Hormons. Grundsätzlich kann es aber in beiden Fällen zu den gleichen charakteristischen Störungen im Intermediärstoffwechsel kommen.

In den peripheren Geweben, vor allem in Muskulatur und Fettgewebe, führt der Insulinmangel zu einer Störung der Glukoseaufnahme. Gleichzeitig fällt die Hemmwirkung des Insulins auf die Glykogenolyse und Glukoneogenese in der Leber weg, so daß es zu einem Anstieg der Glukose im Blut und Interstitium kommt. Die zunehmende Hyperglykämie führt zu einer Zunahme des osmotischen Druckes im Extrazellulärraum und damit zu einer Diffusion von Wasser aus den Zellen in den Extrazellulärraum. Diese Verschiebung von Wasser bringt eine zelluläre Dehydration unter gleichzeitigem Verlust von Wasser und Elektrolyten aus dem Extrazellulärraum über renale Mechanismen mit sich. Damit steigt einerseits die Osmolalität im Extrazellulärraum durch die steigende Glukosekonzentration an, es gehen aber auch in diesem Stadium durch die osmotische Diurese vermehrt Wasser und Elektrolyte verloren, so daß zunächst niedrige Natrium- und Chloridkonzentrationen im Serum gefunden werden. Beim älteren Patienten kann es zu einem relativ stärkeren renalen Verlust von Wasser kommen, so daß gleichzeitig mit der Hyperglykämie Hypernatriämie und gelegentlich Hyperchlorämie auftreten. Hier kann sich die Hyperglykämie ohne wesentliche Ketonämie und Azidose entwickeln, so daß bei zunehmender Glykosurie und Polyurie ein extrem hoher Glukosespiegel mit gleichzeitiger Hypernatriämie gefunden wird, der schließlich zum hyperosmolaren, nichtketotischen diabetischen Koma führt. Der Verlust von Glukose im Urin ist eine Folge des Blutzuckeranstieges über die Nierenschwelle; daraus resultiert eine osmotische Diurese mit einem Verlust von Wasser, Natrium und Chlorid. Bei einer schweren diabetischen Ketoazidose kann die Glukosurie bis zu 50 g/h betragen, wobei die Konzentration von Natrium und Chlorid im Urin bis zu 100 mval/l beträgt. Gleichzeitig entwickelt sich eine Hypokaliämie, die zu einem geringeren Teil auf der Kaliumdiurese, im wesentlichen aber auf folgenden Ursachen beruht:

1. Freisetzung von Kalium im Gefolge von Glykogenolyse und Proteolyse,
2. sekundärer Hyperaldosteronismus durch Natriummangel und Abnahme des Extrazellulärvolumens mit einem daraus resultierenden Kaliumverlust,
3. Anorexie und Erbrechen, die zu einem weiteren Kaliumverlust führen,
4. Ausscheidung der Ketonkörper als Kalium- und Natriumsalze. Obwohl die Zellen bereits stark an Kalium verarmt sind, kann die anfängliche Kaliumkonzentration im Blut normal oder sogar erhöht sein.

Bei fortschreitender Exsikkose wird die glomeruläre Filtrationsrate und die Nierendurchblutung reduziert und der Patient wird oligurisch und sogar anurisch. Wird der Patient nun hydratisiert, so wird die glomeruläre Filtrationsrate wieder zunehmen, das Urinvolumen nimmt zu und damit wird sich die absolute Menge der filtrierten Glukose erhöhen. Klinisch beobachtet man nun wieder eine paradoxe Zunahme der Glukosurie trotz gleichzeitig fallender Blutzuckerspiegel.

Durch das Wegfallen der antilipolytischen Wirkung des Insulins kommt es zum vermehrten Angebot von freien Fettsäuren an die Leber. Unter normalen Umständen oxydiert die menschliche Leber etwa die Hälfte der aufgenommenen freien Fettsäuren bis zum Acetacetat und ß-Hydroxybutyrat; die Ketonkörper werden in den peripheren Geweben, vor allem der Muskulatur und dem zentralen Nervensystem, verbraucht. Beim Insulinmangel kommt es nun zur vermehrten Aufnahme von freien Fettsäuren sowie zu einer vermehrten Aufnahme von ketogenen Aminosäuren, die aus der peripheren und hepatischen Proteolyse stammen. Wenn die Ketogenese der Leber den peripheren Verbrauch übersteigt, kommt es zur Ketose. Unter diesen Umständen entstehen bis zu 200 mmol an Wasserstoffionen pro 24 h. Neben ß-Hydroxybutyrat und Acetacetat entsteht Aceton, welches die Acetacetatspiegel im Blut sogar übersteigen kann. Die organischen Säuren müssen durch die Puffersysteme des Blutes neutralisiert werden, wofür in erster Linie HCO_3^- benötigt wird. Damit kommt es zu einer fortschreitenden Abnahme des Bikarbonats, in schweren Fällen bis zu Werten um 5 mval/l. Unter bestimmten Umständen findet man jedoch trotz einer schweren Ketoazidose oft scheinbar unerklärlich hohe Bikarbonatwerte, die entweder durch schweres Erbrechen hervorgerufen werden oder auf einer gleichzeitigen pulmonalen Erkrankung beruhen. Diese verhindert das kompensatorische Abrauchen von CO_2 bei der Kußmaulschen Atmung und kann damit zu einer Retention und respiratorischen Azidose führen, die zwar das pH merklich senkt, aber den Bikarbonatspiegel erhält oder sogar gelegentlich erhöht.

Bei schwerer Ketonämie werden schließlich die Puffersysteme überfordert, das pH sinkt bis auf Werte um 7,0 ab. Durch die Kußmaulsche Atmung versucht der Körper die Azidose zu kompen-

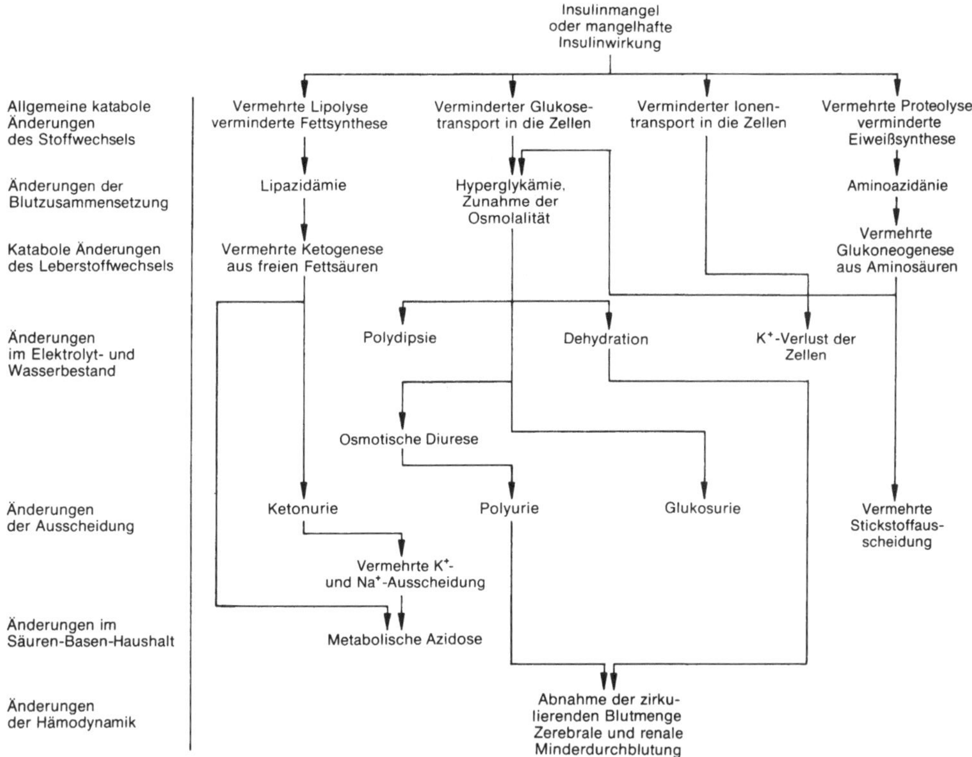

Abb. 1. Pathophysiologie des ketoazidotischen Komas (Nach 3)

sieren, was jedoch wiederum zu einem starken Wasserverlust über
die Lunge führt. Abb. 1 zeigt die wesentlichen Zusammenhänge bei
der Pathogenese des ketoazidotischen Komas. Im allgemeinen ist
durch die Ausscheidung hypotoner Flüssigkeit der Wasserverlust
relativ größer als der Elektrolytverlust. Damit ist das diabetische Koma ein Zustand extremer hypertoner Dehydration. Die
Volumeneindickung führt zu Hypotonie und sogar zu Volumenman-
gelschock; die verminderte Nierendurchblutung führt zu einem
Verlust an Nierenfunktion und damit wichtiger kompensatorischer
Mechanismen. Die Bewußtseinstrübung kommt wahrscheinlich durch
eine Kombination von verminderter Durchblutung und O_2-Aufnahme,
Dehydration und Elektrolytverschiebungen mit begleitender Anoxie
zustande.

Symptomatik

Wichtige erste Symptome sind Müdigkeit, Polyurie und Polydipsie.
Anorexie, Schwäche und Unruhe folgen zusammen mit Kopfschmerzen.
Aufgrund der Azidose kommt es zu Meteorismus und Magenatonie,
oft zu Übelkeit und Erbrechen sowie den Anzeichen eines Ileus.
Trotz der Hypotonie bestehen periphere Vasodilatation und Rötung
der Haut. Diffuse oder lokalisierte abdominelle Schmerzen täu-
schen vielfach ein akutes Abdomen vor (Pseudoperitonitis dia-
betica). Die Dehydration zeigt sich in der Trockenheit der
Schleimhäute, durch weiche Bulbi und schlechten Hautturgor. Wenn

der pH-Wert des Blutes unter 7,2 abfällt, beginnen Atemfrequenz und Atemvolumen zuzunehmen (Kußmaulsche Atmung), erreichen ein Maximum bei pH 7,1 und fallen langsam wieder ab, wenn die Beeinträchtigung des Atemzentrums zunimmt: Vielfach findet sich eine Lipämie der Retinagefäße und gelegentlich eine polymorphnukleare Leukozytose (bis 40.000 Zellen pro mm^3). Ein wichtiges diagnostisches Zeichen ist der "fruchtige" Azetongeruch in der Atemluft, der aber nicht immer mit der aktuellen Ketonkörperkonzentration korrespondiert.

Tabelle 5. Praktisches Vorgehen am Krankenbett. In Zweifelsfällen kann die probatorische Injektion größerer Glukosemengen zum Nachweis eines hypoglykämischen Schocks nicht schaden

---

1. Bewertung von Fremdanamnese und klinischem Befund

2. Nachweis von Hyperglykämie im Kapillarblut mit Hilfe von Schnelldiagnostika

3. Nachweis der Glukosurie und der Ketonurie im Katheterharn (Teststreifen, Testtabletten)

4. Infusion von mindestens 500 ml 0,45 % NaCl-Lösung (oder notfalls einer beliebigen anderen Lösung) während des Transports in die Klinik

5. Bei gesicherter Diagnose beim Erwachsenen je 50 E Altinsulin i.v. und i.m.

6. Schneller Transport in eine geeignete Klinik

7. Dokumentation aller Befunde und Maßnahmen

Bei der Diagnosestellung darf keine Zeit verloren werden; besonders wichtig ist die sofortige Orientierung durch halbquantitative Glukose- und Ketonkörperbestimmung mit Hilfe von Teststreifen im Kapillarblut bzw. im Harn. Ein stark positiver Azetonnachweis findet sich im allgemeinen nur bei der Ketoazidose; selten findet man bei einer schweren Alkoholintoxikation eines Nichtdiabetikers eine Ketose. Ein Schema für das praktische Vorgehen am Krankenbett zeigt die Tabelle 5. Nach Bestimmung der Elektrolyte gibt die Berechnung des Anionendefizits nach der Formel
$$Na^+ + K^+ = Cl^- + HCO_3^- - 17$$
Aufschlüsse für die Differentialdiagnose (Tabelle 6).

Therapie
Die Therapie des ketoazidotischen Komas hat im wesentlichen drei Ziele (7):
1. Korrektur der hypertonen Dehydration und Azidose durch ausreichende Zufuhr von Wasser und Salzen.
2. Kontrolle des entgleisten Stoffwechsels durch Insulinapplikation.
3. Allgemeine internistische Maßnahmen, wie Infektbekämpfung und andere Intensivmaßnahmen.

Tabelle 6. Differentialdiagnose des Coma diabeticum

---

1. Metabolische Azidose mit Anionendefizit

Urämische Azidose	Vergiftungen
Laktazidose	Salizylat
Äthanol (Ketoazidose)	Methanol
	Äthylenglykol
	Chloralhydrat
	Paraldehyd

2. Koma mit Hyperglykämie

   Apoplexie
   Meningitis
   Schädel-Hirn-Trauma

3. Blutdruckabfall und Hyperglykämie

   Myokardinfarkt
   Gramnegative Sepsis

4. Akutes Abdomen

5. Hypoglykämischer Schock

In Zweifelsfällen ist die Verabreichung von Flüssigkeit (Tabelle 5) wichtiger und ungefährlicher als die Applikation von Insulin, welches nur gegeben werden sollte, wenn die Diagnose absolut sicher ist. Die in Tabelle 5 angegebenen Maßnahmen gelten für das praktische Vorgehen am Krankenbett, während in der Klinik heute die kontinuierliche intravenöse Applikation von Insulin als Therapie der Wahl anzusehen ist. Bereits vor dem Erhalt der Laborwerte sollte mit einer intensiven Flüssigkeitstherapie begonnen werden, wobei die ersten beiden Liter aus 0,45%iger NaCl-Lösung bestehen können. Bei ausgeprägter Ketoazidose hat sich eine sogenannte Drittellösung (1/3 Wasser, 1/3 physiologische NaCl- und 1/3 physiologische Natriumbikarbonatlösung) besonders bewährt. Die durchschnittlichen Verluste an Wasser und Elektrolyten, denen ein komatöser Diabetiker unterliegt, sind in Tabelle 7 aufgeführt. Der mittlere Wasserverlust liegt dabei bei ca. 7 l, berechnet für einen 70 kg schweren Patienten. Zunächst muß sich die Therapie nach den in stündlichen Intervallen abgenommenen Glukose-, Blutgas- und Mineralwerten richten. Neuerdings wird zur Insulinbehandlung die intravenöse Gabe kleiner Insulinmengen empfohlen, wobei die Vorteile in dem geringen therapeutischen Risiko liegen sollen (1). Hierbei werden 6 - 8 E Altinsulin/h gelöst in 0,9 % NaCl unter Zusatz von 5 mg/ml Humanalbumin mittels einer Infusionspumpe verabreicht. Diese Infusion wird bis zum Abfall des Blutzuckerspiegels auf 250 mg/ 100 ml durchgeführt. Allerdings sind nach unserer Erfahrung so geringe anfängliche Insulindosen nicht immer ausreichend, so daß hier, falls nicht bereits vorher Insulin in hohen Dosen appliziert wurde, in der ersten Stunde 20 bis 40 E intravenös vorgegeben werden sollten. Auf drei Gesichtspunkte soll hier noch besonders hingewiesen werden: Die Gefahren der Hypokaliämie,

Tabelle 7. Durchschnittliche Verluste an Wasser und Elektrolyten beim ketoazidotischen Koma (bezogen auf 70 kg Körpergewicht), (Nach $\underline{8}$)

	Gesamtverlust	in % des Körpergehaltes
Wasser	6,8 l	14
Na^+	351 mval	15
Mg^{++}	56 mval	2
K^+	493 mval	9
Cl^-	430 mval	26
PO_4^-	344 mval	0,006
Ca^{++}	252 mval	0,002

das Auftreten eines zerebralen Ödems und die Rolle des 2,3-DPG bei der zerebralen Anoxie im diabetischen Koma.

Hypokaliämie: Nach dem Ausgleich der Hyperosmolalität und den ersten Insulingaben kommt es über drei Mechanismen zum raschen Kaliumabfall:
1. Verdünnung der Extrazellulärflüssigkeit.
2. Rückstrom von Kalium in die Zelle unter Insulineinfluß.
3. Weiterer renaler Kaliumverlust.

Die Hypokaliämie wird im allgemeinen erst deutlich, wenn Blutzucker und Bikarbonatwerte wieder zur Norm zurückkehren, also mehrere Stunden nach Therapiebeginn. Im allgemeinen wird Kalium zugesetzt, wenn der Glukosespiegel zur Norm zurückkehrt und die Harnproduktion ausreichend ist. Die Infusionsrate liegt bei etwa 25 mval/h und übersteigt selten 100 mval/12 h. Auf jeden Fall muß bei initialer Hypokaliämie sofort mit der Kaliumtherapie begonnen werden.

Zerebrales Ödem: Bei einem zweiten Bewußtseinsverlust nach vorübergehender Besserung muß die Möglichkeit eines Hirnödems mit in Betracht gezogen werden. Das zerebrale Ödem ist die direkte Folge einer Neueinstellung des osmotischen Gleichgewichts zwischen Blut und Hirnliquor. Bei allzu rascher Hydratisierung kommt es zu einem steilen Abfall der Osmolalität im Blut und zu einer relativen Hyperosmolalität und damit Wasseraufnahme im zentralen Nervensystem, was dadurch erklärt ist, daß sich Salze, Glukose und Glukosemetabolite zwischen Blut und Liquor wesentlich langsamer ausgleichen als freies Wasser. Behutsames Vorgehen bei der Infusionstherapie ist deshalb angezeigt, beim Auftreten eines Hirnödems kann die Behandlung mit Mannit- oder Dextranlösungen versucht werden.

Die Rolle des 2,3-Diphosphoglycerats
Vor einigen Jahren wurde ein Abfall des 2,3-DPG in den Erythrozyten bei diabetischer Ketoazidose beobachtet. 2,3-DPG spielt bei der Abgabe von Sauerstoff vom Oxyhämoglobin der Erythrozyten

an die Zelle insofern eine Rolle, als es die Affinität des Hämoglobins für Sauerstoff herabsetzt. Die Azidose reduziert einerseits zwar den Spiegel des 2,3-DPG im Erythrozyten, wirkt aber andererseits selbst im Sinne des 2,3-DPG auf die Dissoziationskurve des Hämoglobins, so daß damit der Effekt einer Erniedrigung der Substanz kompensiert wird. Wird nun die Azidose rasch korrigiert, so fällt ihr Effekt auf die Bindung des Sauerstoffs weg, und es bleibt die ungünstige Wirkung des erniedrigten 2,3-DPG-Spiegels erhalten, welcher erst nach Tagen seinen ursprünglichen Wert wieder erreicht, vor allem dann, wenn gleichzeitig der Phosphatspiegel erniedrigt ist (2). Die Tabelle 8 zeigt eine Reihe von anderen möglichen Komplikationen, mit denen bei der Therapie des Coma diabeticum gerechnet werden muß.

Tabelle 8. Komplikationen bei der Therapie des Coma diabeticum

Allgemein:	Insulin:
Schock	Hypoglykämie
Thrombophlebitis (Venenkatheter)	Hypokaliämie
Aspirationspneumonie (Magensonde)	Zerebrales Ödem
Harnwegsinfekt (Katheter)	
Oligurie	
Infusionen:	Alkalisierung:
Lungenödem	Paradoxe zerebrale Azidose
Herzinsuffizienz	Tetanie
Hypernatriämie	Hypokaliämie
Hyperkaliämie	Späte Alkalose

Als Faustregel kann man annehmen, daß etwa 10 % des Körpergewichts an Flüssigkeit fehlen und in den ersten 24 h wieder zugeführt werden müssen. Sobald das Bewußtsein zurückgekehrt ist, ist die orale Flüssigkeitsaufnahme der parenteralen Infusion natürlich vorzuziehen.

Obwohl in den letzten Jahren die Prognose des Coma diabeticum entscheidend verbessert werden konnte, ist die Mortalität immer noch mit etwa 10 % erschreckend hoch. Früherkennung und optimale Therapie unter Zusammenarbeit von Intensivmedizin und Stoffwechselklinik können hier eine weitere Verbesserung bringen.

Literatur

1. ALBERTI, K. G. M. M., HOCKADAY, T. D. R., TURNER, R. C.: Lancet II, 515 (1973).

2. BELLINGHAM, A. J., DETTER, J. C., LENFANT, C.: Trans. Ass. Amer. Physiol. 83, 113 (1970).

3. DAMBACHER, M. A., HAAS, H. G.: Notfallmedizin $\underline{1}$, 33 (1975).

4. DILLON, R. S.: Handbook of Endocrinology, p. 121. Philadelphia: Lea & Febiger 1973.

5. HEPP, K. D., MEHNERT, H.: Notfallmedizin $\underline{2}$, 228 (1976).

6. LEAF, A., LIDDLE, G. W.: In: Textbook of Endocrinology (ed. R. H. WILLIAMS), 5th ed., p. 938. Philadelphia: W. B. Saunders 1974.

7. MEHNERT, H.: Empfehlungen zur Diagnose und Behandlung des Coma diabeticum. Dtsch. med. Wschr. $\underline{96}$, 761 (1971).

8. REICHEL, H., HEPP, K. D., HARDING, U.: Insulin. Physiologie und Biochemie in schematischer Darstellung, p. 37. Stuttgart: Schattauer-Verlag 1974.

Entstehung und Korrektur von Störungen im Wasser-Elektrolyt- und Säuren-Basen-Haushalt bei Nierenerkrankungen und Vergiftungen

Von F. Scheler und D. Matthaei

Die Regulation des Wasser- und Elektrolythaushaltes erfolgt hauptsächlich durch die intakte Niere, die Regulation des Säuren-Basen-Haushaltes im Zusammenwirken mit der Lunge (5). Etwa 120 ml Primärharn werden pro Minute durch die Glomerula filtriert, davon erscheinen knapp 0,5 ml/min als Urin und gehen dem Organismus tatsächlich verloren. Um eine ausgeglichene Flüssigkeitsbilanz aufrechtzuerhalten, müssen diese Verluste oral oder parenteral zugeführt werden, wobei zusätzlich extrarenale Flüssigkeitsverluste ausgeglichen werden müssen. Die großen Flüssigkeitsbewegungen innerhalb der Niere dienen dem "Zweck", das Volumen und die Zusammensetzung des Plasmawassers bzw. der extrazellulären Flüssigkeit (die Osmolarität) konstant zu halten. Dabei kommt den Tubuluszellen der Nieren eine entscheidende Rolle zu; sie sind für Resorption und Sekretion in gleicher Weise zuständig. Sie werden durch hormonelle Mechanismen (antidiuretisches Hormon und Renin-Angiotensin-Aldosteron-Mechanismus) unterstützt. Wesentliche Störungen des Wasser- und Elektrolythaushaltes sind bei völlig intakter Nierenfunktion kaum zu erwarten. Auch gröbste Fehler sowohl bei der oralen als auch bei der parenteralen Wasser- und Elektrolytzufuhr werden ausgeglichen, wenn die Nierenfunktion intakt ist. Mit Störungen der Nierenfunktion ist allerdings schon dann zu rechnen, wenn das Herzzeitvolumen abnimmt (z. B. bei der Herzinsuffizienz oder beim Kreislaufschock) oder wenn das Plasmavolumen und die Extrazellulärflüssigkeit vermindert sind. Auch können eine Reihe von Medikamenten die Tubulusfunktion so beeinträchtigen, daß die Regulationsbreite abnimmt. Die unter diesen Bedingungen einsetzenden hormonellen Mechanismen (sekundärer Aldosteronismus) können sich so verselbständigen, daß sie allein schon Krankheitswert erreichen und dann einer besonderen Behandlung bedürfen (7). Nach Operation, Traumen und Vergiftungen kann dieses extrarenale (prärenale) Nierenversagen Vorläufer des akuten Nierenversagens (akute Tubulusnekrose) werden, wobei dann nicht nur die Regulationsbreite der Niere eingeengt ist, sondern ein totaler Ausscheidungsstopp durch das völlige Sistieren der exkretorischen Funktionen resultiert.

Im Stadium des prärenalen (funktionellen) Nierenversagens läßt sich durch Aufrechterhaltung des intratubulären Flusses (mittels Mannit und/oder Furosemid) und durch sorgfältige Bilanzierung unter Umständen ein Übergang in das organische Nierenversagen verhindern. Dabei kann es notwendig werden, daß erhebliche Flüssigkeitsmengen zugeführt werden müssen, wenn eine schwere Dehydration vorliegt. Neben sorgfältigen Bilanzüberlegungen können Herzgröße und Lungenzeichnung, zusammen mit der Bestimmung von Hämatokrit, Gesamteiweiß und Natriumkonzentration, eine diagnostische Hilfe sein. Der Hydrationszustand spiegelt sich außerdem an der Reninaktivität wider; bei Dehydration wer-

Pathogenese des akuten Nierenversagens

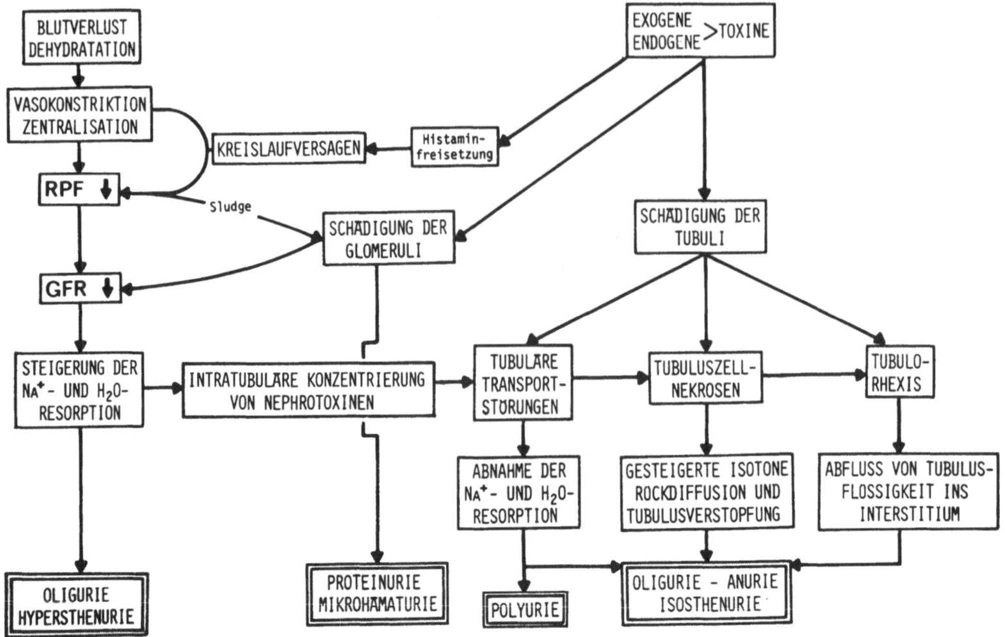

Abb. 1. Schematische Darstellung der Pathogenese des akuten Nierenversagens

den sehr hohe Plasmareninspiegel gefunden, die mit zunehmender Flüssigkeitszufuhr auf Normalwerte sinken (4).

Die totale Ausscheidungssperre (Anurie/Oligurie) kann sehr rasch zu einer Bedrohung des Patienten werden. In den ersten drei Tagen fürchten wir die Überwässerung (Fluid lung, zerebrale Krämpfe) und die Hyperkaliämie, die durch die metabolische Azidose schnell deletär werden kann. Überwässerungen mit Fluid lung müssen gegenüber Herzvergrößerungen im Rahmen einer Herzinsuffizienz oder einer Perikarditis, nicht zuletzt wegen des therapeutischen Vorgehens, klar voneinander getrennt werden. Leider sind Kombinationen von Überwässerungen mit Herzinsuffizienz und/oder Perikarditis nicht ungewöhnlich.

Besondere diagnostische Schwierigkeiten ergeben sich oft beim Goodpasture-Syndrom, da Überwässerung und Infiltrationen häufig nebeneinander bestehen. Bei exkretorischer Funktionseinschränkung oder gar bei kompletter Ausscheidungssperre müssen extrarenale Methoden zum Flüssigkeitsentzug eingesetzt werden. Enteraler Flüssigkeitsverlust läßt sich durch die Verabreichung von Sorbit (Karion F) erzeugen.

Die bisherigen Dialyseverfahren konnten durch die jetzt auch in der Praxis anwendbare Hämofiltration entscheidend verbessert

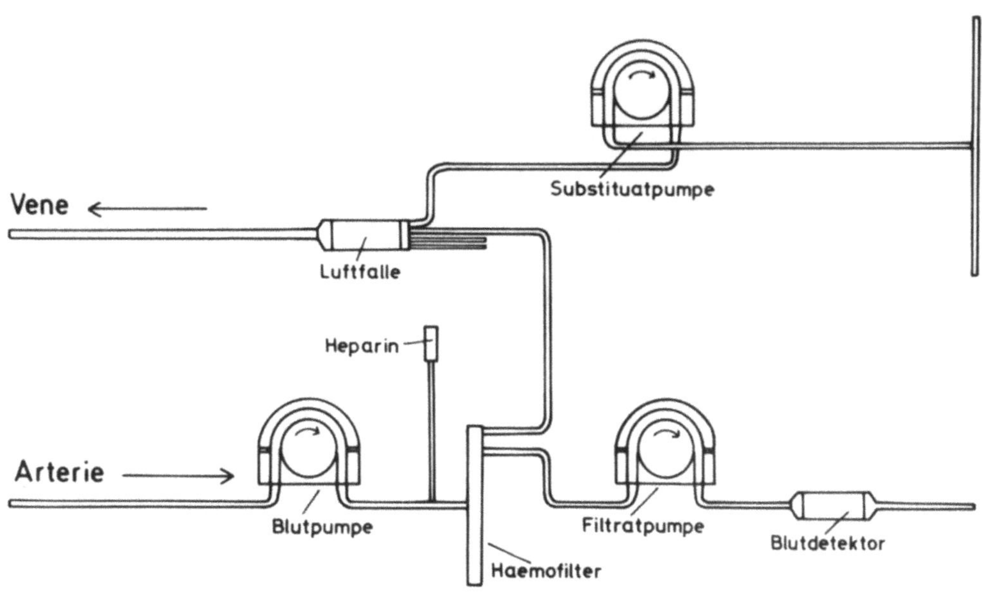

Abb. 2. Schematische Darstellung einer Hämofiltrationsanordnung

werden (2). Es gelingt mit dieser Methode, schonend und zuverlässig Flüssigkeit zu entziehen: Wie in der natürlichen Niere wird Plasmawasser (Primärharn) aus dem Blut abgepreßt.

Untersuchungen der Hormonelimination ergaben wichtige Hinweise über die Filtrierbarkeit unterschiedlicher Substanzgruppen.

Der Druck wird auf der Blutseite durch eine Blutpumpe (+300 mm Hg) und auf der Ultrafiltratseite durch eine Unterdruckpumpe (-200 mm Hg) erzeugt. Ein wichtiger Unterschied gegenüber den bisherigen Dialyseverfahren besteht darin, daß keine Änderung der Osmolarität in den einzelnen Flüssigkeitsräumen entsteht. Dies ist wohl auch der Grund dafür, daß mit diesem Verfahren Flüssigkeit entzogen werden kann, ohne negative Auswirkungen auf den Kreislauf zu erzeugen. Je höher der Ausgangsblutdruck, desto ausgeprägter ist die Blutdrucksenkung mit zunehmendem Flüssigkeitsentzug (6).

Andererseits läßt sich eine erhebliche Flüssigkeitsverminderung bei normalem Ausgangsblutdruck erzielen, ohne daß es zu Schockzuständen kommt, wie wir es zum Beispiel von der Hämodialysebehandlung kennen.

Bei Vergiftungen mit Substanzen, die in der Niere filtriert und rückresorbiert werden, bietet die Hämofiltration ganz wesentliche Vorteile, weil der "Primärharn" eliminiert werden kann. Bei der chronischen Anwendung lassen sich offenbar auch sehr schwere Hypertonien erfolgreich beeinflussen (6).

Tabelle 1. Darstellung der Elimination von Testosteron, Kortison, Gastrin, GIP, Somatomedin B, Insulin, HGH und TSH durch Hämofiltration unter Berücksichtigung des Molekulargewichtes

Hormone concentration in plasma and ultrafiltrate from five patients before and after hemofiltration

Hormone		Testosterone	Cortisone	Gastrin	GIP	Somatomedin B	Insulin	HGH	TSH
Mol. Wt		288	362	2.300	4.500	5.000	5.400	21.000	28.000
Normal Range in Plasma		2,6 – 4,6 (ng/ml)	6,5 – 23,3 (ug/100 ml)	15 – 40 (pg/ml)	237 – 315 (pg/ml)	1,5 – 6,9 (ug/ml)	≤6 (uU/ml)	≤5 (ng/ml)	≤10 (uU/ml)
Plasma	Before	3,22 ± 0,71	9,9 ± 0,7	74,8 ± 19,6	2.292 ± 352	1,50 ± 0,14	11,4 ± 2,3	4,0 ± 1,3	4,8 ± 1,0
Plasma	After	3,00 ± 0,61	10,2 ± 1,9	79,4 ± 27,6	3.840 ± 1.266	1,86 ± 0,22	30,0 ± 9,7	1,3 ± 0,5	5,3 ± 0,7
Ultra-filtrate	Before	0,28 ± 0,05	∅	46,8 ± 13,8	424 ± 84	0,94 ± 0,15	10,4 ± 4,3	∅	∅
Ultra-filtrate	After	0,22 ± 0,02	∅	45,4 ± 18,2	1.484 ± 354	1,04 ± 0,17	31,2 ± 10,8	∅	∅
Total Elimination		2,6 – 4,6 (ug)	∅	0,5 – 1,1 (ug)	14 – 73 (ug)	14 – 26 (mg)	0,26 – 0,50 (I.U.)	∅	∅

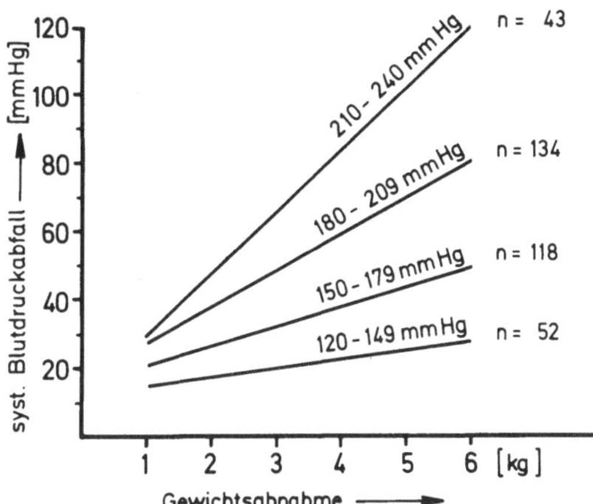

Abb. 3. Verhalten des systolischen Blutdruckabfalles als Funktion der Gewichtsabnahme bei Hämofiltrationsbehandlung

Neben Überwässerungszuständen muß bei einer akuten Ausscheidungssperre die Hyperkaliämie gefürchtet werden, die ab 7 mval/l zu Rhythmusstörungen und schließlich zum Herzstillstand führen kann. Es kommt nicht nur zur Kumulation, sondern infolge der Azidose auch zu einem Austritt von Kalium aus den kaliumreichen Zellen (im Austausch gegen H-Ionen).

In der Erholungsphase (polyurische Phase) eines akuten Nierenversagens kann die Hyperkaliämie rasch in eine Kaliumverarmung übergehen, vor allem, wenn Azidose und Anurie/Oligurie lange Zeit bestanden haben. Der akute Kaliumabfall (oder der rasche Kalziumanstieg) erhöht die Digitalisempfindlichkeit.

Kaliumverarmungen treten übrigens nicht selten zusammen mit Natriumverlusten während der polyurischen Phase des akuten Nierenversagens auf. Sie sind überhaupt Folgen von polyurischen Nierenerkrankungen (osmotische Diurese mit Elektrolytverlusten). Bei ungenügender Substitution (Zufuhr $\leq$ Ausfuhr) kann es zu Salz- und Wasserverlusten mit sekundärer Verschlechterung von Glomerulumfiltrat und Nierendurchblutung kommen. Die salz- und wasserbewahrenden hormonellen Mechanismen können nur ungenügend wirken, da die Erfolgsorgane - die Tubuluszellen - in der Zahl vermindert und nicht optimal funktionsfähig sind.

Neben diesen organischen Veränderungen an der Niere werden zunehmend Störungen beobachtet, die durch unsachgemäße Anwendung wirkungsvoller Saluretika von seiten des Arztes, aber auch des Patienten zustandekommen.

Geläufig ist die großzügige Anwendung von teilweise hohen Furosemiddosen zur Steigerung der Urinausscheidung und Elimination von exogenen bzw. endogenen toxischen Substanzen. Eine bedeutsame Verbesserung der Nierenfunktion läßt sich damit nicht erreichen. In Notsituationen (Lungenödem) läßt sich mit einer dem Glomerulumfiltrat angepaßten Dosis (bis 250 mg als Einzeldosis

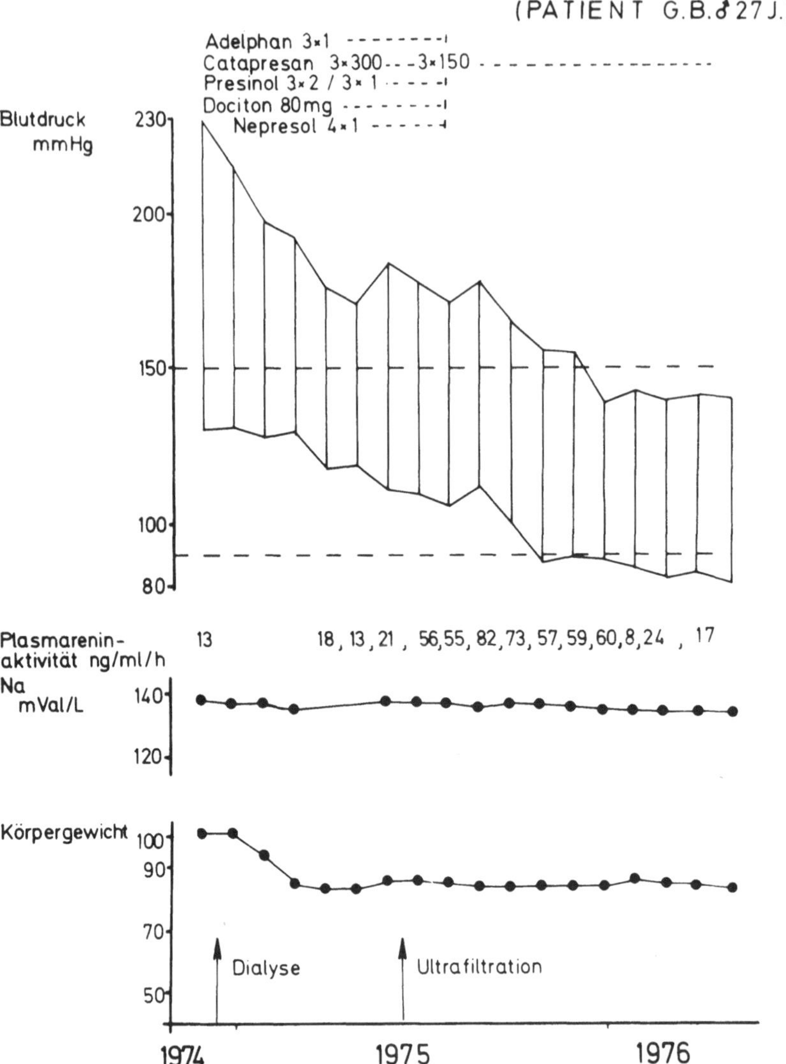

Abb. 4. Verlauf von Blutdruck, Plasmareninaktivität, Serumkreatinin und Körpergewicht bei einem Patienten mit dialyseresisten-
ter Hypertonie, die durch Hämofiltrationsbehandlung beherrscht
werden konnte

bei einem Glomerulumfiltrat von unter 10 ml/min) der früher übliche Aderlaß vermeiden. Die Daueranwendung führt zu einem Abfall aller Elektrolyte im Serum, ohne daß der Harnstoff gleichzeitig gesenkt werden kann.

Offenbar nicht selten sind Beobachtungen über Diuretikaabusus.
Wir beobachteten eine Patientin, die wegen Hypokaliämie, Hyponatriämie, extremer Reninerhöhung und normaler Aldosteronsekre-
tion in mehr als 13 Krankenhäusern in einem Zeitraum von vier

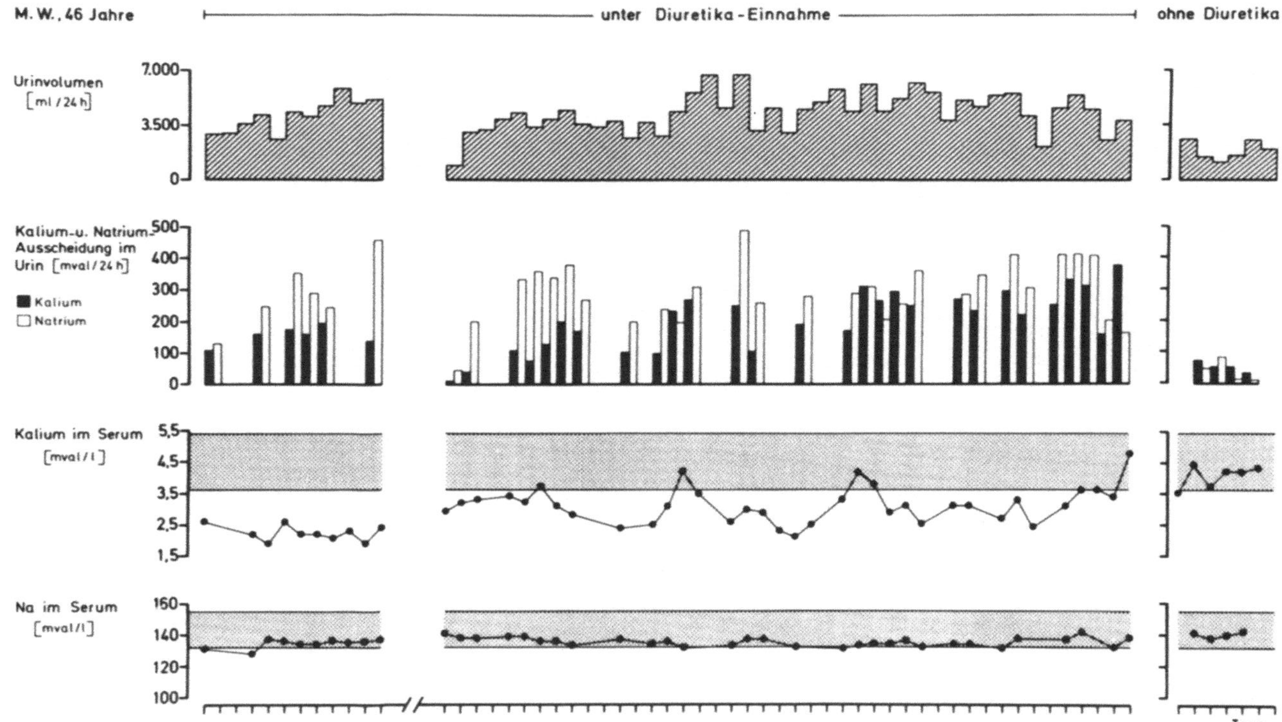

Abb. 5. Verlauf von Urinvolumen, Elektrolytausscheidung, Serumkalium und Serum-natrium bei einem Patienten mit chronischem Diuretikaabusus vor und nach Absetzen der Medikation

bis fünf Jahren untersucht und ohne Erfolg behandelt wurde.
Erst als uns im Urin der Nachweis von Diuretika gelang, konnten wir die Patientin "entlarven". Die zu diesem Abusus führen-
de Persönlichkeitsstruktur läßt sich jedoch in den meisten Fällen nicht ändern.

Im allgemeinen führt die Natrium- und Flüssigkeitsverarmung zur
Hypotonie oder gar zum Kreislaufschock. Unter bestimmten Bedingungen kann eine Hyponatriämie, z. B. bei Patienten mit eingeschränkter Nierenfunktion und Verabreichung schnell und stark
wirkender Saluretika, Hochdruckkrisen auslösen (3). Ein solcher
von uns beobachteter Fall ist in Abb. 6 als Verlauf dargestellt.

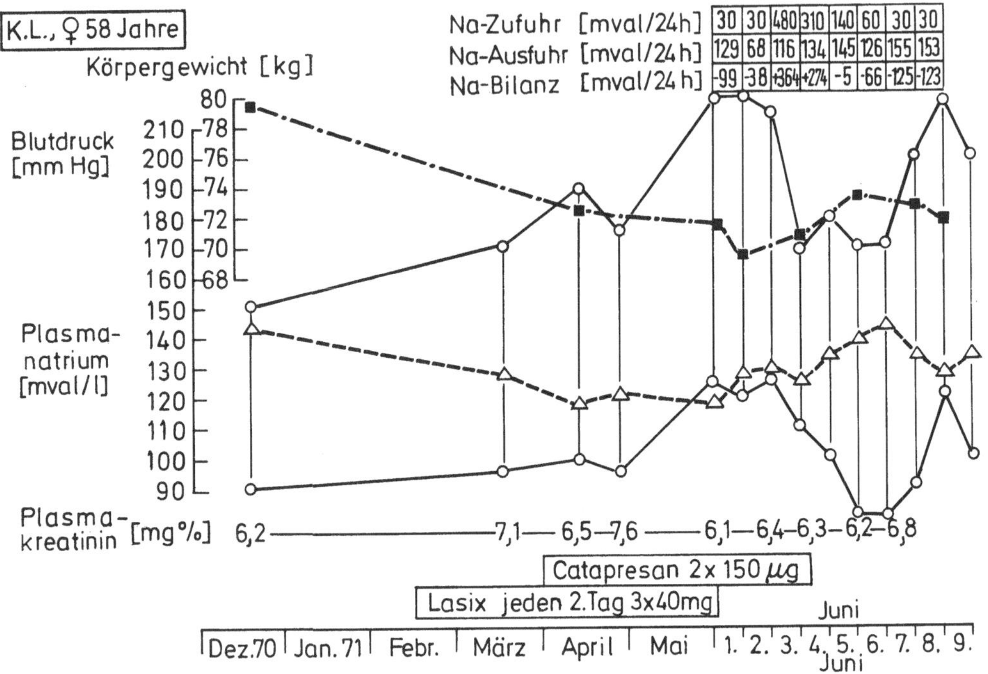

Abb. 6. Verlauf von Blutdruck, Körpergewicht, Serumnatrium und
Serumkreatinin bei einem niereninsuffizienten Patienten, der
unter antihypertensiver Therapie eine hyponatriämisch-hyper-
tensive Krise entwickelte

Voraussetzung muß wohl ein bereits stimuliertes Renin-Angioten-
sin-Aldosteron-System sein. Natrium- und damit auch Volumenverluste, die rasch eintreten, führen zu einer weiteren Stimulie-
rung dieses Systems. Überschüsse an Natrium kommen selten vor.
Hypernatriämien im Serum sind meist vergesellschaftet mit Dehy-
drationszuständen. Wie die Hyponatriämie führt auch die Hypernatriämie frühzeitig zu Bewußtseinsstörungen. Die Korrektur dieser Störungen muß langsam erfolgen, weil mit Störungen des Na-
triumhaushaltes stets auch Störungen des Wasserhaushaltes verbunden sind. Gegenüber Wasserverschiebungen reagieren besonders

empfindlich die Gehirnzellen (8). Wasserverschiebungen während
der Dialysebehandlung lösen das Disäquilibriumsyndrom aus, das
durch Bewußtseinsstörungen bis zum Koma und zu Krämpfen gehen
kann.

Mit zunehmender Funktionseinschränkung der Niere kommt es zu
einer metabolischen Azidose. Sie wird ausgeprägt unterhalb eines Glomerulumfiltrates von 10 ml/min. Sie bahnt sich allerdings bereits ab 20 - 30 ml/min an, wobei die Grundkrankheit
bedeutungsvoll ist. Bei zusätzlichen Stoffwechselstörungen wie
Coma diabeticum, Laktazidose, anhaltendem Kreislaufschock
nimmt die Schwere der Azidose zu.

Die akut auftretende Azidose läßt sich durch Ausschaltung der
Ursache (Schockbehandlung) und intravenöse Natriumbikarbonatinfusion oft zufriedenstellend kompensieren. Demgegenüber kann
die Therapie der Azidose im Rahmen chronischer Nierenerkrankungen ein großes Problem werden. Auch mit den heutigen Verfahren
der Dialysebehandlung gelingt es praktisch nicht, die Azidose
vollständig auszugleichen. Dies ist deshalb so unerfreulich,
weil die Azidose vermutlich eine der wichtigsten Ursachen für
die schwerwiegenden Komplikationen (Anämie, renale Osteopathie)
der chronisch nierenkranken Patienten darstellt.

Einige Fortschritte konnten in den letzten Jahren bei der Analyse der Kalzium-Phosphat-Störungen erreicht werden. Es ist bekannt, daß mit zunehmender Niereninsuffizienz die Kalziumwerte
im Blut abfallen, was auf eine Resorptionsstörung zurückgeführt
wird. Gleichzeitig steigen mit Abnahme des Glomerulumfiltrates
die Phosphatspiegel an. Die Hypokalzämie ist ein Stimulus für
die Parathormonsekretion. Unter erhöhten Parathormonspiegeln
steigt die Kalziumkonzentration im Blut an (Mobilisierung aus
dem Knochen), die Phosphatspiegel bleiben bei hochgradiger Niereninsuffizienz hoch. Leicht kann sich ein Kalzium-Phosphat-
Produkt von über 75 entwickeln, womit die Voraussetzungen für
extraossäre Kalziumablagerungen gegeben sind (Pseudogicht, Ge-
fäßverkalkungen).

Mit Hilfe von ionenselektiven Elektroden (1) konnte das biolo-
gisch wichtige ionisierte Kalzium von den anderen Fraktionen
(proteingebunden, ultrafiltrabel, komplexgebunden) getrennt
werden.

Es konnte gezeigt werden, daß z. B. trotz eines Anstiegs des
Gesamtkalziums (flammenfotometrisch bestimmt) der ionisierte
Kalziumanteil während einer Dialysebehandlung mit vorübergehender Verschiebung der Azidose zu einer leichten Alkalose abfiel.
Dieser Kalziumabfall mußte zum Stimulus für die Parathormonsekretion werden. Es wurde verständlich, daß sich in den Anfangs-
zeiten - oft gerade während der Dialysebehandlung - zunehmend
ein sekundärer Hyperparathyreoidismus bei den Patienten entwickelte. Wir wissen heute, daß durch eine Erhöhung der Kalzium-
zufuhr (im Dialysat und in der Nahrung) und durch Zufuhr von
Vitamin D und seinen Metaboliten dem sekundären Hyperparathyreoidismus vorgebeugt werden kann. Bereits im Frühstadium
von Nierenerkrankungen läßt sich durch zusätzliche Verabreichung

Tabelle 2. Schematische Darstellung der Serumkalziumfraktionen
und ihre Bestimmungsmöglichkeiten

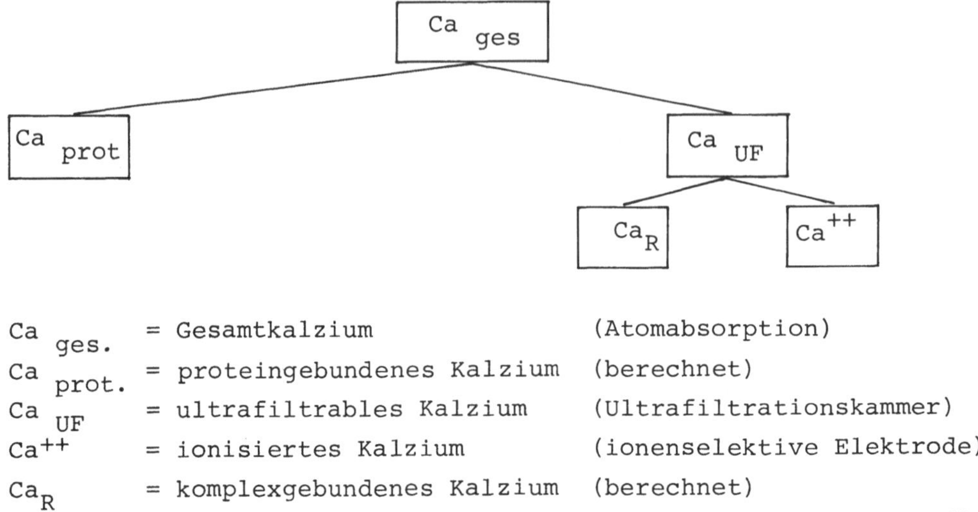

$Ca_{ges.}$ = Gesamtkalzium (Atomabsorption)

$Ca_{prot.}$ = proteingebundenes Kalzium (berechnet)

Ca_{UF} = ultrafiltrables Kalzium (Ultrafiltrationskammer)

Ca^{++} = ionisiertes Kalzium (ionenselektive Elektrode)

Ca_R = komplexgebundenes Kalzium (berechnet)

von Metaboliten des Vitamins D die Kalziumaufnahme aus dem Darm
verbessern. Erst in der Niere wird aus dem in der Leber umge-
wandelten Vitamin D die wirksame Substanz gebildet.

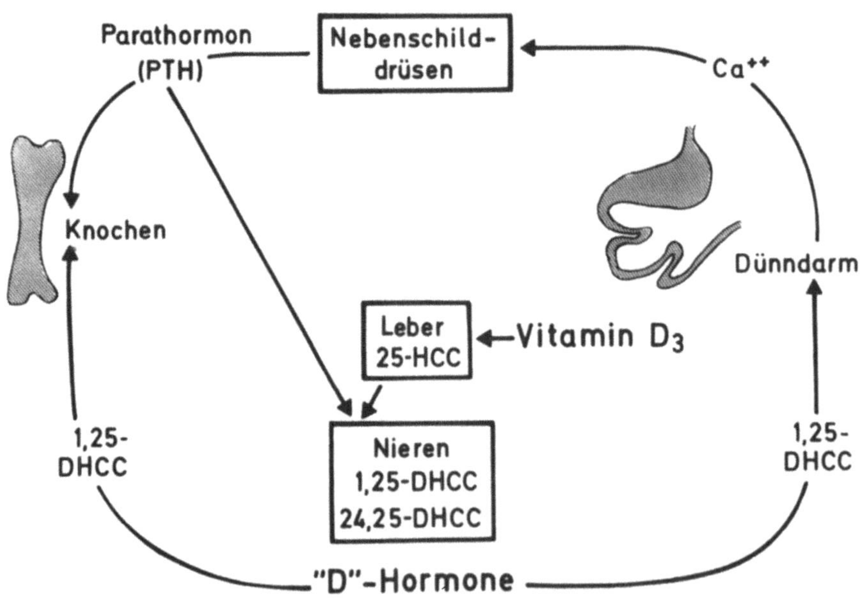

Abb. 7. Darstellung der physiologischen Wechselwirkungen von
Kalzium, Vitamin D und PTH

Die Bildung dieses wirksamen Metaboliten nimmt mit zunehmender
Nierenschrumpfung ab, so daß entweder das Vitamin D-Angebot er-

höht werden muß oder der inzwischen synthetisierte wirksame Metabolit gegeben werden muß.

Mit Hilfe der Atomabsorptionsspektralfotometrie und der Potentiometrie ist in letzter Zeit die Bestimmung auch von <u>Spurenelementen</u> möglich geworden. Eine Kumulation bei Niereninsuffizienz ist grundsätzlich möglich.

<u>Fluor</u> kann bei Patienten mit chronischer Niereninsuffizienz erhöht im Blut gefunden werden, vor allem, wenn das Trinkwasser (das auch zur Herstellung des Dialysats verwendet wird) hohe Fluoridspiegel aufweist. Wasseraufbereitungen mittels Umkehrosmose liefern fluorarmes Wasser und damit auch niedrige Fluorspiegel bei Patienten.

In den letzten Jahren wurde eine meist tödlich verlaufende Dialysekrankheit beschrieben, die vorwiegend mit zerebralen Symptomen einhergeht. Dabei wird eine <u>Aluminiumintoxikation</u> diskutiert.

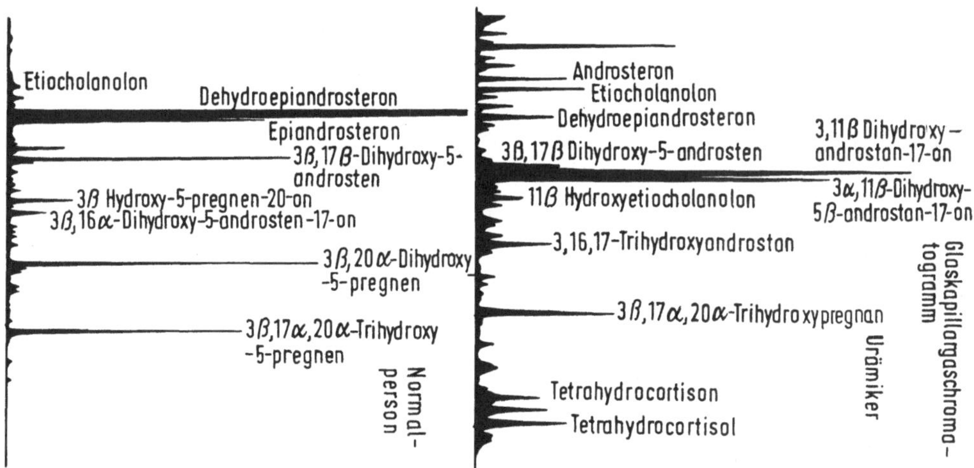

Abb. 8. Vergleichende Gegenüberstellung eines Glaskapillargaschromatogrammes von sulfatierten Steroiden aus dem Plasmawasser eines chronisch niereninsuffizienten Patienten und einer Normalperson

<u>Ausblicke</u>

So wie uns vor 20 Jahren die Einführung des Flammenfotometers in das klinische Labor zu teilweise spektakulären Erfolgen verholfen hat, so könnten die jetzt allmählich auch für den Kliniker zugänglichen Analysen mit ionenselektiven Elektroden (sekundenschnelle fortlaufende Analyse von Elektrolyten aus dem Vollblut) und durch routinemäßige Messung von Spurenelementen (wie Kobalt und Kadmium) im Blut und im Gewebe neue Bereiche der Störungen des Wasser- und Elektrolythaushaltes zugänglich machen. Dabei lassen sich bei eingeschränkter renaler Funktion vielleicht am leichtesten typische Störungen erkennen.

Gleichzeitig eröffnen neue qualitativ-analytische Methoden mit ausgedehnten Anwendungsgebieten, wie die Glaskapillargaschromatografie-Massenspektrometrie, neue Aspekte der metabolischen Nierenfunktion.

Zusammenfassend läßt sich sagen, daß die Organfunktion der Niere mit der Beobachtung von chronisch niereninsuffizienten Dialysepatienten und der Anwendung vielfältiger neuer Labormethoden in der Nephrologie neben den bekannten und hier aufgeführten Einzelfunktionen im Wasser-Elektrolyt- und Säuren-Basen-Haushalt noch viele neue Teilaspekte beinhaltet, deren Bedeutung uns bis heute noch wenig bekannt ist.

Literatur

1. Fuchs, C.: Ionenselektive Elektroden in der Medizin. Stuttgart: Thieme-Verlag 1976.

2. HENDERSON, L. W., LIVOTI, L. G., FORD, C. A., KELLY, A. B., LYSAGHT, M. J.: Clinical experience with intermittent hemodiafiltration. Trans. Amer. Soc. Artif. Int. Organs 19, 119 (1973).

3. KRAMER, P., KÖTHE, E., SCHELER, F.: Hyponatriämisch-hypertone Krise. Klin. Wschr. 52, 787 (1974).

4. LARAGH, J. H., SEALEY, J. E., BÜHLER, F. R., VAUGHAN, E. D., BRUNNER, H. R., GAVRAS, H., BAER, L.: The renin axis and vasoconstriction volume analysis for understanding and treating renovascular and renal hypertension. Amer. J. Med. 58, 4 (1975).

5. MAXWELL, M. H., KLEEMANN, C. R.: Clinical Disorders of Fluid and Electrolyte Metabolism. New York: McGraw-Hill Book Company 1972.

6. QUELLHORST, E., SCHUENEMANN, B., RIEGER, H.: Treatment of Severe Hypertension in Chronic Renal Insufficiency (CRI) by Hemofiltration. Proc. Europ. Dial. Trans. Ass., Pitman Medical - London XIV, 1977 (In press).

7. SCHELER, F., KÖTHE, E.: Die hypertensive Krise. Aktuelle Nephrologie. Fresenius-Stiftung 1, 91 (1976).

8. STARKE, K.: Beziehungen zwischen dem Renin-Angiotensin-System und dem vegetativen Nervensystem. Klin. Wschr. 50, 1069 (1972).

Zusammenfassung der Diskussion zum Thema: „Entstehung und Korrektur von Störungen im Wasser-Elektrolyt- und Säuren-Basen-Haushalt "

FRAGE:
Die physiologische Regulationsbreite der Niere ist groß, sie variiert zwischen 0,8 - 10 ml Lösungswasser für 1 mmol auszuscheidenden Metaboliten. Wann ist diese Regulationsbreite eingeschränkt und bei welchem Ausmaß der Einschränkung ist sie klinisch relevant?

ANTWORT:
Die Regulationsbreite ist abhängig von der normalen Konzentrationsfunktion des Nierenmarks. Die Regulation wird nur dann funktionieren, wenn genügend Flüssigkeit und Elektrolyte angeboten werden und die zelluläre Funktion nicht eingeschränkt ist. D. h. es muß einerseits ein ausreichendes Glomerulumfiltrat anfallen und andererseits muß die Rückresorption störungsfrei funktionieren. Eine aufsteigende Infektion kann z. B. die Rückresorption und damit die Regulationsbreite einschränken. Die Funktionseinschränkung wird dann klinisch relevant, wenn der Patient eine Polyurie braucht, um einen Anstieg harnpflichtiger Substanzen im Blut zu verhindern. Klinisch bedrohlich wird die Retention, wenn der Patient die kompensatorische Polyurie nicht mehr aufrechterhalten kann. Dafür können renale Ursachen verantwortlich sein, z. B. eine Einschränkung des Glomerulumfiltrates, oder die Störungen liegen prärenal (eingeschränkte Flüssigkeitsaufnahme oder vermehrte Flüssigkeitsverluste). Die früher vertretene Ansicht, daß eine Einschränkung der Fähigkeit der Niere zur Verdünnung des Urins klinisch nicht relevant sei, ist heute aufgegeben worden. Von klinischer Bedeutung ist weiterhin die Fähigkeit der Niere zur Ausscheidung osmotisch freien Wassers. Dies ist der Fall bei der Verdünnungshyponatriämie, bei der offenbar ein sehr niedriges Glomerulumfiltrat die Fähigkeit der Niere zur Ausscheidung osmotisch freien Wassers einschränkt.

FRAGE:
Der Organismus kann den Flüssigkeitshaushalt sowohl über die Volumen- als auch über die Osmoregulation steuern. Welcher der beiden Steuermechanismen ist wichtiger? Stimmt der Ausspruch: "Besser verdünnt leben, als vertrocknet sterben"? Gibt es noch Krankheitszustände, bei denen die Maxime "den Patienten auf der trockenen Seite halten" berechtigt ist?

ANTWORT:
Die Osmorezeptoren sprechen sehr viel empfindlicher auf Flüssigkeitsänderungen an als die Volumenrezeptoren. Ihre Regulationsmechanismen sind jedoch begrenzt, so daß die Volumenrezeptoren doch den wesentlich größeren Effekt haben.

Ganz allgemein kann gesagt werden, daß eine Schwankung der Osmolalität in bestimmten Bereichen besser toleriert wird als eine Volumenschwankung. Bei Überschreiten bestimmter Grenzwerte werden beide Störungen zum Tode führen müssen. Außerhalb der tolerablen Grenzbereiche ist eine Störung der Osmolalität häufig bedrohlicher als eine Abweichung des Volumens vom Soll-Wert. So wird ein Wasserüberschuß zum zerebralen Krampf und unter Umständen zum Tod führen.

Versteht man unter "auf der trockenen Seite halten" das Vermeiden eines extrazellulären Flüssigkeitsüberschusses durch exzessive Flüssigkeitszufuhr, so ist dieses Schlagwort durchaus berechtigt. Keinesfalls sollte dies jedoch dazu führen, klinisch manifeste Defizite durch eingeschränkte Flüssigkeitszufuhr hervorzurufen.

Besonders bei älteren Patienten muß beachtet werden, daß die Regulationen im Wasser- und Elektrolythaushalt häufig gestört sind. In dieser Altersgruppe finden wir nicht selten Patienten mit einer relativen Hypovolämie und einem Flüssigkeitsmangel. Hier könnte das "auf der trockenen Seite halten" deletär sein, da eine eventuell bereits präoperativ eingeschränkte Nierenfunktion besonders rasch auf eine verminderte Flüssigkeitszufuhr reagieren wird. Der präoperative Flüssigkeitsausgleich ist dann von besonderer Bedeutung. Daneben sollte sichergestellt sein, daß das zirkulierende Volumen im Normbereich liegt, und zwar im Sinne einer Bilanz aus kardialer Leistungsfähigkeit, zirkulierendem Volumen und peripherem Widerstand.

FRAGE:
Kann der Organismus bei Natriumverlusten das Knochennatrium als Ersatz genügend schnell mobilisieren?

ANTWORT:
Der Natriumbestand des Organismus ist vorwiegend extrazellulär lokalisiert. Der Bestand an intrazellulärem Natrium ist, von wenigen Ausnahmen abgesehen, sehr gering. Das im Knochen liegende Natrium ist fest fixiert und kann bei akutem Bedarf nicht rasch genug mobilisiert werden.

FRAGE:
Bestehen Vorteile der oralen Flüssigkeits- und Elektrolytsubstitution gegenüber der parenteralen Zufuhr? Ergeben sich daraus Empfehlungen für die Klinik?

ANTWORT:
Solange der Patient über normale gastrointestinale Resorptionsbedingungen und Regulationsverhältnisse der Nieren verfügt, ist der orale Weg mit Sicherheit vorzuziehen. Die orale Substitution von Wasser und Elektrolyten wird prophylaktisch und therapeutisch sowohl im prä- als auch im postoperativen Bereich nicht im möglichen Umfange genutzt. Die orale Substitution er-

fordert weniger Bilanz- und Laborkontrollen, vorausgesetzt, die
Zufuhr besteht nicht aus Tee oder Mineralwasser, sondern aus bi-
lanzierten Elektrolytlimonaden.

In der Klinik ergibt sich jedoch auch die Notwendigkeit, trotz
normaler Magen- und Darmfunktion auf eine orale Flüssigkeitssubstitution verzichten zu müssen. Als Beispiel mag die Schwangere gelten. Hier kann über 12 bis 24 h eine Nahrungs- und Flüssigkeitskarenz notwendig werden, um eine operative Intervention
in Narkose durchführen zu können, da bei Schwangeren mit einer
wesentlich verlängerten Entleerungszeit des Magens gerechnet
werden muß (2, 14). Daraus erklärt sich die in diesem Bereich
häufige Notwendigkeit, von der enteralen auf die parenterale
Flüssigkeitszufuhr übergehen zu müssen.

FRAGE:
Welche Meßgrößen sind zur ausreichenden Beurteilung der Verhältnisse im Säuren-Basen-Haushalt unentbehrlich? Falls Abweichungen in Form einer Azidose oder Alkalose bestehen, in welchen
Abständen sollten unter der eingeleiteten Korrekturtherapie die
genannten Meßgrößen erneut erstellt werden?

ANTWORT:
Es sollten die Größen gemessen werden, die in der Regulation des
Säuren-Basen-Metabolismus eine Rolle spielen. In erster Linie
sind dies die Substanzen, die einen stabilen pH-Wert garantie-
ren, die Puffersubstanzen. Hierzu zählen im wesentlichen das
Bikarbonat, das Hämoglobin und das CO_2. Man erhält dadurch einen Bikarbonatwert und einen Wert für den sogenannten Basenüber-
schuß, der angibt, um welchen Betrag die Konzentration der puf-
fernden Systeme vom Normalwert abweichen. Die Häufigkeit der
Untersuchung wird sich nach der Ursache der Störung zu richten
haben, d. h. hält die auslösende Ursache weiterhin an, wird eine häufigere Kontrolle notwendig sein, als wenn es sich hierbei um ein einmaliges, abgeschlossenes Ereignis handelt.

Die Notwendigkeit einer Kontrolle ergibt sich nicht nur im Hinblick auf ein Fortbestehen einer Störung, sondern auch zur Kontrolle der Effektivität einer eingeleiteten Therapie. Von klinischer Seite wird außerdem darauf hingewiesen, daß zur Beurteilung einer Störung im Säuren-Basen-Haushalt auch eine Bestimmung des Kaliums notwendig sei. Genauso wichtig wie die Bestimmung der Pufferbasen ist für die Beurteilung der respiratorischen Situation die Bestimmung des CO_2-Partialdruckes. Auf
diese Weise erhalten wir Information über den chemischen Regu-
lationsmechanismus und auf der anderen Seite über die respiratorischen Verhältnisse.

FRAGE:
Wo liegen bei den genannten Meßgrößen des Säuren-Basen-Haus-
haltes die pathologischen Grenzen, von welchen Werten ab sind
Korrekturmaßnahmen erforderlich?

ANTWORT:
Entscheidend ist zunächst die Frage, wie rasch sich die Störung
im Säuren-Basen-Haushalt entwickelt hat. Langsam sich entwickeln-
de Störungen werden besser vertragen als akute Veränderungen.
Dazu ist die Ausgangssituation des Patienten zu beachten. Bereits eingeschränkte Kompensationsmechanismen oder besondere
Anfälligkeit gegenüber metabolischen oder respiratorischen Störungen werden wesentlich früher zu einer exakten und sorgfältig
zu überwachenden Therapie führen müssen, als dies bei einem
primär Gesunden der Fall sein wird. So wird ein unbehandelter
Epileptiker seinen ersten Anfall eventuell bei einem pH-Wert
von 7,50 erleiden, während ein anderer Patient ein pH von 7,60
als Folge einer chronischen Diuretikamedikation ohne weiteres
ertragen kann. Besonders Patienten mit chronischen restriktiven
Lungenveränderungen bieten bei der Bewertung pathologischer
Grenzen Schwierigkeiten. Hier werden wir z. B. PCO_2-Werte tolerieren müssen, die bei einem primär Gesunden mit Sicherheit
die Indikation zur Beatmung stellen ließen. In diesen Fällen
kommt der klinischen Beurteilung z. B. des Sensoriums entscheidende Bedeutung zu.

Um nicht in den Fehler zu verfallen, eine pH-Kosmetik zu betreiben, muß in allen Fällen versucht werden, die Ursache der
metabolischen oder respiratorischen Störung zu beseitigen und
durch kausale Therapie die gezielte Korrektur des Säuren-Basen-
Haushaltes zu unterstützen bzw. unnötig zu machen.

Beachtet werden sollte, daß der pH-Wert lediglich eine Bilanz-
größe darstellt. Es wird in vielen Fällen notwendig sein, trotz
eines normalen pH-Wertes gezielt zu therapieren, wenn in den
Teilbereichen Respiration oder Stoffwechsel bereits schwere Störungen eingetreten sind, die vom Organismus lediglich vorübergehend kompensiert werden können.

Besondere Probleme stellen sich auch hier bei den Schwangeren.
Ausgedehnte Untersuchungen haben gezeigt, daß die bei Schwangeren nachweisbare Senkung der PCO_2-Werte auf 30 - 25 mm Hg Ausdruck einer Bedarfshyperventilation ist. Diese Bedarfsventilation erklärt sich durch die erschwerte Sauerstoffaufnahme (9)
ebenso wie aus der Notwendigkeit einer vermehrten CO_2-Abgabe
(3). Dies hat Bedeutung für die Verabfolgung von Sedativa und
Analgetika unter der Geburt, wo es schon bei geringster atem-
depressorischer Wirkung in der Wehenpause zu bedrohlichen Ab-
fällen der Sauerstoffpartialdrucke bei Mutter und Fetus kommen
kann (6).

Der niedrige CO_2-Partialdruck der Mutter dient der Aufrechterhaltung eines feto-maternalen Druckgefälles, das eine ausreichende CO_2-Abgabe des Feten gewährleistet (8, 17). Werden Schwangere, bei denen eine Anästhesie notwendig wird, "normoventiliert"
d. h. liegen ihre PCO_2-Werte um 40 mm Hg, so steigt prompt auch
der fetale PCO_2 an, wobei in strenger Korrelation einem Anstieg
von 1 mm Hg bei der Mutter ein solcher von 1,5 mm Hg beim Feten
zugeordnet ist (3, 13). Gerade bei Risikogeburten (z. B. bei
der Einleitung einer Narkose zu einem Kaiserschnitt) wird ein
solches Regime dazu führen, daß sich zu den ohnehin vermehrt

anfallenden sauren Metaboliten die respiratorische Azidität addiert und so eine Dekompensation der Azidose vorantreibt.

Die sich langfristig einstellende Erhöhung des AMV der Schwangeren wird begleitet von einer renalen Kompensation. Das gleiche geschieht unter der Geburt, wo bei einer weiteren Steigerung der Atmung auch in zunehmendem Maße saure Metaboliten anfallen (12). Diese Vorgänge verhindern eine abrupte Linksverschiebung der Sauerstoffdissoziationskurve, d. h. eine Erhöhung der Sauerstoffaffinität mit erschwerter Abgabe des Sauerstoffs an den Feten. Allerdings ist aus klinischen und tierexperimentellen Untersuchungen mit akuter freiwilliger oder artifizieller Hyperventilation Gravider und Gebärender bekannt, daß bei extremer intrapartaler Hyperventilation mit PCO_2-Werten unter 17 mm Hg die metabolischen Kompensationsmöglichkeiten überschritten werden, wodurch es zu einer Sauerstoffminderversorgung des Feten kommen kann. Die sich aus diesen Erfahrungen und Untersuchungen ergebende und lange Zeit aktuelle Annahme, eine mütterliche "Hyper"ventilation beeinträchtige generell den Feten, bedarf daher einer Revision. Hierzu mag der Begriff "Bedarfsventilation" der Schwangeren und Gebärenden beitragen, der auf die notwendigen Größenordnungen hinweist. Es ergibt sich von selbst, daß eine Korrektur respiratorischer und metabolischer Parameter auf außergravide Normalwerte für Schwangere und ihre Feten eine Gefährdung darstellen muß.

Neben dem Richtsatz: Akute Störungen werden schlechter vertragen als chronische, muß weiterhin beachtet werden, daß respiratorische Störungen schlechter vertragen werden als metabolische. Dies hängt mit der CO_2-Diffusion im Gehirn zusammen. Als dritter Richtsatz muß neuerdings gelten, daß schwere Alkalosen schlechter vertragen werden als Azidosen. Dies gilt zumindest für akut kritisch erkrankte Patienten aus dem Bereich der internen, aber auch der operativen Intensivmedizin (11, 18, 19).

Als Richtwerte können im allgemeinen gelten: Bei akuten Störungen muß bei pH-Werten unter 7,30 solange korrigiert werden, bis die pH-Werte zwischen 7,30 und 7,35 liegen. Ist eine pH-Verschiebung chronisch entstanden, z. B. bei Nierenversagen, wird eine gezielte Behandlung notwendig, wenn der pH-Wert durch eine akute Komplikation unter 7,20 absinkt. Auch hier erfolgt die Korrektur bis auf pH-Werte zwischen 7,30 und 7,35, vorausgesetzt, daß die Volumensituation des Patienten eine Korrektur zuläßt!

Im Bereich der Intensivmedizin muß speziell beachtet werden, daß durch eine künstliche Beatmung dem Organismus eine Kompensationsmöglichkeit - die entsprechende Steigerung oder Verminderung des Atemminutenvolumens - genommen wurde. Bei diesen Patienten ist daher eine häufigere Kontrolle des Säuren-Basen-Haushaltes notwendig. Der Ausgleich einer metabolischen Störung muß wesentlich sorgfältiger und minutiöser erfolgen. Außerdem muß beachtet werden, daß bei Intensivpatienten das Hämoglobin und das Eiweiß für Kompensationsmechanismen in der sogenannten "zweiten Verteidigungslinie" häufig ebenfalls vermindert sind. Ist eine Korrektur dieser beiden Parameter nicht möglich, wirken sich Störungen im Säuren-Basen-Haushalt besonders rasch und ausgeprägt aus.

FRAGE:
Wie kann der Kliniker anhand der Blutgasbefunde bei kombinierten Störungen im Säuren-Basen-Haushalt die ursächlichen Zusammenhänge differenzieren?

ANTWORT:
Entscheidend sind die Anamnese und die begleitenden Krankheitssymptome. Sie ermöglichen häufig Hinweise auf das Vorliegen primär respiratorischer oder metabolischer Störungen. Vorausgesetzt, daß der Patient im steady state ist, wird der pH-Wert anzeigen, auf welcher Seite die auslösende Störung liegt. Bei Vorliegen einer metabolischen Azidose und einer respiratorischen Alkalose weist ein pH-Wert an der unteren Grenze der akzeptierten Norm darauf hin, daß es sich primär um eine metabolische Störung mit dem Versuch einer respiratorischen Kompensation handelt.

Aus der Sicht der Neurochirurgie stellt sich die Behandlung einer schweren metabolischen Azidose als besonders schwierig dar. Liegt bereits eine Vorschädigung des Gehirns vor, wird die rasche Korrektur einer metabolischen Azidose mit Natriumbikarbonat zu einem Anstieg des Liquor-CO_2 führen. Wegen der Blut-Hirn-Schranke vermag sich das Bikarbonat nicht auszugleichen, es tritt eine schwere respiratorische Azidose im Liquor auf. Dieser Umstand kann für den Patienten mit einem bereits erhöhten intrakraniellen Druck tödlich sein. Bei solchen Patienten sollte deshalb die Korrektur einer schweren Azidose sehr langsam vorgenommen werden. In diesem Falle scheint es auch günstiger zu sein, den Azidoseausgleich mit Tham vorzunehmen.

FRAGE:
Wie geht man insbesondere beim Vorliegen respiratorischer Störungen bei zu vermutenden oder nachgewiesenen Kompensationen vor?

ANTWORT:
Bei der Beantwortung dieser Frage ist besonders die Feststellung wichtig: Wie wird der Patient auf rasche Änderungen der akuten respiratorischen Situation reagieren? Jede Änderung der CO_2-Konzentration bewirkt eine Änderung im Verhältnis der Konzentrationen von Wasserstoff- und Bikarbonationen. Bei einer CO_2-Erniedrigung wird ein relativer Überschuß in der Bikarbonatkonzentrationsänderung bleiben; erhöhen wir den PCO_2, bleibt immer ein relativer Überschuß in der Wasserstoffionenkonzentration. Aus diesem Grunde heraus hinkt in dem Verhältnis Bikarbonat zu Hydrogenionen die Kompensation nach in Abhängigkeit von der Nierenfunktion. Eine zu schnelle Änderung der CO_2-Konzentration ist daher nicht ratsam, weil die sogenannte metabolische Seite nachhängt. Ist eine respiratorische Störung metabolisch kompensiert, so wird eine Korrektur der respiratorischen Störung das Nachhinken der metabolischen Änderung offensichtlich werden lassen.

Diese klinischen Beobachtungen werden bei Betrachtung der Henderson-Hasselbalch-Gleichung verständlich. Daraus geht hervor, daß der metabolische Parameter, das Bikarbonat, und der respiratorische Parameter, das CO_2, die den Quotienten des logarithmischen Summanden bilden, sehr wohl eine Konstanthaltung des pH-Wertes bedingen können. Liegt eine metabolische Alkalose vor (Indikator Standardbikarbonat), wird der pH-Wert durch eine respiratorische Kompensation mit Erhöhung der CO_2-Konzentration konstant gehalten.

FRAGE:
Für den Kliniker stellt sich nicht so sehr die Frage der Differenzierung zwischen der Gruppe mit normaler Anionenlücke und der Gruppe mit gesteigertem Anionendefizit; die eigentlichen Probleme der Differentialdiagnose liegen innerhalb der zweiten Gruppe. So stellt sich z. B. bei einem Patienten im Schock oder Koma die Frage, ob die sogenannte Laktazidose als Folge einer Entgleisung eines diabetischen Stoffwechsels oder als Azidose mit Hyperlaktatämie aufzufassen ist, die primär zirkulatorisch bedingt ist. Läßt sich aus der Größe der Anionenlücke eine Aussage machen, ob es sich eher um eine zirkulatorische metabolische Azidose handelt oder um eine primäre Laktazidose beim Diabetiker?

ANTWORT:
Die Anionenlücke stellt lediglich eine überschlagsmäßige Berechnung dar. Eine genaue Aussage über die Zusammensetzung dieses Wertes erscheint zur Zeit nicht möglich. Es kann jedoch gelten, daß eine primäre Laktazidose eine wesentlich größere Anionenlücke verursachen wird als eine primär zirkulatorisch ausgelöste.

FRAGE:
Welche Auswirkungen hat die Zufuhr von laktathaltigen Elektrolytlösungen auf den pH-Wert im Zustand der hypoxischen Azidose?

ANTWORT:
Um diese Frage zu beantworten, muß zunächst klargestellt werden, daß die Übersäuerung der Zelle kausal nicht durch die Milchsäure verursacht wird, sondern dadurch, daß bei Sauerstoffmangel in der Zelle die üblicherweise stattfindende Regeneration des NADH zu NAD^+ nicht erfolgt. Bei der Bildung von NADH im normalen glykolytischen Ablauf wird pro NADH 1 mol H^+ produziert. Diese H-Ionen führen zu einer Ansäuerung des Zytoplasma. Bleibt die Endoxydation mit der Regeneration von NAD^+ aus, muß die Zelle einen Schutzmechanismus haben. Er besteht in einer Hydrierung von Pyruvat zu Laktat. Das hat mit der Carboxylgruppe nichts zu tun. Für diesen Prozeß wird aus dem Zytoplasma H^+ benötigt, denn bei der Wasserstoffübertragung aus NADH auf ein Substrat unter Freisetzung von NAD^+ ist H^+ im Reaktionsmedium erforderlich. Die daraus resultierende Laktazidose ist sekundär, denn durch eine Erhöhung der Konzentration an Laktat wird - auch wieder aufgrund der Henderson-Hasselbalch-Gleichung - auch die Milchsäure in der Zelle ansteigen. Dadurch kommt es zu einem erhöh-

ten Ausstrom. Außerhalb der Zelle findet sich ein alkalisches Milieu vor, was zu einer prompten, praktisch 100%igen Dissoziation der Milchsäure in H^+ und Laktat führt. Das Verhältnis von Laktat zu Milchsäure außerhalb der Zelle ist bei einem pH von 7,40 ungefähr 4.000:1, so daß die Milchsäure hier eigentlich als H^+-Schlepper aus dem Zytoplasma in den extrazellulären Raum fungiert. Dadurch kommt die extrazelluläre pH-Verschiebung und die hohe Laktatkonzentration zustande.

Wird nun in einem solchen Zustand Natriumlaktat infundiert, wird ein Salz infundiert, das zunächst 100%ig dissoziiert ist; dieses Laktat nimmt abhängig vom pH-Wert H^+-Ionen aus der Lösung auf. Durch den Anstieg der Milchsäurekonzentration erfolgt nun ein Einstrom in die Zelle mit weiterer Metabolisierung. Somit werden aus dem extrazellulären Raum durch die Infusion von Laktat H^+-Ionen aus dem extrazellulären Raum in die Zelle gebracht.

Noch ein Wort zur verzögerten Bikarbonatbildung bei Laktatinfusionen. Es ist keineswegs so, daß erst durch den Metabolismus der Milchsäure Bikarbonat entstünde. Der Prozeß ist abhängig von der Diffusion der Milchsäure, die aus dem extrazellulären Raum H^+-Ionen aufgenommen hat (Laktat zu Milchsäure). Diese Milchsäure entfernt H^+-Ionen aus dem extrazellulären Raum. Das H^+-Ion, welches die Milchsäure entfernt, wird nun durch die Kohlensäure nachgeliefert, wodurch im zweiten Schritt Bikarbonat entsteht. Die praktische Bedeutung hinsichtlich der Therapie einer Azidose mit Laktat ist jedoch nicht groß. Da das Laktat nur in der Leber verstoffwechselt wird, d. h. in die Glukoneogenese eingeschleust wird, wäre es eine unnötige Belastung dieses Organs, in einem Zustand der Azidose noch Laktat infundieren zu wollen. Es ging ja lediglich um die Prinzipien der Entstehung einer Laktazidose und nicht um eine therapeutische Empfehlung.

Ein Anstieg des Laktats bei einer Azidose kommt nicht nur dadurch zustande, daß die hypoxische Zelle vermehrt Laktat produziert, sondern ist auch davon abhängig, in welchem Ausmaß die Leber mit dem erhöhten Laktatanfall fertig wird. Es gibt einen prognostischen Wert, der in der Größenordnung von 8 - 10 mmol Laktat/l liegt, oberhalb dessen man sehr häufig einen steilen Anstieg des Laktats beobachten kann. Er ist erklärbar dadurch, daß die Leber nun nicht mehr in der Lage ist, das Laktat zu verstoffwechseln, sondern im Gegenteil ebenfalls noch Laktat produziert.

Das Laktat wird der Ringer-Laktat-Lösung nicht wegen der Pufferwirkung zugeführt, sondern um den Chloridanteil der Lösung niedrig zu halten.

FRAGE:
Eignen sich Malat und Azetat als Puffersubstanzen, oder ist dem Bikarbonat unbedingt der Vorzug zu geben?

ANTWORT:
Die Laktatmengen liegen in einer Größenordnung von 20 - 25 mval/
l. Der therapeutische Nutzen und der therapeutische Einsatz liegen auf einer ganz anderen Ebene. Die Infusion von Ringer-Laktat führt keineswegs zu einer Verfälschung der Laktatbestimmung
im Blut. Die infundierten Mengen sind hierfür viel zu gering.
Ähnliche Überlegungen ergeben sich für Malat und Azetat: Es gibt
bessere Puffer. Die Stoffwechselwege dieser beiden Substanzen
sind verschieden. Das Malat wird im Zitratzyklus umgesetzt, wobei zusätzlich NADH entsteht, während das Laktat in erster Linie in die Glukoneogenese zur Neuproduktion von Glukose eingeht.
Das hat jedoch nichts zu tun mit der Eignung als Puffer. Dennoch werden in den industriell hergestellten Lösungen vorwiegend
Malat, Azetat und Laktat verwendet, da das technische Problem
der Haltbarkeit bikarbonathaltiger Lösungen noch nicht gelöst
ist.

FRAGE:
Welche Mengen an Natriumbikarbonat bzw. Tham dürfen bei Erwachsenen in Form einer Blindpufferung verabreicht werden, falls
eine Blutgasanalyse und Elektrolytbestimmungen nicht möglich
sind?

ANTWORT:
Die Praktiken bei der Blindpufferung haben sich in den letzten
Jahren entscheidend geändert. Die Untersuchungen von WEIL und
Mitarbeitern haben gezeigt, daß bei reanimierten Patienten, die
die damals üblichen Dosen von Natriumbikarbonat erhalten hatten,
die Serumosmolalität auf Werte bis zu 370 mosmol/l angestiegen
waren. Die Mortalität in der untersuchten Patientengruppe kor-
relierte eng mit der Höhe des gemessenen Wertes der Serumosmolalität. Der Schwellenwert lag hierbei bei etwa 350 mosmol/l
(10). Darauf basieren die Empfehlungen, bei jedem Herz-Kreislauf-Stillstand initial nicht mehr als 1 mval/kg KG Natriumbikarbonat bei Erwachsenen zu infundieren. Im weiteren Verlauf
kann alle 10 min die Hälfte der initial verabreichten Dosis bei
anhaltendem Herz-Kreislauf-Stillstand appliziert werden. Selbstverständlich müssen hierbei effektive Wiederbelebungsmaßnahmen
durchgeführt werden. Unabhängig davon ist anzustreben, so schnell
wie möglich Blutgaskontrollen durchzuführen, da die empfohlene
Blindpufferung keine Garantie für die effektive Korrektur der
metabolischen Situation darstellt.

Für das Neugeborene ist unter Berücksichtigung der anderen Flüs-
sigkeitsverteilungsräume eine Dosierung von 2 mval/kg KG zu empfehlen.

Aufgrund der neueren Befunde über die Gefahren einer iatrogenen
metabolischen Alkalose muß die Blindpufferung auch bei Vorliegen
eines Schockzustandes neu überlegt werden. Sie sollte keinesfalls unbegrenzt und in den bisher üblichen Mengen bis 250 mval
Natriumbikarbonat erfolgen. Wesentlich wichtiger sind alle Maßnahmen, die zu einer Normalisierung der Perfusion beitragen. Jede Natriumbikarbonatpufferung setzt eine adäquate Ventilation
bzw. Beatmung voraus.

FRAGE:
Soll im Rahmen der kardialen Wiederbelebung statt Natriumbikarbonat Kaliumbikarbonat verwendet werden?

ANTWORT:
Aus internistischer Sicht ergibt sich hierfür keine Indikation. Beide Anteile, sowohl Kalium als auch Bikarbonat, stellen sehr differente Pharmaka dar, deren Applikation in jedem Falle einzeln und gezielt erfolgen sollte. Entschließt man sich zu einer Puffertherapie, erfordert dies Mengen, die als Kaliumbikarbonat nicht zuführbar sind. Es sollte daher weder in Routinelösungen noch bei Einzelinjektionen kombiniert angewendet werden.

FRAGE:
Welche Indikationen und Kontraindikationen ergeben sich für Natriumbikarbonat, welche für Tham?

ANTWORT:
Es gibt Untersuchungen, wonach die Korrektur der metabolischen Azidose nach der Applikation von Natriumbikarbonat länger anhalten soll als nach Infusion von Tham und daß durch die Natriumbikarbonatinfusion ein gleichzeitig bestehendes Natriumdefizit mitbehandelt werden kann (7). Als Kompromiß bietet sich an: Für jede Sofortkorrektur einer Azidose wird Natriumbikarbonat verwendet, für alle anderen Fälle kann sowohl Natriumbikarbonat als auch Tham verwendet werden.

Als Kontraindikationen für beide Substanzen müssen die Fälle gelten, in denen die Volumenbelastung durch die Substanz vom Patienten nicht vertragen wird. Wird bei diesen Patienten eine Azidosebehandlung unumgänglich, so ist die einzige Möglichkeit die gleichzeitige Dialyse. In den meisten notfallmedizinischen Büchern wird die Blindpufferung mit Natriumbikarbonat bei Auftreten eines Schocks bei Herzinfarkt empfohlen. Der Nutzen der Blindpufferung bei Herzinfarkt ist allerdings nirgends nachgewiesen.

FRAGE:
Gibt es Empfehlungen, wann bei der notwendigen Korrektur von Alkalosen chloridhaltige Infusionslösungen, Argininhydrochlorid oder Salzsäure Verwendung finden sollen?

ANTWORT:
In den meisten Fällen ist die Infusion einer Natriumchloridlösung ausreichend. Eine weitergehende Therapie kann durch Infusion von Argininhydrochlorid erreicht werden. Auf die Gabe von Lysinhydrochlorid sollte in jedem Falle verzichtet werden. In Extremfällen kann mit 0,1 N Salzsäureinfusion (1/10 normal) behandelt werden (z. B. 100 ml 1 N HCl in 900 ml 5%iger Glukose = 1/10 N Salzsäure).

Bei der Therapie von schweren Alkalosen, z. B. bei Vorliegen
von Pylorusstenosen, ist die gleichzeitige Substitution von
Kalium unbedingt notwendig, da nur so eine ausreichende und
erfolgreiche Therapie der Alkalose erzielt werden kann. Dabei
sollte allerdings beachtet werden, daß es sich bei Verlusten
über den Magenschlauch nicht unbedingt immer um Magensaft handeln muß, sondern um Verluste aus dem Dünndarm. Hierbei kommt
es jedoch zu ganz anders gearteten Defiziten. Bei jeder Korrekturtherapie müssen daher die Ionenkonzentrationen der abgelei-
teten Flüssigkeiten täglich bestimmt werden, um differenzieren
zu können, ob es sich z. B. um Magensaft, Dünndarm- oder kombinierte Sekrete handelt.

FRAGE:
Eine arterielle Punktion zur Gewinnung einer Blutgasanalyse
stellt einen relativ großen Eingriff dar. Ist die im Verhältnis dazu einfache Methode der Kapillarblutgewinnung zur Beurteilung des Säuren-Basen-Haushaltes ausreichend?

ANTWORT:
Vergleichende Untersuchungen haben ergeben, daß kapillär und
arteriell gewonnene Blutproben vergleichbare Werte liefern, solange ein normaler Kreislauf vorliegt. Dies trifft jedoch nicht
mehr zu bei Vorliegen einer Kreislaufinsuffizienz. Die logische
Konsequenz daraus ist, daß die kapilläre Blutentnahme bei ungestörten Kreislaufverhältnissen ausreicht, eine eingeschränkte
periphere Zirkulation jedoch eine arterielle Punktion notwendig
macht.

Eine mögliche Alternative gegenüber der wiederholten arteriellen Punktion stellt die Blutentnahme aus dem zentralvenösen System dar. Selbstverständlich werden hier die Werte keinen Hinweis auf eine ausreichende Oxygenierung erlauben, jedoch eine
Beurteilung der metabolischen Situation gestatten.

Besonders wichtig bei kapillärer Blutentnahme ist die richtige
Abnahmetechnik: Die gewonnenen Werte sind nur dann verwertbar,
wenn die Blutproben ohne Drücken und Pressen des Gewebes gewonnen werden.

FRAGE:
Wie werden Korrekturen im Säuren-Basen-Haushalt bei Vorliegen
einer Nieren- und Herzinsuffizienz durchgeführt?

ANTWORT:
Die Azidose der chronischen Niereninsuffizienz gilt als chronisch entstandene metabolische Azidose, sie wird korrigiert,
wenn der pH-Wert im arteriellen Blut unter 7,20 liegt. Die Korrektur erfolgt auf pH-Werte zwischen 7,30 und 7,35. Die Azidose
des akuten Nierenversagens wird als akut entstandene metabolische Azidose aufgefaßt und wird dann korrigiert, wenn der pH-
Wert unter 7,30 sinkt; die metabolische Azidose bei Herzinsuf-

fizienz wird als akute metabolische Azidose aufgefaßt und wird
korrigiert, wenn der pH-Wert unter 7,30 liegt. Auch hier erfolgt die Korrektur auf einen pH-Wert zwischen 7,30 und 7,35,
soweit es die Volumenverhältnisse zulassen.

Der Ausgleich einer chronisch entstandenen metabolischen Azidose z. B. bei Niereninsuffizienz gestaltet sich ungemein schwierig, da weder die auslösende Ursache korrigierbar ist, noch die
üblicherweise vorhandenen Kompensationsmechanismen dem Organismus zur Verfügung stehen. Deshalb wird ein Azidoseausgleich immer nur eine zeitlich limitierte Maßnahme darstellen können.
Sie wird daher nur in solchen Fällen durchzuführen sein, wo eine zusätzliche Noxe zu einer akuten weiteren Verschiebung des
chronisch gestörten Säuren-Basen-Haushaltes geführt hat.

Mit den zur Zeit gegebenen Möglichkeiten ist ein sicherer Ausgleich einer chronischen metabolischen Azidose über einen längeren Zeitraum nicht möglich. Es läßt sich daher auch nicht beurteilen, inwieweit die negativen Auswirkungen dieser chronischen Azidose bei entsprechender Therapie vermieden werden könnten.

FRAGE:
Was ist von Befunden zu halten, wonach eine leichte Azidose Extrasystolen unterdrücken soll? Das würde doch bedeuten, daß
eine metabolische Azidose bei Vorliegen eines Herzinfarktes in
keinem Fall voll ausgeglichen werden sollte.

ANTWORT:
Diese Aussage geht auf Untersuchungen von WEIL und Mitarbeitern
zurück (18), die schon vor mehreren Jahren eine verminderte Wirkung der Katecholamine bei Vorliegen einer Azidose festgestellt
haben. Diese Aussage wurde bisher immer negativ gesehen im Hinblick auf eine Anhebung des Blutdruckes. Im Hinblick auf die
mögliche Auslösung von Arrhythmien durch Katecholamine ist die
Suppression jedoch durchaus erwünscht. ANDERSON (1) sowie PIL-
CHER (15) überprüften diese experimentell gewonnenen Ergebnisse
bei Infarktpatienten. Sie verglichen pH-Wertveränderungen mit
der Häufigkeit und Art von Arrhythmien. Sie konnten jedoch keine Zusammenhänge finden. Es konnte also nicht nachgewiesen werden, daß pH-Verschiebungen nach der einen oder anderen Richtung
zu einer Häufung von Arrhythmien geführt hätten.

Experimentell weiß man, daß bei einer metabolischen Azidose ohne Elektrolytveränderungen die Flimmerschwelle des Herzens erniedrigt wird, bei Alkalose dagegen erhöht ist. Es ist aus der
Klinik bekannt, daß bei Vorliegen einer Alkalose die Tendenz
zur Hypokaliämie besteht, damit müssen wir auch rechnen, wenn
im Notfall zuviel Natriumbikarbonat infundiert wird. Diese Hypokaliämie muß als Verteilungshypokaliämie angesehen werden. Genau umgekehrt ist es bei Vorliegen einer Azidose, hier müssen
wir eher mit einer Hyperkaliämie rechnen. Dieser Umstand ist es
mit großer Wahrscheinlichkeit, der den Patienten vor Rhythmusstörungen schützt.

FRAGE:
Hat die Verschiebung der Sauerstoffdissoziationskurve bei Vorliegen einer Azidose nach rechts eine klinische Bedeutung?

ANTWORT:
Bei einer stärkeren Verschiebung der Dissoziationskurve nach rechts wird zwar die Sauerstoffabgabe an das Gewebe erleichtert. Dabei sollte jedoch bedacht werden, daß aber gleichzeitig auch eine Einschränkung der Sauerstoffaufnahme in den Lungenkapillaren resultiert. Normalerweise wird nämlich die Sauerstoffaufnahme in der Lunge durch die Abgabe des CO_2 und die damit verbundene Alkalisierung des Blutes begünstigt. Bleibt diese pH-Verschiebung im Sinne einer Alkalisierung jedoch aus, kann daraus eine Verminderung der Sauerstoffaufnahme des Hämoglobins resultieren. Bezogen auf die Sauerstoffdissoziationskurve kann also die Aufrechterhaltung einer Azidose nicht als unproblematisch bezeichnet werden.

FRAGE:
Gilt die hier mehrfach angesprochene Zurückhaltung in der Behandlung einer metabolischen Azidose nur bei Erwachsenen oder muß sie auch bei der Neugeborenenreanimation berücksichtigt werden?

ANTWORT:
Auch im Bereich der Neugeborenenreanimation zeichnet sich eine Tendenz zur Zurückhaltung bei der Pufferung metabolischer Azidosen ab. Es muß jedoch betont werden, daß nicht die Pufferung als solche abzulehnen ist, sondern daß die Reihenfolge der therapeutischen Maßnahmen beachtet werden muß. Vor einer Therapie mit alkalisierenden Substanzen muß immer zunächst eine ausreichende Ventilation sichergestellt werden. Anschließend muß die Frage einer Volumensubstitution geprüft werden, erst dann wird aufgrund einer Säuren-Basen-Diagnostik eine gezielte Pufferung erfolgen. Diese Reihenfolge der therapeutischen Maßnahmen war in den letzten Jahren etwas in Vergessenheit geraten und muß daher besonders betont werden. Wegen der Gefahr eines hyperosmolaren Komas sollte auch bei den Neugeborenen Zurückhaltung mit der Blindpufferung mit hyperosmolaren Lösungen geübt werden.

FRAGE:
Darf Kalium bereits intraoperativ zugeführt werden? Welches Vorgehen ist zu empfehlen, wenn z. B. bei einem Ileus bereits präoperativ ein Kaliumdefizit besteht? Ist die früher übliche Zurückhaltung gegenüber einer postoperativen oder posttraumatischen Kaliumzufuhr heute noch berechtigt?

ANTWORT:
Eine bereits präoperativ bestehende Hypokaliämie sollte, wo immer möglich, bereits präoperativ ausgeglichen werden. Die Frage,

ob intraoperativ kaliumhaltige Lösungen gegeben werden können
und sollen, läßt sich heute, da entsprechende Bilanzuntersuchungen noch fehlen, noch nicht endgültig beantworten.

Aus eigenen Bilanzuntersuchungen wissen wir, daß unter der Voraussetzung einer ausreichenden Volumenzufuhr (Kolloide, Wasser
und Elektrolyte) und einer ungestörten Nierenfunktion Kalium-
konzentrationen bis ca. 20 mval/l in den intraoperativ verwendeten Infusionslösungen keine Hyperkaliämie bewirken ($\underline{4}$). Beim
heutigen Stand unseres Wissens sollte empfohlen werden:

1. Bei präoperativ nachgewiesenem Kaliumdefizit und ausreichender Nierenfunktion sollte die Korrektur durch Zufuhr zumindest eingeleitet werden und intraoperativ fortgesetzt werden.

2. Bei ausgeglichenem Kaliumbestand kann auf eine intraoperative Kaliumzufuhr verzichtet werden.

3. Postoperativ und posttraumatisch soll bei erhaltener Nierenfunktion mit der Kaliumsubstitution in einer Dosierung von
   50 - 60 mval/Tag sofort begonnen werden. In Zweifelsfällen
   kann die Nierenfunktion der ersten 24 h abgewartet werden.
   In diesen Fällen sollte unbedingt der Serumkaliumspiegel kontrolliert werden.

4. Nach großen Eingriffen mit hoher Zufuhr von Vollblut sowie
   ausgedehnten Traumen (z. B. Verbrennungen) besteht häufig
   die Gefahr der Hypokaliämie, die sich vom zweiten postoperativen bzw. posttraumatischen Tag an nachweisen läßt und mit
   den üblichen Infusionslösungen nicht ausgeglichen werden
   kann. Eine gesonderte Kaliumzufuhr ist speziell in den Fällen notwendig, bei denen gleichzeitig eine parenterale Ernährung begonnen wird.

Wegen der noch nicht endgültig ausdiskutierten Frage einer intraoperativen Hyperkaliämie durch Gewebszerstörung oder nach
Verwendung von depolarisierenden Muskelrelaxanzien sollte bei
Patienten mit normalem Kaliumwert auf eine intraoperative Kaliumsubstitution weitgehend verzichtet werden. Bei länger dauernden Eingriffen kann eine Kaliumsubstitution erfolgen, wenn eine
Kontrolle des Serumkaliums einen zu niedrigen Wert ergibt.

Intraoperativ wird eine Kaliumzufuhr die Ausnahme sein und sehr
vorsichtig und unter sorgfältiger EKG-Kontrolle erfolgen, in
der Regel nicht mehr als 20 mval/h.

FRAGE:
Gibt es spezifische EKG-Veränderungen, die auf eine Hypokaliämie hinweisen?

ANTWORT:
Die sicherste Methode, eine Hypokaliämie zu erfassen, wird weiterhin die Bestimmung des Serumkaliumwertes sein. Elektrokardio-

grafische Veränderungen sind erst bei sehr niedrigen Kaliumwerten zuverlässig zu verwerten.

Patienten mit vorbestehenden Leitungsstörungen (AV-Block I. Grades, bifaszikulärer Block) sind besonders gefährdet hinsichtlich einer Hyperkaliämie. Die hohe Kaliumkonzentration verzögert die Leitung noch weiter. Aufgrund des vorliegenden pathologischen EKG kann daher mit bestimmten Störungen gerechnet werden, wenn Änderungen des Serumkaliumwertes auftreten. Besonders in Fällen von pathologisch verändertem Elektrokardiogramm, vor allem nach Herzinfarkt mit lokal umschriebenen Ischämien, kommen andere Probleme der Toleranz und der Entstehung von Rhythmusstörungen hinzu.

FRAGE:
Welche Bedeutung hat die Bestimmung des intrazellulären Kaliums und welche Verfahren eignen sich dafür?

ANTWORT:
Zur Bestimmung des intrazellulären Kaliums bietet sich der Erythrozyt an. Als Verfahren scheint die Hämolyse durch Äther besonders günstig zu sein. Durch Abrauchen des Äthers wird eine Verfälschung der Resultate durch Restbestände der zugegebenen Flüssigkeit vermieden. Der Wert der Erythrozytenanalyse besteht darin, daß auch bei normalen Plasmakaliumwerten Anhaltspunkte dafür zu gewinnen sind, ob eine echte Bilanzstörung vorhanden ist. Es ist bekannt, daß die Zellen intraoperativ Kalium verlieren. Postoperativ normalisiert sich der Kaliumgehalt der Zelle wieder. In manchen Fällen kann die Bestimmung des intrazellulären Kaliums eine Zusatzinformation über die Effizienz der durchgeführten Maßnahmen liefern.

Wegen der verbleibenden Ungewißheit in bezug auf Aussagekraft (Ist der Erythrozyt ein Repräsentant für die restlichen Körperzellen?) und des mit der Bestimmung verbundenen Aufwands eignet sich das Prozedere jedoch nicht als klinische Routinemaßnahme.

FRAGE:
Welche Maximalwerte werden für den zentralvenösen Druck bei der Flüssigkeitssubstitution zugrundegelegt?

ANTWORT:
Wenn man die Flüssigkeitssubstitution, d. h. die Korrektur des Volumens der Extrazellulärflüssigkeit, über den zentralen Venendruck steuern will, muß man sich darüber im klaren sein, daß eine Voraussetzung erfüllt sein muß: Das Blutvolumen muß tatsächlich den gesamten extrazellulären Raum repräsentieren. Veränderungen des Blutvolumens müssen sich also gleich verhalten wie Veränderungen des gesamten extrazellulären Volumens. Diese Voraussetzung ist z. B. bei Hypoproteinämien gestört.

Unter Berücksichtigung dieser Voraussetzung sollte man in bezug auf die Flüssigkeitssubstitution nicht von einem Maximalwert des zentralvenösen Druckes sprechen, sondern von einem optimalen Wert. Es hat sich gezeigt, daß die Flüssigkeitssubstitution in der Regel dann optimal ist, wenn der zentrale Venendruck bei Werten zwischen 4 und 6 cm H_2O liegt.

Betrachtet man eine besondere Form der Flüssigkeitsstörung, den hypovolämischen Schock, so muß beachtet werden, daß hier die Beziehung zwischen zentralvenösem Druck und Blutvolumen gestört ist. Der Ausgangswert des ZVD im Schock korreliert nicht mit der Größe des zirkulierenden Blutvolumens, in diesem Fall kann man also einen Ausgangswert oder Einzelwert nicht als repräsentativen Wert für das Verhalten des Blutvolumens nehmen. Änderungen des ZVD unter Volumensubstitution erlauben dagegen durchaus Aussagen über die Effektivität der eingeleiteten Therapie. Verwenden wir den ZVD während einer Flüssigkeitssubstitution im hypovolämischen Schock als Überwachungsparameter, so liegt der maximale Wert in diesen Fällen bei ungefähr 12 cm H_2O. In protrahierten Schockzuständen kann eine Flüssigkeitszufuhr bis zu einer Erhöhung des ZVD auf Werte um 15 cm eventuell noch zu einer Besserung des klinischen Zustandes führen. Hier muß jedoch die Gefahr des Lungenödems besonders beachtet werden.

FRAGE:
Welche Relevanz haben die Osmolalitätswerte im Serum und Urin?

ANTWORT:
Die Osmolalität (gemessen in mosmol/kg Wasser) stellt ein Maß dar für die Gesamtzahl aller in der Lösung befindlichen osmotisch wirksamen Teilchen. Störungen der Osmolalität werden prinzipiell durch Veränderungen der Zufuhr von freiem Wasser korrigiert, und zwar nach Maßgabe des Serumnatriumwertes. So besteht die Behandlung des Wasserdefizits (gekennzeichnet durch Hyperosmolalität bzw. Hypernatriämie) in der Zulage von freiem Wasser (z. B. als elektrolytfreie Kohlenhydratlösung) solange, bis sich das Serumnatrium normalisiert. Umgekehrt ist bei Hyponatriämie bzw. Hypoosmolalität die Zufuhr von freiem Wasser solange einzuschränken, bis sich das Serumnatrium normalisiert. Bei parenteraler Flüssigkeitszufuhr wird der im Erhaltungsbedarf enthaltene Anteil an freiem Wasser reduziert und die notwendigen Elektrolyte in isotoner Konzentration zugeführt.

Die Messung der Urinosmolalität stellt einen guten Parameter dar für die Leistungsfähigkeit der Niere. Wird z. B. ein geringes Urinvolumen ausgeschieden, deutet eine hohe Osmolalität im Urin darauf hin, daß die Nierenfunktion intakt ist.

FRAGE:
Ist bei der Durchführung von Massentransfusionen generell mit einer Hyperkaliämie und einer Azidose zu rechnen, müssen - bezogen auf die verabreichten Bluteinheiten - kontinuierliche Korrekturen erfolgen?

ANTWORT:
Bei der Verwendung von Frischblutkonserven ist eine Korrektur nicht erforderlich. Bei älteren Konserven und bei Massentransfusionen erscheint die Kontrolle des Serumkaliums und des Säuren-Basen-Haushaltes angezeigt. Speziell bei der Verwendung von gewaschenen Erythrozyten muß mit einer höheren Hämolyserate gerechnet werden, eine Kontrolle des Serumkaliumwertes ist daher notwendig.

Bei Zimmertemperatur geben die Erythrozyten Kalium ab, infundiert man dieses Blut, flutet also relativ viel Kalium an. Bei Massentransfusionen empfiehlt sich daher das Anwärmen der Blutkonserven vor der Transfusion. Die Empfehlung, pro Konserve eine bestimmte Menge alkalisierender Substanzen zu applizieren, kann heute nicht mehr aufrechterhalten werden. Eine entsprechende Therapie muß sich nach den Ergebnissen von Blutgasanalysen richten und sollte nicht blind nach der Zahl der Konserven erfolgen.

FRAGE:
Welche Bedeutung hat der Natriumgehalt der Albuminlösungen?

ANTWORT:
Eine Überprüfung des Natriumgehaltes der üblicherweise verwendeten Albuminlösungen ergab, daß die Natriumkonzentration bei 150 - 160 mval/l liegt. Dieser Natriumgehalt muß bekannt sein, wenn größere Mengen von Albumin zugeführt werden. Es gibt Albuminlösungen mit einem wesentlich niedrigeren Natriumgehalt (30 mval/l), die bei Hypernatriämien eingesetzt werden können.

FRAGE:
Hat die Mitverwertung der Berechnungen über das mittlere zelluläre Volumen (MCV) und die mittlere zelluläre Hämoglobinkonzentration (MCHC) für die Beurteilung der Gesamtsituation eine wesentliche Bedeutung?

ANTWORT:
Der klinisch-praktische Wert dieser Größen für eine Analyse der Situation ist in bezug auf das Infusionsregime gering. Natürlich ist es ein zusätzlicher Hinweis auf den Hydrationszustand der Erythrozyten. In Zusammenhang mit der Frage der Verformbarkeit der Erythrozyten können diese Werte durchaus Bedeutung erlangen.

FRAGE:
Falls bei einer Oligurie Osmodiuretika zur Anwendung kommen, soll in diesen Fällen grundsätzlich vorher ein "Lösungsmittel" infundiert werden, um eine prärenale Insuffizienz auszugleichen?

ANTWORT:
Eine osmotische Diurese als Behandlung einer Oligurie sollte -
wenn sie bei den heutigen potenten Diuretika überhaupt noch nötig ist - nur dann versucht werden, wenn
a) das extrazelluläre Volumen sicher adäquat ist,
b) eine chronische Niereninsuffizienz ausgeschlossen ist und
c) keine Kreislaufdekompensation unter durch das Osmodiuretikum
   ausgelösten Volumenbelastung droht.
Sind diese Voraussetzungen erfüllt, dann erübrigt sich auch die
vorausgehende Infusion eines "Lösungsmittels".

FRAGE:
Wie soll die Wasser- und Elektrolytsubstitution beim Hirnödem
und einer gleichzeitig durchgeführten entwässernden Therapie erfolgen?

ANTWORT:
Hierbei sind mehrere Gesichtspunkte zu beachten: Früher wurde
die Gabe von Diuretika vermieden; es ist heute jedoch bekannt,
daß die Kombination von Dexamethason mit einem Diuretikum, z. B.
Furosemid (Lasix[R]) oder Etacrynsäure (Hydromedin[R]), die anti-
ödematöse Wirkung verbessert. Die beiden erwähnten Diuretika
scheinen neben der renalen Wirkung auch einen zerebralen Angriffspunkt zu haben. Offenbar können sie durch eine spezifische Wirkung am Plexus chorioideus die Liquorproduktion um 40 -
70 % drosseln (16). Dies führt zu einer mäßigen Abnahme des intrakraniellen Druckes und - nachdem der hydrostatische Druck
im ödematösen Gewebe etwas höher ist - erleichtert damit den
Abfluß von Ödemflüssigkeit in den Liquor. Im Computertomogramm
läßt sich zeigen, daß sich die vorher durch das Ödem komprimier-
ten Ventrikel wieder öffnen können, gleichzeitig nimmt das Ödem
ab. Die Indikation für die Diuretika stellt sich in diesen Fällen also wegen der zerebralen und nicht wegen der renalen Wirkung.

Bei Patienten mit einem Hirnödem erscheint eine gewisse Zurückhaltung im Hinblick auf die Infusionsmenge angezeigt. Patienten
mit einem vorgeschädigten Gehirn sind zweifellos empfindlicher
gegenüber einer Flüssigkeitsbelastung als gesunde Patienten.
Aus der Sicht des Neurochirurgen sollte daher das Infusionsregime so gehalten werden, daß sich eher eine leichte negative
Flüssigkeitsbilanz ergibt, die aber beim Erwachsenen insgesamt
2 l nicht überschreiten soll. Dies kann erreicht werden, wenn
über drei bis fünf Tage eine negative Flüssigkeitsbilanz von
je 300 - 500 ml eingehalten wird.

Bei gleichzeitiger Verwendung von Diuretika oder hypertonen Lösungen muß die Bilanzierung besonders sorgfältig durchgeführt
werden. Es besteht die Gefahr, daß ein Patient aufgrund einer
unzureichenden Bilanzierung (Nichtberücksichtigung von Flüssig-
keitverlust über Schweiß, Magensaft, erhöhte Temperatur) in eine zunehmende Dehydration hineinkommt.

Dieser Zustand wird sehr rasch zu einer Funktionseinschränkung

anderer Organe führen und somit sekundär die zerebrale Funktion
ebenfalls wieder verschlechtern.

Bei der Verwendung von Osmotherapeutika ist besonders auf die
sorgfältige Bilanzierung des Kaliums zu achten. Neben den renalen Verlusten muß berücksichtigt werden, daß z. B. der Sorbit
im Organismus unter Kaliumverbrauch verstoffwechselt wird. Die
Empfehlung, eine negative Flüssigkeitsbilanz bei Schädel-Hirn-
Traumatisierten einzuhalten, kann daher nicht uneingeschränkt
befürwortet werden. Sie setzt eine sehr sorgfältige Bilanzierung des Wasser- und Elektrolythaushaltes voraus.

FRAGE:
Welche Indikationen ergeben sich für die Dopaminanwendung bezogen auf die Niere?

ANTWORT:
Dopamin stellt sicherlich einen großen Schritt vorwärts dar in
der Behandlung des Kreislaufschocks. In diesem Zusammenhang gesehen kann die Anwendung von Dopamin durchaus den Übergang von
funktionellem zu organischem Nierenversagen verhindern oder ver-
zögern.

Die Steigerung der Durchblutung der Niere mit der Folge einer
gesteigerten Glomerulumfiltration hat zu dem Versuch geführt,
durch eine forcierte Diurese zu einer beschleunigten Ausscheidung von Giftstoffen zu kommen. Die Ergebnisse müssen jedoch
zur Zeit noch als widersprüchlich bezeichnet werden. Keinesfalls sollte versucht werden, mit Dopamin andere bewährte The-
rapieschemata ersetzen zu wollen. Hier ist sowohl der Einsatz
von Diuretika zu nennen als auch die weiterhin notwendige ausreichende Digitalisierung.

Dopamin kann als positiv inotrop wirkendes Diuretikum bezeichnet werden. Das Medikament vermag dadurch z. B. im kardiogenen
Schock die Herzkraft zu steigern und erhöht die Diurese. Besonders wird darauf hingewiesen, daß die Dosierung des Dopamin in
einem Bereich zwischen 180 bis maximal 300 ug/min liegen sollte, da eine weitere Dosissteigerung zu unerwünschten Nebenwirkungen führt.

FRAGE:
Haben die in dem Beitrag REULEN angegebenen hohen Dosen Dexamethason auch Gültigkeit für Betamethason oder die anderen Glu-
kokortikoide? Muß bei der Applikation dieser extrem hohen Dosen
nicht mit einem Rebound-Effekt gerechnet werden, analog der osmotischen Therapie? Sind Komplikationen dieser Therapie bzw.
Auswirkungen auf den Stoffwechsel bekannt?

ANTWORT:
Bisher liegt keine vergleichende klinische Untersuchung über
die Wirksamkeit der verschiedenen Steroide beim Hirnödem vor.

Eine Aussage über die Wirksamkeit anderer Steroide ist daher
nicht möglich.

Mit einem Rebound-Effekt muß bei dieser Therapie nicht gerechnet werden, da der Wirkungsmechanismus völlig anders ist als
bei der osmotischen Therapie.

Eine an der Mainzer Neurochirurgischen Klinik durchgeführte
Doppelblindstudie (5) zeigte, im Einklang mit einer offenen
Untersuchung aus der Neurochirurgischen Klinik Essen, daß bei
schweren Schädel-Hirn-Traumen die z. B. beim Ödem bei Hirntumoren übliche Therapie mit 16 mg Dexamethason/die keine sichere Wirkung besitzt. Mit einer hohen Dosis (initial 50 - 100 mg,
dann 2stündlich 8 mg für 6 bis 8 Tage) kann jedoch die Mortalität dieser kritisch kranken Patienten signifikant gesenkt werden. Sehr wichtig ist allerdings, daß die Initialdosis möglichst
rasch nach dem Trauma appliziert wird. Unsere Studie zeigt eindeutig, daß der Effekt des Medikamentes geringer war, wenn die
Applikation der Initialdosis später als 6 h nach dem Trauma ein-
setzte.

Damit stellt sich für die klinische Praxis die Frage, ob möglichst sofort nach dem Trauma Dexamethason verabreicht werden
soll. Um die Fälle mit kurz dauernder Bewußtlosigkeit und leichten Schädel-Hirn-Traumen (Commotio cerebri) von einer unnötigen
Dexamethasontherapie auszuschließen, sollte man bei unklaren
Fällen bis zu 1 h nach dem Trauma zuwarten. Bis dahin sollte
eine Abklärung über den Schweregrad der Hirnschädigung möglich
sein. Das Kriterium für den Beginn der Behandlung sollte die
schwere Hirnschädigung und die tiefe Bewußtlosigkeit sein.

Tabelle 1. Häufigkeit der Komplikationen bei der Plazebogruppe
und der Dexamethasongruppe

Komplikationen	Plazebo		Dexamethason	
Diabetes bis 200 mg%	11	(39 %)	38	(57 %)
>200 mg%	6	(21 %)	11	(16 %)
>400 mg%	1	(4 %)	2	(3 %)
Gastrointestinale Blutung	1	(4 %)	6	(9 %)
Pneumonie	6	(21 %)	9	(13 %)
Zystitis	O		12	(18 %)
Wundinfektion	1	(4 %)	6	(9 %)
Meningitis	O		4	(6 %)

Die von uns beobachteten Komplikationen sind in der Tabelle 1
aufgeführt. Da manche Patienten gleichzeitig mehrere Komplikationen erlitten, stimmt die Anzahl der Komplikationen nicht mit
der Anzahl der Patienten überein. Eine mäßige Hyperglykämie ent-
wickelten mehrere Patienten in der Steroidgruppe, während eine

schwere Hyperglykämie nicht gehäuft auftrat. Gewöhnlich bildete
sich diese Störung nach Absetzen des Steroids spontan zurück.
Gastrointestinale Blutungen wurden bei der hohen Dosis trotz
Gabe von Antazida häufiger beobachtet. Ein Patient in der Steroidgruppe starb nach einer Meningitis bzw. Hirnabszeß. Bei Betrachtung dieser Komplikation muß aber berücksichtigt werden, daß in
der "Plazebogruppe" viele Patienten in den ersten Tagen verstar-
ben, d. h. bevor eine Komplikation auftreten konnte, so daß die
Ergebnisse nur bedingt vergleichbar sind. Zum anderen steht diesen Komplikationen die Senkung der Mortalität gegenüber.

FRAGE:
Ergeben sich aus den genannten Therapievorschlägen auch Änderungen im Therapieschema bei Hirnödem nach Reanimation?

ANTWORT:
Beim Hirnödem nach einem Herzstillstand liegen völlig andere
Verhältnisse vor als beim traumatischen Ödem. Einmal liegt hier
ein intrazelluläres Ödem mit extra-/intrazellulärer Verteilungsstörung vor, zum anderen bestimmt die ischämische Schädigung
des Neurons die Prognose stärker als das Ödem. Leider existiert
hierfür kein spezifisches Therapieschema, auch Dexamethason hat
hier unseres Erachtens keine sichere Verbesserung der Erfolgs-
chancen gebracht. Auch der intrazerebrale Druck ist bei diesen
Patienten häufig nicht so stark erhöht wie beim Schädel-Hirn-
Trauma. Die gemessenen Werte erfordern meistens noch nicht einmal eine entwässernde Therapie.

Literatur

1. ANDERSON, R.: The relation between metabolic acidosis and
   cardiac arrhythmias in acute myocardial infarction. Amer.
   Heart J. 76, 1 (1968).

2. DAVISON, J. S., DAVISON, M. C., HAY, D. M.: Gastric emptying
   time in late pregnancy and labour. J. Obstet. Gynaecol. brit.
   Emp. 77, 37 (1970).

3. DICK, W., JONATHA, W.-D., MILEWSKI, P., TRAUB, E.: Untersuchungen zum materno-fetalen Gasaustausch während der Schlafgeburt mit kontrollierter Beatmung. In: Perinatale Medizin
   (eds. J. W. DUDENHAUSEN, E. SALING), Bd. IV, p. 273. Stuttgart: Thieme-Verlag 1973.

4. DÖLP, R., AHNEFELD, F. W., MILEWSKI, P.: Elektrolytveränderungen im Rahmen der postoperativen Infusionstherapie und
   parenteralen Ernährung. Z. Ernährungswiss. 14, 315 (1975).

5. FAUPEL, G., REULEN, H. J., MÜLLER, D., SCHÜRMANN, K.: Double-
   blind-study on the effects of steroids on severe closed head
   injury. In: Dynamics of Brain Edema (eds. H. M. PAPPIUS, W.
   FEINDEL), p. 337. Berlin-Heidelberg-New York: Springer 1976.

6. HUCH, A., HUCH, R., LINDMARK, G., ROOTH, G.: Maternal hypoxaemia after pethidine. J. Obstet. Gynaecol. brit. Emp. 81, 608 (1974).

7. JAMES, L. S.: Pathophysiology of birth asphyxia and resuscitation. In: The Body Fluids in Pediatrics (ed. R. W. WINTERS), p. 215. Boston: Little, Brown and Comp. 1973.

8. KYANK, H., SOMMER, K. H., SCHWARZ, R.: Lehrbuch der Geburtshilfe, p. 42. Leipzig: Thieme-Verlag 1976.

9. LEHMANN, V.: Veränderungen der Lungendiffusionskapazität als mögliche Ursache der Hyperventilation in der Schwangerschaft. In: Perinatale Medizin (eds. J. W. DUDENHAUSEN, E. SALING), Bd. V, p. 140. Stuttgart: Thieme-Verlag 1974.

10. MATTAR, J. A., WEIL, M. H., SHUBIN, H., STEIN, L.: Cardiac arrest in the critically ill. Amer. J. Med. 56, 162 (1974).

11. MAZZARA, J. T., AYRES, S. M., GACE, W. J.: Extreme hypocapnia in the critically ill patient. Amer. J. Med. 56, 450 (1974).

12. MILEWSKI, P.: Metabolische Wirkungen parenteral zugeführter Kohlenhydrate bei Mutter und Fetus und ihre Bedeutung für die Infusionstherapie im Bereich der Geburtsmedizin. Habilitationsschrift, Ulm 1976.

13. MILLER, F. C., PETRIE, R. H., ARCE, J. J., PAUL, R. H., HON, E. H.: Hyperventilation during labor. Amer. J. Obstet. Gynec. 120, 489 (1974).

14. PARRY, E., SHIELDS, R., TURNBULL, A. C.: Transit time in the small intestine in pregnancy. J. Obstet. Gynaecol. brit. Emp. 77, 900 (1970).

15. PILCHER, J., NAGLE, R. E.: Acid-base imbalance and arrhythmias after myocardial infarction. Brit. Heart J. 33, 526 (1971).

16. POLLAY, M.: Formation of cerebrospinal fluid. Relation of studies of isolated choroid plexus to the standing gradient hypothesis. J. Neurosurg. 42, 665 (1975).

17. THALME, B.: Electrolyte and acid-base balance in fetus and mother. In: Metabolism of the Newborn (eds. G. JOPPICH, H. WOLF), p. 28. Stuttgart: Hippokrates-Verlag 1970.

18. WEIL, M. H., HOULE, D. B., BROWN, E. B., CAMPBELL, G. S., HEATH, Ch.: Influence of acidosis on the effectiveness of vasopressor agents. Circulation 16, 949 (1957).

19. WILSON, R. F., GILSON, D., PERCINEL, A. K., ALI, M. A., BAKER, G., LeBLANC, L. P., LUCAS, C.: Severe alcalosis in critically ill surgical patients. Arch. Surg. 105, 197 (1972).

Klinische Anästhesiologie und Intensivtherapie

Band 1

Akute Volumen- und Substitutionstherapie

mit Blut, Blutbestandteilen, Plasmaersatz
und Elektrolyten
Workshop Timmendorfer Strand, Oktober 1971
2. Auflage. 97 Abbildungen. 271 Seiten. 1973
DM 26,–; US $ 11.50
ISBN 3-540-79773-4

Band 2

Anästhesie im Kindesalter

Workshop Timmendorfer Strand, Oktober 1972
vergriffen

Band 3

Infusionstherapie I

Der Elektrolyt-Wasser- und Säure-Basen-Haushalt
Workshop Timmendorfer Strand, April 1973
84 Abbildungen, 15 Tabellen. 256 Seiten. 1973
DM 32,–; US $ 14.10
ISBN 3-540-79775-0

Band 4

Anästhesie in der Geburtshilfe und Gynäkologie

Workshop Timmendorfer Strand, April 1974
vergriffen

Band 5

Mikrozirkulation

Workshop April 1974
Herausgeber: F. W. Ahnefeld, C. Burri,
W. Dick, H. Halmágyi
Unter Mitarbeit zahlreicher Fachwissenschaftler
126 Abbildungen, 8 Tabellen. XI, 207 Seiten. 1974
DM 24,–; US $ 10.60
ISBN 3-540-06981-X

Band 6

Grundlagen der postoperativen Ernährung

Workshop Mai 1974
Herausgeber: F. W. Ahnefeld, C. Burri,
W. Dick, M. Halmágyi
Unter Mitarbeit zahlreicher Fachwissenschaftler
89 Abbildungen. IX, 128 Seiten. 1975
DM 24,–; US $ 10.60
ISBN 3-540-07209-8

Band 7

Infusionstherapie II: Parenterale Ernährung

Workshop Dezember 1974
Herausgeber: F. W. Ahnefeld, C. Burri,
W. Dick, M. Halmágyi
Unter Mitarbeit zahlreicher Fachwissenschaftler
103 Abbildungen. X, 214 Seiten. 1975
DM 28,–; US $ 12.40
ISBN 3-540-07288-8

Preisänderungen vorbehalten

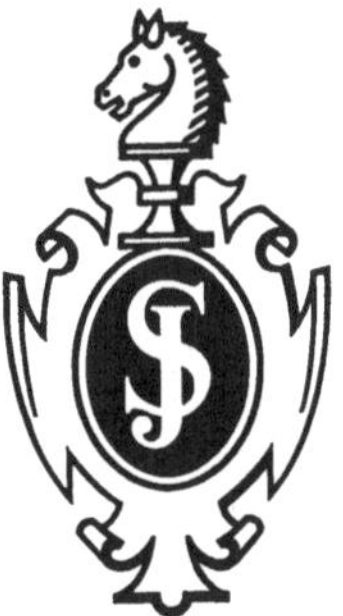

Springer-Verlag
Berlin
Heidelberg
New York